儿科疾病临床治疗

ERKE JIBING LINCHUANG ZHILIAO

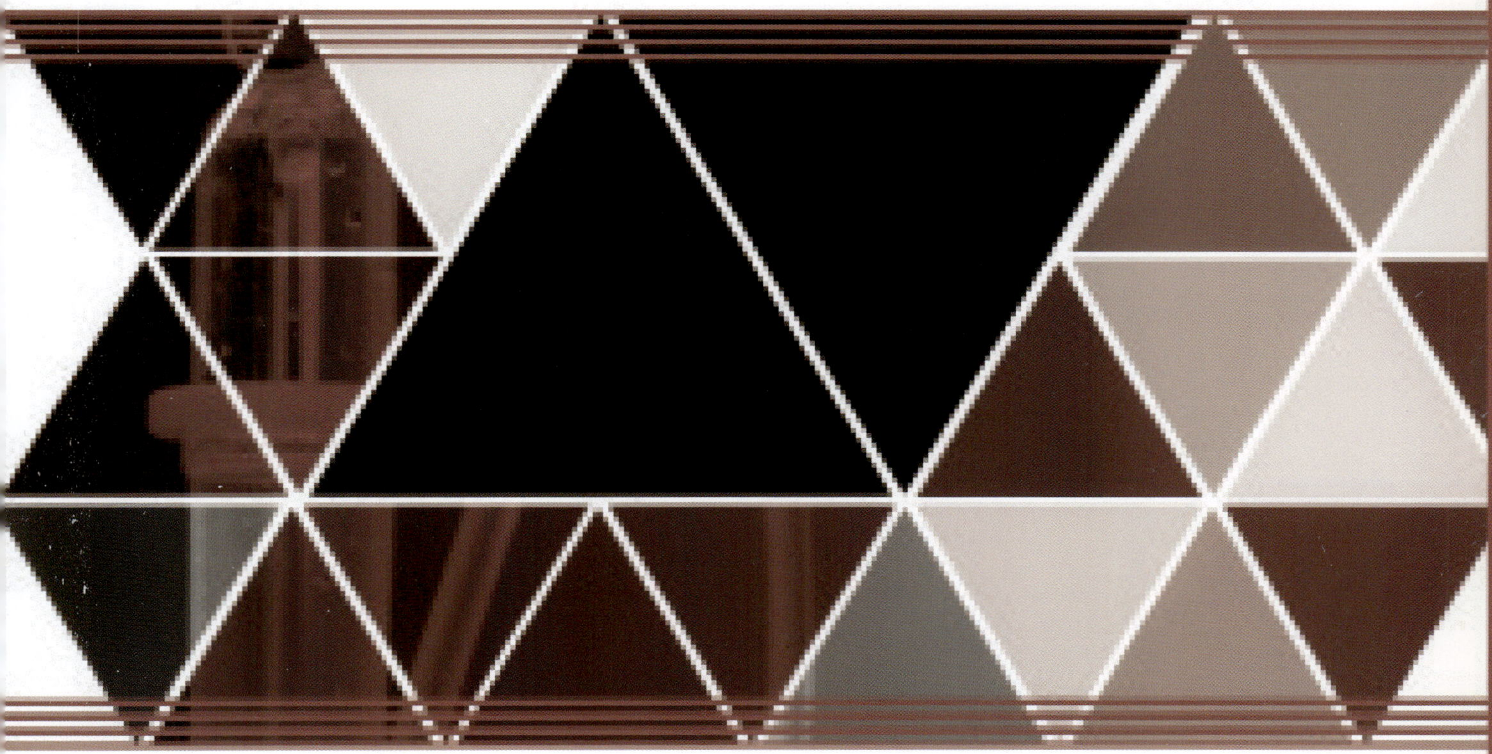

主 编　程雪莲　刘小权　陈　勤 等

河南大学出版社
HENAN UNIVERSITY PRESS
·郑州·

图书在版编目（CIP）数据

儿科疾病临床治疗 / 程雪莲等主编 . — 郑州 : 河南大学出版社 , 2019.9
ISBN 978-7-5649-3766-9

Ⅰ . ①儿…　Ⅱ . ①程…　Ⅲ . ①小儿疾病 – 诊疗　Ⅳ . ① R72

中国版本图书馆 CIP 数据核字 (2019) 第 107221 号

责任编辑： 付会娟
责任校对： 张雪彩
封面设计： 卓弘文化

出版发行： 河南大学出版社
地址：郑州市郑东新区商务外环中华大厦 2401 号
邮编：450046
电话：0371-86059750（高等教育与职业教育出版分社）
0371-86059701（营销部）
网址：www.hupress.com

印　　刷： 北京虎彩文化传播有限公司
版　　次： 2019 年 9 月第 1 版
印　　次： 2019 年 9 月第 1 次印刷
开　　本： 880 mm × 1230 mm　1/16
印　　张： 13.5
字　　数： 437 千字
定　　价： 82.00 元

编　委　会

主　编　程雪莲　刘小权　陈　勤　林苑清
程婷婷　郭红梅

副主编　李　朋　罗新兵　李　圆　王春莲
唐国英　范淑华　李　广

编　委（按姓氏笔画排序）

王春莲　吉林省中医药科学院

刘小权　香港大学深圳医院

李　广　河南中医药大学第一附属医院

李　朋　南京医科大学附属儿童医院

李　圆　徐州市儿童医院（徐州医科大学附属徐州儿童医院）

陈　勤　南通市第一人民医院

范淑华　河南中医药大学第一附属医院

林苑清　广州医科大学附属第三医院

罗新兵　十堰市太和医院（湖北医药学院附属医院）

郭红梅　襄阳市中医医院

唐国英　重庆市开州区人民医院

程雪莲　南阳市中心医院

程婷婷　重庆市开州区妇幼保健院

前　言

近十几年来，随着医学科学技术及水平的提高，儿科临床实践的新技术和新方法不断涌现，许多疾病的预后和转归也进一步朝更好、更快的方向发展。儿科作为一个特殊的科室，患者从小到呱呱坠地的新生儿，大到十五六岁的少年，儿科医生面对的大多是不能表达或者表达不那么准确的一类特殊人群，这就要求儿科医生不仅要有过硬的临床诊疗技术，更要有人文关怀。孩童是天真无邪的，他们是祖国的未来、家庭的希望，因此儿科医生身上的责任就会更重，这就要求儿科医生工作要更加认真严谨，有责任心，并不断地学习和接受新知识。为提高儿科临床医师的诊疗水平和综合素质，我们编写了这本《儿科疾病临床治疗》，希望能够满足国内各级医疗机构中的儿科医生所需。

本书共分为12章，开篇以儿科用药为基础，着重讲述了儿科用药的基本知识，然后阐述了儿科各个系统的常见疾病的诊断策略以及治疗方法，内容涉及重症、内科、外科、中医、护理等多个方面。在编写过程中，我们力求面面俱到，把疾病的病因诱因、临床表现、检查检验及治疗预防与编者的临床经验相结合，内容翔实，观点新颖，资料丰富，能够反应出现代儿科医学的发展现状，也切合现代儿科临床应用的实际。

参与编写此书的作者多系儿科领域里兼具丰富临床经验与扎实理论基础的一线医师，大多出版或发表了很多高水平的著作，为儿科学疾病诊疗指南的制定以及儿科学新进展的推广做出过卓越贡献。在编写此书的过程中，每一位编者都付出了辛勤的劳动和宝贵的时间，我们在此表示衷心的感谢！

由于编者精力与水平有限，虽力求内容、格式做到统一，但难免存在不足之处，恳请同道不吝指教，我们不胜感激。

编　者

2019年9月

目　录

第一章 儿科用药特点

药物是治疗儿科疾病的很重要的手段，而其副反应、过敏反应和毒性作用则常会对机体产生不良影响。药物作用的结果，不仅取决于药物本身的性质，且与患者的机能状态密切相关。儿童在体格发育和器官功能成熟方面都处于不断的变化过程中，具有独特的生理特点，对药物有特殊的反应性。因此，对小儿不同年龄的药物代谢动力学和药物效应动力学的深入了解，并用以指导临床合理用药是十分必要的。在胎儿期，药物通过胎盘进入体内，故药物对胎儿的影响不但与药物本身的药理、毒理作用有关，还与母亲，胎盘—胎儿的生理状态有关。在新生儿期，生理和代谢处在迅速变化阶段，药代动力学随之发生变化。新生儿用药除考虑体重外，还应考虑胎龄和实足年龄所反映的成熟度与用药的关系，有时需采用孕周龄（post-conceptional age）来计算用药量。此外，新生儿期体液占体重的比例较大、肝脏酶系统发育不成熟、肾清除率低、血浆白蛋白含量低等均可影响药物的分布与代谢。在婴儿期，生长发育显著加快，肝脏代谢药物的主要酶系统活性已成熟；肾小球滤过率和肾血流量在 6 ~ 12 个月可达到成人水平。由于这一时期生长迅速，要密切注意药物通过不同的机制影响小儿的发育，如长期类固醇激素的应用可影响生长发育，中枢抑制性药物对智力有损害等。在儿童期，患儿常能主动服药，此时对药物用量的准确性和防止用药意外应引起重视。对年长儿，有时体重已接近成人，如用药量仍按每千克体重计算剂量可能会偏大，应使总剂量不超过成人用量。此外，小儿疾病大多危重而多变，选择药物需慎重、确切，更要求剂量恰当，因此必须了解小儿药物治疗的特殊性，掌握药物性能、作用机制、不良反应、适应证和禁忌证，以及精确的剂量计算和适当的用药方法。

第一节 儿科药理学的基本知识

了解药理学的基本知识对正确指导儿科用药是非常重要的。临床药理学涉及药动学（pharmacokinetics）和药效学（pharmacodynamics），以便合理用药。

一、药动学和药效学

药动学主要研究体内药物的量（或浓度）及其代谢物随时间变化的动态规律，并用一定的数学模型来阐明药物在体内的位置、数量（或浓度）和时间关系的一门学科。体内药物量的动态变化主要受药物的吸收、分布、代谢和排泄等药物体内处置过程的影响。根据体内药物浓度测定数据，得到药时曲线，推得适当数学模型，求得各项动力学参数，不仅可阐明药物在体内的动态过程，即吸收、分布和消除的规律；还可研究这些规律与药物的药理或毒性作用的关系。药物的作用取决于药物在受体部位的浓度及维持时间的长短，而受体部位的药物浓度在体内药物分布平衡时一般与血药浓度平行，因此，研究血药浓度随时间而变化的规律，获得药动学参数，在临床药物治疗上可根据这种参数制定合理给药方案，使血药浓度保持在安全有效的范围内，提高药物治疗效果。药动学对药物治疗和毒性的估计、药物剂量的选择和调整等方面均具有重大意义。

药效学主要研究药物与受体（效应器官、组织或细胞）相互作用及与各种影响因素的关系。一种药物可改变另一药物效应的发挥，而该药血浆浓度并无明显影响；不同作用性质的药物，可分别对不同受体起激动或阻断（拮抗）作用。药效学的相互作用可发生于受体部位，两种作用相同的药物联合应用时可使效应得到加强，这类相互作用称为协同或相加。作用相反的药物合用，结果使原有的效应减弱，称为拮抗。

儿科合理给药取决于对基础药动学和药效学知识的理解。与成年人用药完全不同，由于儿童发育是连续的、非线性过程，年龄因素引起的生理差异在很大程度上影响药物的吸收、分布、代谢和排泄。发育药理学（developmental pharmacology）是近年来发展较快的一门研究儿童用药的学科，其主要研究内容也强调了儿童随年龄变化而显示的用药分布、作用机制和治疗特点。因此，儿童用药必须掌握年龄的影响因素以保证药物治疗安全、有效。

药动学只有与药效学相结合时才有其临床实用价值。由于大多数药物的药理效应是可逆的，药物起效时间、强度和持续时间与体内药物量成比例，因此，以药动学为基础来预测用药后任何时间的药物浓度，并为达到特定药物浓度制定所需药物剂量的计算成为可能。根据临床药动学原理，多数药物的药理效应、毒性作用与生物体液（主要是血液）中的浓度相关性最好，而与应用剂量并不一定相关。如给药后药物立即均匀地分布于全身体液和组织中，称为一室模型。此模型简单，但符合这一情况的药物不多。假如把身体划分为两部分，药物进入体内后首先迅速地分布于血液及血流供应充分的组织，如心、肝、肾、肺等，然后再由这些部位向血流不足的组织如肌肉、脂肪、皮肤等组织转运，达到平衡，这种模型称为“二室模型”。有的药物代谢动力学需用多室模型描述。临床上使用的多数药物的动力学过程可以用一级动力学或零级动力学过程来描述，即血清浓度，或体内药物的浓度直接与应用剂量成比例，这些药物用量加倍，稳态血浓度则加倍。这一成比例的特性，结合对患者的监测，常被临床上用于调整药物的剂量；相反，某些药物如奥美拉唑、西咪替丁、水杨酸盐、茶碱、卡马西平、苯妥英钠等血液中药物浓度的变化与使用剂量不成比例，即呈非线性动力学特征。在通常情况下，这些药物在低剂量时遵循一级动力学过程，但随剂量增加由于与吸收有关的转运蛋白被饱和、血浆/组织蛋白结合过程被饱和、药物代谢酶被饱和、肾小管主动重吸收等任何过程被饱和都可以导致体内药物浓度增加，这时剂量稍有增加，常可导致血药浓度不成比例地增高，引起不良反应甚至中毒，并且由于半衰期延长，清除率明显降低，由非线性动力学而导致的血药浓度过高，可能产生严重的后果。因此，这些药物的剂量调整应特别慎重，最好在血药浓度的监测下进行。

二、表观分布容积（volume of distribution，V_d）

药物进入体内后，实际上分布于各组织器官的浓度是不同的，在进行药动学研究时引入 V_d 以描述药物在体内的分布状况。V_d 是指在药物充分分布的假设前提下，体内全部药物按血中同样浓度溶解时所需的体液总容积，它是一个比例常数，没有生理学意义，但能够反映出药物在体内分布的某些特点和程度。对于某一具体药物来说，V_d 是个确定的值。V_d 可用公式：V_d=X / C 表示，X 是体内药物量，C 是血药浓度。V_d 可用于计算需达到所需血清浓度的初始或负荷剂量（loading dose，LD）。如果选择了一个特定的 CO，且已知患儿年龄的平均 Va（常可从文献中查得），则为达到此 CO 需要的负荷剂量可通过下列方程计算：

$$LD\,(mg) = CO\,(mg/L) \times V_d\,(L/kg) \times \text{患者体重}\,(kg)$$

从上述方程可见体内排泄或清除药物的能力并不影响初始或负荷剂量。例如，虽然某种药物只能通过肾排泄，但对正常肾功能，或肾功能受损，甚至无功能的患者来说，初始剂量可以相同，而给药间隔则需适当调整。

三、药物吸收和生物利用度

为达到临床疗效，药物必须从给药部位被吸收入体循环，并由此分布至作用部位和排出体外；药物的吸收是指药物由用药部位进入血液循环的过程。药物的吸收和分布受一系列生物膜的阻挡，因此生物膜的转运机制与药物的体内转运密切相关，亦与周围环境有关。

生物利用度是衡量制剂疗效差异的重要指标，通常指药物制剂中主药成分进入血液循环的程度及速率，一般用百分数表示。静脉用药生物利用度为 100%。生物利用度常用来描述血管外用药后吸收进入体内循环的药量与用药量的比例：可通过计算血管外用药后血药浓度，时间曲线下面积（AUC）与静脉用药后 AUC 之比，即口服 AUC/ 静脉 AUC 而得出。生物利用度受多种生理、病理因素的影响，例如胃、十二指肠中存在食物可降低口服药物进入体循环的速率，从而推迟药物达到高峰血清浓度的时间，但大多数口服药物的吸收总量一般不影响。评价药物生物利用度对预计药物过量和毒性症状的出现也有重要意义。

四、半衰期

药物半衰期（$t_{1/2}$）是指血或其他体液中某一药物浓度下降一半所需的时间，即体液中一半的药物被清除所需要的时间。由于 $t_{1/2}$ 在实际工作中容易计算，临床上常被用来调整用药间隔。一种药物的 $t_{1/2}$ 也可用于估计其达到稳态浓度所需的时间。当给药间隔为半衰期时，按一定剂量多次给药后，体内药物浓度达到稳态水平，3 个半衰期后，可达到药物稳态浓度的 87.5%，4 个半衰期后达到 93.8%，5 个半衰期后达到 96.9%，7 个半衰期后达到 99.2%。

五、清除率（clearance，Cl）

清除率指单位时间内从体内清除的表观分布容积分数，即单位时间内有多少毫升血中的药物被清除，单位为 mL/min 或 mL/（min · kg）。按清除途径的不同而有肾、肝和肺等清除率，如肾清除率仅反映单位时间内肾清除的药量。总清除率是所有清除率机制的总和，常用公式：$Cl = 0.693\ V_d\ /\ t_{1/2}$。

在特定给药强度下清除率是决定稳态血浓度最重要的药动学参数，因此，为达到特定药物血清浓度，必须掌握该药物的体内清除率。此外，与药物排泄有关的器官功能状态如脏器的血流和完整性也可影响药物的体内清除率。

第二节　小儿药物剂量的计算

儿童用药剂量较成人更需准确，可按以下方法计算。

一、按儿童体重计算

按儿童体重计算是最常用、最基本的计算方法，可算出每日或每次需用量。每日（次）剂量 = 患儿体重（kg）× 每日（次）每千克体重所需药量。将总剂量单次或分多次给予，常根据药物的半衰期、疾病的性质、药物的协同或拮抗、肝肾功能、患儿的年龄等确定。如对于半衰期长的药物，用药间隔常延长；而对于半衰期较短的药物，用药间隔缩短；半衰期极短的药物常需用静脉持续给药维持。一般感染与严重感染、中枢感染与其他感染用药剂量常不同；肝肾功能不全时药物剂量常需减少。对于新生儿或早产儿，常以生后日龄决定用药量与间隔，有时还需结合孕周龄（post-conceptional age）来计算。患儿体重应以实际测得值为准，年长儿按体重计算如已超过成人量则以成人量为上限。

二、按体表面积计算

体表面积因其与基础代谢、肾小球滤过率等生理活动的关系密切，用此法计算用药量较按年龄、体重计算更为准确、科学。小儿体表面积计算公式为：①体重 <30kg：小儿体表面积（m^2）= 体重（kg）× 0. 035 +0.1。②体重 >30kg：小儿体表面积（m^2）=[体重（kg）−30] × 0.02 +1.05。

上述用药量计算方法的准确性与体表面积计算正确与否有关。在较大体重的儿童，以体重折算体表面积的意义有限。因为随着体重增加，其体表面积的增加是非线性的，在应用时应当注意。

三、按年龄计算

对剂量幅度大、不需十分精确计算的药物，如营养类药物和非处方药等可按年龄计算，比较简单易行。

四、从成人剂量折算

小儿剂量 = 成人剂量 × 小儿体重（kg）/50，此法仅用于未提供小儿剂量的药物。因小儿体液占体重的比例较大，用此方法所得剂量一般都偏小，故不常用。

总之，不管采用上述任何方法计算剂量，都必须与患儿具体情况相结合，才能得出比较确切的药物用量。如新生儿、小婴儿或营养不良儿因肝、肾功能较差，一般药物剂量宜偏小；用药目的、对象不同，剂量也不同；不同的剂量，其药理作用也有差异，这些都是儿科用药确定剂量应考虑的问题。

第三节　小儿药物治疗的影响因素

小儿药物治疗的特点受体液的 pH、细胞膜的通透性、药物与蛋白质的结合程度、药物在肝脏内的代谢和肾脏排泄等多种因素的影响。

一、年龄对药物胃肠道吸收的影响

血管外使用的药物在进入全身循环并分布到作用部位前，必须穿过许多生理膜从而影响其吸收率。

虽然一些益生菌不被吸收，一些营养成分可通过主动转运和促进扩散（facilitated diffusion）而吸收，但大多数药物在胃肠道经过被动扩散而吸收。患者的一些重要因素可影响胃肠道吸收药物的速率和吸收量，如消化道 pH、有无胃内容物及其种类、胃排空时间、胃肠动力情况等。这些过程均与儿童的年龄因素有关，而且具有高度变异性。在口服用药时应考虑下列因素：新生儿的胃液分泌、肠蠕动和胆汁分泌功能均较婴儿或儿童低下，胃排空时间较短；婴儿和儿童胃液分泌、肠蠕动和胆汁分泌功能正常，胃排空时间增加。尽管这些脏器的功能、容量有一个逐渐成熟过程，新生儿与小婴儿对大多数口服用药的生物利用度还是很好的。因此，不论什么时间，如有可能均应首选口服途径。口服法是最常用的给药方法，幼儿一般用液体制剂如糖浆剂、合剂、冲剂等较合适，也可将药片捣碎后加糖水吞服，年长儿可用片剂、药丸或胶囊剂。小婴儿喂药时最好将小儿抱起或头略抬高，以免呛咳将药吐出。病情需要时可采用鼻饲给药。

二、肌内注射和经皮给药及影响因素

除口服外，另一种血管外用药途径是肌内注射。肌内注射法一般比口服法奏效快，对有明显呕吐等胃肠道用药不耐受者尤其适用。肌内注射的药物一般应当是水溶性、生理性 pH，以防沉淀并减少及减慢注射部位药物的吸收，避免吸收不规则。药物的脂溶性有利于药物向毛细血管扩散，为确保吸收入体循环，应保证有适当的局部血液灌流。在重危患儿，由于心输出量下降和呼吸道疾病，局部灌注不良，可影响药物的吸收。但肌内注射药物对小儿刺激大，常引起局部疼痛，肌内注射次数过多还可造成硬结，以及注射部位不当会引起局部臀肌挛缩、影响下肢功能等，临床应考虑这些问题。皮肤是各种治疗药物和环境化学物质吸收的另一种重要器官。一种药物经皮肤吸收量直接与皮肤水化程度相关，而与角化层的厚度呈负相关。足月新生儿的皮肤作为一种功能性屏障虽比早产儿皮肤更有效，但其体表面积和体重之比比成人大 3 倍。因此，同样一种药物经皮肤应用，吸收入体循环的药物量（生物利用度），在新生儿比成人大三倍。如皮肤灌注良好，表面用药可成为新生儿用药的一种重要途径。皮肤外用药以软膏为多，也可用水剂、混悬剂、粉剂、贴剂或贴片等。要注意小儿用手抓摸药物，误经皮肤或入眼、口吸收引起意外。

三、静脉给药及影响因素

静脉给药是肠道外给药的最常用方法，能迅速达到有效血药浓度，对半衰期短的药物（如血管活性药物）可进行较灵活的剂量调节。尤其适用于需迅速给药、昏迷或呕吐不能服药、消化道疾病不易吸收药物的病情严重的患儿。一般认为静脉给药迅速、完全，但并不一定恰当。静脉输入有效剂量所需时间

取决于若干因素：静脉输入液体速度、药物注入的系统无效腔、药物稀释容量、静脉输液系统对药物的吸附等。由于大多数标准静脉输液系统包括延伸管都是为成人设计的，长度较长且容量较大，因此，相对来说，无效腔较大。如婴儿、儿童输液速度较慢，可引起明显的输入滞后。可采取几个步骤来减少婴儿、儿童的静脉给药问题，包括：标准化并记录总给药时间；记录用于输液管道和静脉给药的液体的容量与成分；间歇静脉注射药物的稀释和输注容量标准化；避免将输液管与其他同时输注但不同速度的液体混合连接；优先使用较大内径的静脉内置管；将液体挂在相对特定高度；应用低容量延伸管等。

四、其他方法

新生儿应用肺表面活性物质需通过气管内给药。小儿雾化吸入药物在临床较常用。灌肠法小儿采用不多，可用缓释栓剂。含剂、漱剂则很少采用。

第四节　小儿药物体内过程和治疗特点

一、药物吸收特点

小儿生长发育和成熟的变化使药物的生物利用度出现相应的变化。儿童成熟变化对药物吸收的影响程度取决于给药途径，并与所用药物的剂型有关。婴儿和年长儿大多数使用的液体剂型都是溶液剂，也有一些是混悬剂。一般来说，口服剂型生物利用度高低的顺序为：溶液剂 > 混悬液 > 颗粒剂 > 胶囊剂 > 片剂 > 包衣片。药物静脉注射或滴注时，由于直接进入体循环，所以没有吸收过程。新生儿和婴幼儿心率较快，血液循环比成人快，静脉给药能更快地进入全身循环。肌内注射、皮下注射等血管外给药时，药物在吸收部位扩散，进入周围毛细血管或淋巴管，再进入血液循环。新生儿、婴幼儿因肌肉组织相对较少，低于年长儿，更低于成人，故肌内注射或皮下注射给药吸收不恒定。

二、药物分布

在选择起始负荷剂量或确定一种理想的药物剂量方案以达到要求的靶组织浓度时，需要了解药物的 V_d。一些药物的 V_d 在早产儿和足月儿之间或新生儿与婴儿、儿童、成人之间存在明显差异。这些差异与年龄因素相关，如体内水的含量与分布、蛋白结合特征、血流动力学因素（如心输出量、局部血流、膜通透性等）。体内水分的含量和分布的差异是不同年龄组之间 V_d 差异的主要原因。

药物与循环血浆蛋白结合的程度直接影响药物的分布特征。只有游离的药物才可能从血管内分布至其他体液和组织，并与受体结合、发挥作用。药物蛋白结合率显著影响 V_d 清除率和药理效应的强度，这种结合能力与年龄相关，表现在与血浆蛋白水平和相应结合位点的数量、亲和力常数、病理生理状况、内源性物质竞争结合血浆蛋白的存在与否相关。

白蛋白、α1 酸性糖蛋白是血浆中重要的药物结合蛋白质。这些蛋白质的浓度受年龄、营养状况和疾病的影响。碱性药物和中性药物主要与 α1 酸性糖蛋白、脂蛋白结合，而大多数酸性药物主要与白蛋白结合。婴儿期人血白蛋白、总蛋白浓度均较低，至 10 ~ 12 个月达成人水平。α1 酸性糖蛋白也有类似的成熟过程，新生儿血浆中的浓度比母体血浆约低 3 倍，在 12 个月龄达到与成人相应的水平。

除年龄外，一些内源性物质存在于血浆中，可与血浆蛋白结合，并竞争药物结合位点。在新生儿时期，游离脂肪酸、胆红素等可竞争白蛋白结合位点，并影响游离与结合型药物浓度之间的平衡，可产生严重后果。临床上如药物蛋白结合率 > 80% ~ 90%、药物清除率有限而 V_d 又较小时（<0.15L/kg），发生蛋白结合位点的竞争替换，可导致游离血药浓度过高而引起不良反应。对早产儿和新生儿用药前先评价药物与胆红素竞争蛋白结合位点的能力，对预防胆红素脑病有一定的意义。

三、药物代谢

一旦药物分子存在于体内，就已开始清除。药物的清除率常用一些药动学参数描述，如清除率（clearance）或总清除率（body clearance）。药物的总清除率涉及体内所有清除机制。药物代谢的主要器官是肝脏，肾、小肠、肺、肾上腺、血液（磷酸酶、酯酶）和皮肤也可能代谢某些药物。生物转化使其成为极性更大的水溶性复合物，以利于药物从机体清除。虽然大多数药物的生物转化导致原药药理作用减弱或失活，但也有药物可转化成活性代谢产物或中间产物（如茶碱转化成为咖啡因）。另外，一些没有药理活性的原药可通过生物转化在清除前转化成为活性组分，即前体药物。

药物代谢酶通常可分为微粒体酶系和非微粒体酶系两大类，其中最重要的一族氧化酶被称为单加氧酶（monooxygenase）或细胞色素 P_{450}（cytochrome P_{450}，CYP），它是一个基因超家族，由一系列同工酶组成。根据所涉及的化学反应药物代谢可分为两类：I 相反应：主要参与氧化、还原、水解等过程；Ⅱ相反应：结合反应，如在葡萄糖醛酸转移酶的作用下，药物或经氧化、还原、水解代谢后的产物与葡萄糖醛酸结合，使其成为水溶性代谢产物，以便排出体外。在这些氧化酶系统中，对细胞色素 P_{450} 系统已进行了大量深入的研究。不同的 CYP 亚型在生后不同发育期表达不同。例如，CYP_2E_1 活性在生后数小时内即大量增加，接着 CYP_2D_6 迅速能够被测出，CYP_3A_4 和 CYP_2C（CYP_2C_9 和 CYP_2C_{19}）在第一周出现，而 CYP_1A_2 是肝脏最后出现的 CYP，在生后 1 ~ 3 个月才出现。某些药物，如卡马西平的清除取决于 CYP_3A_4，儿童期此酶活性可高于成人。某些水解酶，如血液酯酶的活性在新生儿期也较低。血液酯酶对可卡因的代谢清除很重要，因而新生儿血浆酯酶活性的低下是新生儿可卡因代谢缓慢的原因。由于代谢产物的排泄在早产和足月儿相对较慢，对大婴儿、儿童或成人临床上并不重要的代谢产物积蓄现象在早产和足月儿就可能发生。如茶碱 N– 甲基化成为咖啡因，后者在成人较易经代谢或通过肾脏排泄，但在早产儿因肝酶不成熟，不易使其代谢；同时肾脏排泄又较缓慢，结果易引起咖啡因明显蓄积和毒性反应。

临床上可通过了解药物体内过程来设计个体化给药方案。如早产儿、新生儿用常规剂量（每 24h 75 ~ 100mg/kg）氯霉素可引起致死性灰婴综合征，当调整剂量至每 24h 15 ~ 50mg/kg 以代偿肝葡萄糖醛酸转移酶活性不足，则可取得较好的临床效果，避免毒性作用的产生。

儿童代谢药物的最终能力可能受遗传调节，如肝脏的 UGT $_1A_1$ 基因突变可引起药物代谢减慢，药物遗传倾向性可能为药物中毒高危患者提出重要的线索。

四、药物排泄

每个单位时间内肾小球滤过的药物量取决于肾小球的滤过率、肾血流量和血浆蛋白结合率。药物滤过量与蛋白结合率呈负相关，只有游离药物可能由肾小球滤过和排泄，肾血流量变异很大，出生时平均 12mL/min，5 ~ 12 月龄时达成人水平。足月婴儿 GFR 出生时为 2 ~ 4mL/min，2 ~ 3d 时增加至 8 ~ 20mL/min，3 ~ 5 月龄时达成人水平。在 34 周胎龄前，肾小球滤过明显低下并增加缓慢。

第五节　儿科药物选择

选择用药的主要依据是小儿年龄、病种和病情，同时要考虑小儿对药物的特殊反应和药物的远期影响。

一、抗生素

小儿容易患感染性疾病，故常用抗生素等抗感染药物。儿科工作者既要掌握抗生素的药理作用和适应证，更要重视其有害的一面。长期抗生素应用容易引起菌群失衡、体内微生态紊乱，引起真菌或耐药菌感染，造成医疗资源浪费及不良反应增加。

二、肾上腺皮质激素

肾上腺皮质激素具有抗炎、免疫抑制、抗过敏等效应，以及对心血管、血液、神经及内分泌系统的作用。短疗程常用于过敏性疾病、重症感染性疾病等；长疗程则用于治疗肾病综合征、血液病、自身免疫性疾病等。儿童在使用肾上腺皮质激素中必须重视的不良反应有：①短期大量用药可掩盖病情，诱发和加重溃疡病，故诊断未明确时不用。②较长期使用可抑制骨骼生长，影响水、电解质、蛋白质、脂肪代谢，引起血压增高和库欣综合征、肾上腺萎缩等。③可降低免疫力使病灶扩散。④水痘患儿在激素应用后可出现出血性水痘或细菌感染，导致病情加重或死亡，故禁用。

第六节　其他方面

一、药物相互作用

如果同一患者应用两种或两种以上药物，其药动学和药效学特征可能因其相互作用而改变。药物之间可通过若干不同机制发生相互作用，可根据体外药物相互作用、药动学和药效学分类。这些相互作用可能造成难以预料的临床效果或毒性反应。体外药物相互作用包括两种药物在注射针筒、输液管或肠道外液体制剂等应用前混合时被灭活。

如果一种药物的分布特性（吸收、分布、代谢、排泄或结合）受另一种影响，可发生药动学相互作用。这种相互作用可影响一个或多个方面，一种药物可能会减少吸收速率，但不减少总吸收量，或一种药物可竞争蛋白结合位点，但同时可延缓其从体内的排泄。如果两种药物竞争同一代谢位点，可发生代谢性药物间相互作用。

药物也可在药效学方面相互作用，竞争同一受体或同一生理系统，因而改变对药物治疗的反应。因儿科临床上产生药物相互作用的药物种类及数量及其不断增加，在多种药物同时应用时，应认真地评价它们的相互作用存在与否及其可能性，使药物达到最佳疗效，同时避免不良反应。

二、人乳中的药物

几乎所有药物在母亲应用后均可不同程度地分泌到乳汁中，并被乳婴摄取。一般来说，哺乳期应尽可能少用药，一些药物已被报道可对乳婴产生不良影响。但是，要求乳母停止一切需要的用药是不可能的或不合适的，如果对乳婴接受药物的剂量，或对婴儿可能的影响有疑问，可采母乳标本进行分析。

三、儿科处方

儿童因其处于不断的生长发育之中，与成人相比存在更多的不可预见因素影响药物的体内过程，因此，对儿科患者进行药物治疗时，不能简单地把儿童当成“缩微版”的成人，医师开具处方时必须确定使用最适合的药物、选择的剂量、给药间隔和给药途径正确，并注意药物的不良反应和相互作用。由于儿科患者可能无法准确描述身体不适，因此，需要医师具备更多的知识以正确地评价患者接受治疗的有效性与安全性，例如经验性的“两个三原则”指医师应当了解所使用药物的三种常见的不良反应和三种严重的不良反应，新开具一种药物时要知道该药物相互作用的发生率和严重程度等。

第二章　新生儿机械通气

机械通气的基本目的是促进有效的通气和气体交换，包括及时排出二氧化碳（CO_2）和充分摄入氧气（O_2），从而使血气结果维持在适当范围内。具体为：①维持适当的气体交换、PaO_2、$PaCO_2$。②尽可能减少肺损伤。③尽可能减少血流动力学变化。④尽可能避免其他损害（如脑损伤）。⑤尽可能减少呼吸功。

在各种器官功能衰竭中，以呼吸衰竭发生率最高，在新生儿疾病中显得更为突出。因此，机械通气已成为新生儿重症监护病房治疗新生儿呼吸衰竭最重要的方法，它成功地挽救了许多危重新生儿的生命。

由于引起新生儿呼吸功能障碍的原因不同，其病理生理改变与发病机制也不同，故机械通气的方式及使用技巧也有所不同。在临床工作中，机械通气的应用是否正确合理，与治疗效果关系密切。在新生儿重症监护病房工作的新生儿专科医师，应熟练地掌握新生儿呼吸生理、新生儿呼吸机的性能、操作方法和临床监护技术，充分发挥新生儿机械通气的治疗作用，减少机械通气对机体生理功能的影响，尽可能避免或减少并发症的发生。

第一节　新生儿机械通气指征、适应证与禁忌证

一、机械通气指征与适应证

新生儿具备以下之一者，需要考虑机械通气：①严重换气功能不良，在 FiO_2 为 0.6 时，$PaO_2<6.7kPa$（50mmHg）或经皮血氧饱和度（transcutaneous oxygen saturation，$TcSO_2$）<80%（发绀型先天性心脏病除外）。②严重通气功能不良，$PaCO_2>8.0kPa$（60mmHg），伴 pH 值 <7.25。③严重或药物治疗无效的呼吸暂停。④严重循环功能不良。⑤神经肌肉麻痹。⑥心肺大手术后。⑦窒息、心肺复苏后。⑧ <1 000g 的早产儿。其中已确定为 RDS 者可适当放宽指征。

二、机械通气禁忌证

无绝对禁忌证；相对禁忌证：气漏综合征，气管、支气管异物。

三、机械通气的时机

机械通气的原则应由以前的“晚上晚撤”过渡为目前的“早上早撤”，对极低出生体重儿病情进行性加重时，应及时采用机械通气，不要完全拘泥于血气结果；待氧合状态、换气功能改善后尽早考虑撤机。

第二节　机械通气的原理

本节着重介绍目前常用呼吸机的基本组成、呼吸机触发原理、呼吸时相的切换。肺泡通气的直接动力是肺泡与外界环境之间的压力差。在生理情况下，其原动力是呼吸肌的收缩和舒张引起的胸廓的节律性呼吸运动。呼吸机的工作原理是呼吸机在呼吸道开口（口腔、鼻腔、气管插管或气管切开导管）以气体直接施加正压，建立大气 - 肺泡压力差，超过肺泡压力，气体便进入肺泡而产生吸气；减小压力，肺泡压力高于气体压，肺泡气排出体外而产生呼气。

现代呼吸机多采用双气路，通过呼气阀和呼气活瓣在吸气期的关闭和呼气期的开放，保证通气方式的单一性。而通气管道的密闭性可保证各种通气模式的有效通气量和机械通气模式的有效触发，保证“自主通气模式”的触发、吸气的维持和吸气与呼气的有效转换。

一、常规呼吸机的主要组成和工作原理及其功能

常规呼吸机是利用正压呼吸的方式提供通气支持，其设备由5个基本部分组成。其一，动力部分，由电动或气动两种装置产生正压，使气体进出肺脏形成呼吸运动；其二，控制部分，通过机械、气体、电或电子原理（微电脑根据反馈机制）调节各种输出控制阀（各种电磁阀、气动阀、比例阀等）等实现对呼吸机管路的控制，并对压力、容量、流速和时间中的一种因素、波形及时相变量进行控制，形成多种通气模式；其三，输出部分，以不同的波形输出压力、容量、流速等变量；其四，报警系统，主要有动力报警、控制管理系统报警、输出变量报警、吸入气体报警等；其五呼吸机的辅助设备，如气体混合器、湿化器、呼气末正压发生器、呼吸机监护仪、简易肺功能仪等。

基本功能：产生吸气相、吸气末转换（切换）、呼气相（使肺排气）、呼气末切换。

辅助功能：通气方式的选择及各项参数的调节；吸氧浓度（FiO_2）通过空氧混合器完成；加温湿化系统压力安全阀。

附属功能：报警系统（声、光）；监测系统；记录系统。

二、常规呼吸机的分类

（一）按使用对象分类

1. 成人型　鸟牌6400、8400和纽邦E-100i/200等。

2. 婴幼儿型　指通气范围较适合婴幼儿使用的呼吸机，如Bird VIP、Babylog-8000等。

3. 通用型呼吸机　Siemens SV-300、Servo-i、PB-7200、840和EVI-TA-4等。

（二）按工作原理分类

1. 全气动呼吸机　也叫气控气动呼吸机，其结构和功能比较简单，通常只接上氧气源就能工作，不需要电源。

2. 电控气动呼吸机　此类呼吸机一般都需要外部提供压缩空气和氧气气源、电源或后备电池等，是当前呼吸机家族中的主流产品。多功能无创呼吸机也属于电控气动呼吸机范畴。

（三）按功能用途分类

可分为治疗型呼吸机、急救型呼吸机和麻醉呼吸机等，但有些呼吸机只是针对某些特定场合或特殊婴幼儿设计的，如根据旅途或战地条件设计的便携式急救呼吸机、针对睡眠窒息设计的无创呼吸机和针对新生儿、早产儿设计的高频喷射（震荡）呼吸机等。

（四）按频率分类

1. 常频通气　频率＜60次/min。

2. 高频通气　分为高频正压通气（频率60～120次/min）；高频喷射通气（频率100～400次/min）；高频振荡通气（频率300～3 000次/min）。

另外，还有常频－高频复合通气。

三、呼吸机触发原理

吸气触发有定时触发和自主触发两种基本形式，前者有定时器，按预设的时间要求完成（时间转换）；后者为患者自主呼吸引起的气道压力下降或气体流速变化被呼吸机的压力或流速感应器感知，触发呼吸机送气；也可通过感知患者的腹部运动或胸部阻抗的变化作为触发信号，触发呼吸送气（自主转换）。还有两者结合的触发形式。

定时触发又可称为控制通气，定时触发和患儿触发结合称为辅助/控制（A/C）通气。

现代呼吸机在呼吸管路中均安装压力或流量感受器，感应器设置的位置一般在近端、吸气端或呼气

端附近，可感应呼吸回路管道压力或流速的变化。因此，自主呼吸、呼吸管道以及其他因素导致的压力或流速的变化均可引起呼吸触发和呼吸机送气，而自主呼吸触发者为自主转换，其他因素触发者为假触发或自动触发。感受器的灵敏性（触发呼吸机工作所需的压力或流量变化）和反应性（呼吸机做出反应有一定的延迟）是影响人－机同步的关键因素之一。灵敏度低或反应延迟都可使患儿的呼吸功耗增加，而灵敏度过高又可引起自动触发，甚至当改变体位、管路活动时都能引呼吸机触发，多见于应用流量触发装置时。目前高档呼吸机上均配有压力和流量触发两种触发装置，流量触发较压力触发敏感，应用逐渐增多。压力触发时管路内压力降低，达到设定触发阈值时呼吸机开始送气；流速触发时吸气努力产生气流，达到设定触发阈值后呼吸机开始送气。

四、呼吸时相的切换

呼吸机通过产生正压将气体送入肺部即完成吸气过程，然后开始向呼气的“转换”。吸气向呼气的转换方式主要有压力切换、流速切换、容量切换和时间切换。据此可将呼吸机分为压力转换型、流速切换型、容量切换型和时间转换型。一种呼吸机可以同时具备多种切换机制即复合型/多功能型，复合型如定时限压持续气流型（TCPL），多功能型如 TCPU 容量转换/压力转换。

呼吸机实现从呼气向吸气的转换通常通过自主切换、时间切换和人工切换这 3 种方式。

1. 自主切换　患者有自主呼吸时，呼吸机对患者的吸气动作发生反应，继而控制吸气，成为同步控制呼吸，从呼气向吸气的转换为自主切换，其触发方式有压力触发、流速触发和容量触发等。

2. 时间切换　当呼气达到预定的时间后，呼吸机打开吸气阀，进入吸气期。常用于自主切换的安全保障，即在预定的时间结束时，若患者无自主呼吸或自主呼吸不能触发呼吸机，呼吸机可自动以时间切换进入吸气期。

3. 人工切换　有的呼吸机安装有人工切换开关，可供使用者随时触动以供给一次吸气。

五、生理呼吸和机械呼吸的区别

生理呼吸情况下，呼吸道压力为负压，呼吸运动为自主调节，呼吸功大（病理时），呼吸对循环影响小，气道加温湿化理想，不会发生气压伤，气道继发感染不易发生，吸入氧浓度较低。机械呼吸情况下，呼吸道压力为正压，呼吸运动是人为调节，呼吸功小，呼吸对循环影响大，气道加温湿化易受影响，气压伤较多见，气道继发感染较多见，吸入氧浓度可以很高。

第三节　新生儿呼吸机的参数及其生理作用

呼吸机参数的设定与调节在不同品牌、不同型号的呼吸机虽不尽相同，但不外乎以下 4 个基本参数：通气量、通气压力、通气时间、通气流速。

一、通气量

1. 潮气量（tidal volume，TV）　自主呼吸或机械通气时，每次吸入或呼出肺的气体量。机械呼吸时，足月新生儿的潮气量为 6 ~ 8mL/kg，早产儿为 8 ~ 10mL/kg。新生儿常用的定时、限压、恒流型呼吸机，其潮气量是不能直接调节的。目前，在容量控制通气模式下，多主张按需要给予较少潮气量（6 ~ 8mL/kg），并使气道压保持在安全范围，以避免呼吸机所致的气道与肺损伤。

2. 呼吸频率（respiratory rate，RR）　它是决定每分通气量的重要因素，低 RR 可改善氧合。在 PIP 不变（此时潮气量也不变）时，增加 RR 能增加通气量，使 $PaCO_2$ 降低，同时也有利于 PaO_2 的提高。

3. 每分通气量（minute volume，MV）　为潮气量和呼吸频率的乘积，用于判断通气量的大小。足月新生儿的 MV 为 150 ~ 250mL/kg。一般的呼吸机均有 MV 上下限报警，若为上限报警，可能引起 RR 加快（触发增加）或潮气量过大（定压模式）；如果下限报警，可能为供气量不足，供气回路管道或接口漏气、潮气量过低（定压模式），或呼吸机主供气流不稳定（需检查压缩空气和氧气源压力）。

二、通气压力

1. 吸气峰压（peak inspiratory pressure，PIP） 吸气相的最高压力，PIP 设置的高低在于使肺泡扩张的程度，以及使肺泡扩张持续的时间，应考虑患儿的胎龄、体重、日龄、原发疾病严重程度以及肺顺应性和气道阻力等因素，以最低的 PIP 维持适当的通气，保持血气在适当范围。一般认为，当 PIP>3.0kPa（30cmH_2O）时，可增加气压伤、支气管肺发育不良等肺损伤危险性，并影响静脉回流和降低心输出量。因此，过高的 PIP 反而使 PaO_2 降低，$PaCO_2$ 升高。

2. 基线压 与 PIP 相对应，它是呼气相最低气道压力水平。一般生理情况下，肺泡内压在吸气末和呼气末等于大气压。在机械通气时，如果设置 PEEP > 0，基线压则高于大气压；在自主呼吸时，如果设置 CPAP > 0，基线压也高于大气压。

3. 平台压或停顿压 吸气末、呼气前压力达到最大后维持的一段时间，此时呼气活瓣不打开，肺内气体可发生再分布，使气道压力相对恒定在等于或略低于 PIP 的水平，形成一个平台压。

4. 呼气末正压（positive end - expiratory pressure，PEEP） 为基线压大于大气压是的压力水平，它不是指整个呼气相压力均维持在该水平，而是指在呼气末的压力水平。其作用是使肺泡和终末气道在呼气末持续张开，恢复和维持功能残气量（FRV），稳定肺容积，有助于肺内气体均匀分布，改善 V/Q 比例和肺顺应性，增加肺泡通气量。

5. 平均气道压（mean airway pressure，MAP） 它是一个呼吸周期中施于气道和肺的平均压力，其计算值等于在这个呼吸周期中压力曲线下的面积除以该呼吸周期所用时间，其公式为：MAP = K（PIP）× TI/（TI+TE）+ PEEP × TE（TI+TE），K 为压力波形系数，方形波为 1.0，正弦波为 0.5，矩形波介于 0.5 ~ 1.0，TI 为吸气时间，TE 为呼气时间。MAP 应用范围一般为 0.5 ~ 1.5kPa（5 ~ 15cmH_2O），由呼吸机多项参数（依次是 PEEP、PIP、I/E、流量及 RR）综合决定，它是影响氧合的主要因素。

三、通气时间

吸 / 呼比值（inspiration/expiration ratio，I/E）：在一次自主呼吸或机械通气时，吸气时间与呼气时间的比值。正常新生儿 I/E 为 1 ∶（1.5 ~ 2.0）。若人为地将吸气时间延长，使 I/E >1 ∶ 1，成为反比通气（inverse ratio ventilation，IRV）。IRV 可增加 MAP，使肺不张的肺泡扩张，增加 PaO_2，但由于呼气时间过短，可造成肺泡空气陷闭，使肺泡过度扩张，进而影响静脉血液回流，增加肺血管阻力，易导致肺气漏。故 IRV 在新生儿应用较少。

四、通气流速

通气流速包括主供气体流速、没定流速、实测流速、吸气和呼气峰流速、偏流、双气流等，一般用 mL/min 或 L/min 表示。

峰流速：在一次机械通气开始时，供气阀门打开，气流在瞬间达到最大值，以后随气道阻力和肺顺应性的反应，供气气流下降为降速气流，当气流达到最大流速时称峰流速。流速随气流波形而变化，在方形波形时，峰流速和平均流速相等；正弦波形时，平均流速远低于峰流速。如果在气流达到最大后，供气气流仍然维持在恒定水平，称为持续恒定气流，为婴儿呼吸机供气的主要方式。平均流速与送气时间的乘积为潮气量。在定容通气时，流速为预设值，在定压通气时则为监测值。

第四节 新生儿机械通气常用模式和工作特点

一、新生儿常频通气模式和工作特点

1. 间歇正压通气（intermittent positive pressure ventilation，IPPV） IPPV 也为有创正压机械通气（i-nvasive positive pressure ventilation），相对于无创正压机械通气（noninvasive positive pressure ventilation，

NIPPV）而言，需要建立人工气道。IPPV 也称传统指令通气或控制模式，是呼吸机最基本的通气方式。由呼吸机完全控制患者的呼吸。

在这种通气方式下，不管患儿有无自主呼吸，呼吸机均按预置的压力或容量等呼吸参数进行间歇正压通气，包括定压 PPV，即压力控制通气（PCV）和定容 IPPV，即容量控制通气（VCV）。IPPV 适用于复苏、呼吸肌麻痹及中枢性呼吸衰竭患儿。

2. 辅助 – 控制通气（assist/control，A/C，ACV） 将辅助通气与控制通气结合在一起。当患儿有自主呼吸时，按辅助模式通气（A），患儿自主吸气可触发呼吸机送气，呼吸机按照预设的参数提供辅助通气；若患儿无自主呼吸或自主呼吸较弱无力触发呼吸机送气，或自主呼吸的频率低于预设频率，呼吸机则按预设的通气频率控制通气（C）。

无论是 A/C 的 A 或 C 时的通气，均可称为 IPPV。定容通气或定压通气模式均可有 A/C 模式。ACV 的优点：既可提供与自主呼吸基本同步的通气，又能保证为自主呼吸不稳定患儿提供不低于预设水平的通气频率和通气量。即患儿的实际呼吸频率大于或等于预设频率，且每次都是正压通气。一般无发生窒息的可能。ACV 的缺点：在患儿自主呼吸较强时，有产生过度通气的危险，应及时调低压力、容量或频率。

3. 间歇指令通气（IMV）和同步间歇指令通气（SIMV） IMV 指呼吸机以预设的频率对患儿进行正压通气，两次机械通气之间允许患儿自主呼吸。因此，在机械通气时可发生患儿自主呼吸与呼吸机对抗。SIMV 是呼吸机可按照患儿自主呼吸的要求，提供预设的正压通气，可避免患儿自主呼吸与呼吸机对抗。

在应用 SIMV 时，需要较慢的呼吸频率和相对较短的 TI，并需要设置患儿自主呼吸触发水平以调控同步化程度。IMV/SIMV 为目前新生儿机械通气的主导模式，可以以预设容量（流量限制、容量或时间切换）或预设压力（压力限制、时间切换）的形式进行。

通过预设的 IMV/SIMV 的频率可改变通气支持水平，当应用足够高的通气频率时，可抑制患儿自主呼吸，IMV/SIMV 提供完全的通气支持，其作用等同于控制通气（CMV 或 IPPV）；当 IMV/SIMV 频率为零时，就不提供通气支持，患儿完全自主呼吸。因此，在机械通气的早期即可应用 IMV/SIMV。在撤机阶段，通过减少正压通气的频率，可逐渐减少呼吸机的通气支持，逐步增加自主呼吸的能力，使机械通气逐步过渡到自主呼吸，更符合生理的要求。

IMV/SIMV 的优点：①在一定程度上避免过度通气和通气不足，减少呼吸性碱中毒和呼吸性酸中毒的发生率。②较一般的 IPPV 更能减少呼吸机对循环及肺的不利影响。③撤离呼吸机时，也较过去间断停用呼吸机的方法更合乎生理要求，也更安全。④能在一定程度上，减少镇静药和肌松药的应用。⑤患者在此模式下，进行间歇性自主呼吸时，同样可以通过呼吸机得到气道内气体的加温和湿化，并能得到适当的 FiO_2。

4. 呼气末正压（positive end – expiratory pressure，PEEP） PEEP 指呼气结束时气道压力高于大气压，即为正压。吸气时的气道压可以是正压，也可是负压；PEEP 可存在于自主呼吸状态，也可存在于机械通气时。

在自主呼吸时（不管有没有气管插管），若患儿的气道压力在吸气相、呼气相都是正压，就称为持续气道正压；若患儿的气道压力在呼气时是正压，而吸气时将为零或负压，则称为呼气气道正压（expiratory positive airway pressure，EPAP）。

在患儿机械通气时加用 PEEP，可称为机械通气 PEEP（MIV/PEEP）或间歇正压通气 PEEP（IPPV/PEEP）。

在临床上存在一个“最佳 PEEP”的选择问题，所谓“最佳 PEEP”指达到最佳的氧运输、最佳的组织氧合和最少呼吸功，而不良反应最小的 PEEP 水平。最佳 PEEP 的判断标准为：最佳动脉血气、最大氧运输、压力 – 容积曲线上的下转折点、最大肺静态顺应性、胸部 CT 肺膨胀最佳。

PEEP 的优点：PEEP 可避免肺泡早期闭合，使一部分因渗出、肺不张等原因失去通气功能的肺泡复张，增加功能残气量（增加气体交换面积），改善 V/Q 比值，防止肺泡萎陷，促进氧合。故主要用于低氧血症、肺炎、肺水肿及肺不张的预防和治疗。

PEEP 的缺点：PEEP 可增加胸腔内压，压迫心脏，可对血流动力学产生影响（胸腔内压升高，静脉回流降低，心输出量减少，血压降低，组织灌注减少）。故禁用于严重循环功能衰竭、低血容量、肺气肿、气胸和支气管胸膜瘘的患儿。

5. 持续正压通气（continuous positive airway pressure，CPAP） CPAP是在患儿有自主呼吸的前提下，由呼吸机或CPAP专用装置在呼吸周期的吸气相和呼气相均产生高于大气压的气道压力，使患儿在吸气相得到较高的供气气压和流量，降低吸气做功；同时在呼气相得到高于外界大气压的压力，避免肺泡塌陷。

CPAP是临床常用的一种通气方式，通常应用鼻塞（nCPAP）或气管插管行CPAP治疗，适用于患儿自主呼吸较强，气道通气无障碍的情况。主要应用于呼吸暂停、RDS、肺水肿、肺不张、I型呼吸衰竭及拔管撤离呼吸机后。

6. 压力支持通气（pressure support ventilation，PSV） PSV是由患者吸气信号引发的，以预先调定的压力帮助患者吸气的一种辅助通气方式。在患者自主呼吸期间，患者吸气相一开始，即触发呼吸机开始送气使气道压迅速上升到预定的压力值，并维持气道压在这一水平，当自主吸气流速降低到最高吸气流流速的25%时，送气停止，患者开始呼气。

PSV的优点：①呼吸机根据患者的需要而供气，可保证自主呼吸时的通气潮气量和每分通气量，而患者的吸气做功可大大降低，最大限度地发挥患者的自主呼吸功能，与呼吸机的同步性好，患儿感觉舒适，是一种合理的节能通气方式。可以分别与SIMV或CPAP联合使用，也可单独使用。②在保持每分通气量相似的条件下，PSV时的平均气道压较A/C或IMV时降低30%～50%，明显降低气压伤的危险。临床常用于呼吸功能减弱时，减少呼吸功。③合理应用PSV可使呼吸频率减慢。④对有人－机对抗者，有利于使呼吸协调，减少镇静药和肌松药的用量。⑤可作为撤离呼吸机的一种手段。

PSV的缺点：最大潜在危险是患儿窒息。由于每次通气须患者自动触发，当患儿呼吸驱动不稳定（如CNS疾患或镇静麻醉药物中毒等）时禁用PSV模式。

7. 容量支持通气（volume support ventilation，VSV） VSV是一种辅助通气模式，与MMV类似，但调节机制不同。VSV模式下，呼吸机的每一次供气均由患者自主呼吸触发，当实际VT或MV低于或高于设置的VT或MV时，呼吸机可通过自动反馈信息，使VT和MV增加或降低，以达到实际通气量不变或恒定的目的。而RR和I/E均由患者自己调节。

VSV的优点：①与VCV相似，即使患者气道阻力增高或顺应性下降，VT和MV也可以保持不变。②在以自主呼吸为主的情况下，既可以避免呼吸性碱中毒（通气过度），也可以防止呼吸性酸中毒（通气不足）。③有利于充分发挥患者的自主呼吸能力，减少呼吸机依赖发生率。④也适用于脱机前的准备。⑤VSV与PSV比较，优点是能自动根据患者肺部力学参数改变，调整最低吸气压力，以最低的压力支持达到最合适的通气量，即将气压伤的可能性降到最低；能将自主呼吸和机械通气辅助呼吸的作用很好地结合和协调，既能充分发挥自主呼吸的能力，又能保障足够和安全的通气，这些均是PSV所不可及的。

8. 压力/容量双控模式 由于PCV或VCV模式各有利弊，此模式的发明与产生，是为了克服它们的弊端。因此，双控模式的出现，使呼吸机的使用达到了更加高度智能化的水平。

（1）压力调节－容量控制通气（pressure regulated volume control ventilation，PRVCV）：呼吸机按照预调的PL、TV、TI、RR、FiO_2及PEEP/CPAP进行机械通气；呼吸机自动调整流速及其峰值，以最小的压力，保证调定的目标TV，当达到预调的TI时吸气终止转为呼气。压力波型为方型，流速为变化的下降波型。PRVCV具有VSV的优点，能在确保预设VT等参数的基础上，通过自动连续监测胸廓/肺顺应性和PV，反馈调节下一次通气的吸气压力，以将气道压力控制在最低水平，不但能确保恒定的VT，还能减少气压伤；此外，PRVCV较VSV更有利的是，能用于无自主呼吸和能力的患者，且每次呼吸不一定要患者自主呼吸触发，应用范围更广。

（2）容量保证式压力支持通气（volume assured pressure support，VAPS）：VAPS模式通常只需要1个呼吸周期即达到预定的容量目标，而PRVC则至少需要3个呼吸周期才能达到，这是两者最主要的区别。

9. 压力控制通气（pressure controlled ventilation，PCV） PCV是一种压力限制、时间转换的压力控制模式。预先设置气道压和吸气时间，吸气开始气流速度很快进入肺内，达到预置压力水平后，通过反馈系统使气流速度减慢，维持预置压力水平到吸气末，然后转为呼气。

PCV 的通气频率等设定与定容 IPPV 相似，为指令通气，可伴有患者触发的同步通气。在此通气方式中，通气压力较低，没有峰压，出现气压伤少。其吸气流速依胸肺的顺应性和气道阻力大小而变化。潮气量的供给比定压 IPPV 多，也随胸肺的顺应性和气道阻力而变化，但变化幅度较小。有利于不易充盈的肺泡充气，改善 V/Q 比值，有助于气体交换。多用于新生儿、婴幼儿呼吸衰竭及严重 V/Q 比值失调的患者。

为充分发挥压力控制通气（PCV）模式的优点，以满足不同的通气需要，又发展出一系列不同 PCV 方式，如气道压力释放通气（APRV）、间歇指令压力释放通气、双向气道正压通气（BIPAP）、定压型反比通气（IRV）等。上述模式有一定的共同特性，如压力恒定、时间转换和一定的呼吸频率，在缺乏自主呼吸的情况下，与 PCV 模式相同；在有一定自主呼吸的情况下，不同模式表现出不同的特点。

10. 反比通气（inverse ratio ventilation，IRV） IRV 是将符合呼吸生理的吸气 / 呼气时间比（I/E）缩短，以达到进一步改善氧合而避免肺过度充气的治疗方式。一般 I/E 常在 1 ∶ 2 到 1 ∶ 1 之间，而 IRV 时，I/E 大于 1，可达 2 ∶ 1，甚至 3 ∶ 1。

IRV 的优点：在较低吸气峰压时能保持较高的平均气道压，可使部分病变较重的塌陷肺泡或小气道扩张，改善气体分布和氧合过程，不会导致气道压力的升高和肺组织过度充气。在一定程度上，会致呼气不足和内生性 PEEP，也有助于改善氧合。

IRV 时必须抑制自主呼吸，常需较低的吸气流速和较慢的呼吸频率，避免切变力的产生。

IRV 主要用于 ARDS 等严重低氧血症患儿。

11. 持续双水平正压通气（biphasic positive airway pressure，BIPAP） BIPAP 通过调节高压、低压两个压力水平及其持续时间，以及触发灵敏度等通气参数来决定通气模式。其工作特点是存在高压和低压两个不同水平，在从高压向低压转移时产生呼气，两个压力水平的维持时间可任意调整，且患者在两个压力水平都可进行自主呼吸，故可看成是压力控制通气和自主呼吸相结合的通气形式。

BIPAP 在患者不同的自主呼吸情况下，可有多种通气模式。①在持续自主呼吸时，若 BIPAP 的高压与低压一致，即为 CPAP；若 BIPAP 的高压与低压均为零，则为自主呼吸。②在自主呼吸不恒定时，自主呼吸可随意和间断出现在高压和低压两个压力水平，达到自主呼吸与控制通气并存，增加通气量，提高人 – 机协调性。③在存在间断自主呼吸时，若通气频率较慢，自主呼吸在低压水平出现，则为 PC-SIMV；若呼气时间较短，自主呼吸在高压水平出现，则类似 APRV。④在无自主呼吸时，则为压力控制通气。

BIPAP 的优点：允许自主呼吸和控制通气同时存在，避免了人 – 机协调性不良，气道压力稳定，可减少肺损伤，而且对循环系统影响小，减少 V/Q 失调。

真正的 BIPAP 是多种通气模式的模糊总和，是“万能”通气模式，可用于从急性期到恢复期不同病情患儿的呼吸支持，恢复期应用可使患儿更容易撤机。当自主呼吸功能不良时，禁用 BIPAP。

12. 气道压力释放通气（APRV） APRV 是一种新型的定压型部分辅助通气模式，它是在 CPAP 基础上间歇释放压力使肺内气体排出的呼吸形式，除 CPAP 的压力水平可以控制外，释放压力的水平可以为零，或保持适当的正压。目前 APRV 主要应用于成年人，在儿科、新生儿科应用较少。

13. 患儿触发通气（patient-triggered ventilation，PTV） PTV 是呼吸机通过一定的控制装置来识别患者的自主呼吸并启动一次呼吸支持的过程。当患者吸气的起始信号经过传感器识别，快速传递，通过呼吸机的微机处理后，控制呼吸机的工作时相，使呼吸机的“呼吸”时相与患儿呼吸同步。

目前婴儿呼吸机均有同步触发装置，大多数呼吸机为吸气启动同步，如辅助 / 控制通气（A/C）、SIMV 及持续气道正压（CPAP）等模式；还有压力支持通气（PSV）、容量支持通气（VS）等为吸气与呼气相同步的模式。

呼吸机采用的同步触发方式主要有 4 种：压力触发、流量触发、胸壁阻抗触发和腹壁运动触发等。其中很多呼吸机均采用流量触发方式，如 Siemens300、Drager Babylog8 000 及 VIP Bird Sterling 等呼吸机。流量触发较压力触发敏感、反应更快、更减少呼吸做功，适用于自主呼吸较弱的早产儿。

PTV 的优点：在不抑制患者自主呼吸的情况下，仍然能保持较高的通气效率；避免了患者与呼吸机对抗的发生，减少患者呼吸功和呼吸肌疲劳，有助于患者自主呼吸的锻炼和恢复；因矛盾呼吸而引起的患者不适和并发症显著减少；由于未一直自主呼吸，患者自主排痰功能保持，减轻了期待护理工作量。

14. 分钟指令性通气（minute mandatory ventilation，MMV） MMV 是根据患者的情况预先设定目标呼出分钟通气量（VE），呼吸机自动连续监测患者自主呼吸的分钟通气量和机械通气的分钟通气量。在单位时间内，若患者自主呼吸不足以达到预定的目标 VE，呼吸机自动补充二者之差；反之，若患者自主通气超过预定的目标 VE，呼吸机的通气支持即停止。MMV 模式是较先进的通气模式。

MMV 的优点：可保障最低通气量，并随患者自主呼吸能力的变化调节通气支持，主要用于自主呼吸不稳定以及撤离呼吸机的患者。类似于 IMV/SIMV，如降低了呼吸性碱中毒的发生率、减少了正压通气对循环和肺组织的影响，有助于充分发挥患者的自主呼吸能力，锻炼和维持患者呼吸肌的功能，且较 IMV/SIMV 更易从机械通气过渡到自主呼吸。

MMV 的缺点：可致肺泡通气量不足，发生肺不张，理想的目标 VE 不容易准确决定。

二、高频通气模式及工作特点

高频通气的通气频率通常均 > 60/min，且 VT ≤ VD。一般说来，高频通气既能保证适当的通气量，又能维持较低的气道内压和胸膜腔内压，并提高 FiO_2 加速或增加气体的弥散，尤其是增加氧的弥散，达到改善通气、纠正缺氧的目的。

按通气频率的高低，可分为以下 3 种：①高频正压通气（HFPPV）通气频率 60 ~ 150/min，吸气时间 <30%，VT 较小，稍 >VD 但可接近正常。②高频喷射通气（HFJV）通气频率 100 ~ 200/min，VT ≤ VD。③高频振荡通气（HFOV）通气频率 200 ~ 900/min，VT<VD（20% ~ 80% VD）。

第五节 新生儿机械通气模式的选择

在开始机械通气时，首先要选择适当的初始通气模式。目前，临床常用的通气模式有 IPPV、CMV、A/C IMV、SIMV、PSV、CPAP 等，容量控制通气较少用于新生儿。对于早产儿呼吸暂停、肺透明膜病早期等呼吸功能不良的患儿可先采用 CPAP 模式，若 CPAP 治疗无效应改为 A/C 或 IMV/SIMV 模式。在疾病危重期，患儿病情多变，无自主呼吸或自主呼吸微弱，可选用 IPPV、CMV、PCV、A/C、PTV、PRVC 等模式，A/C、PTV 模式可做同步呼吸，适用于有一定自主呼吸，但呼吸频率不很快，或与呼吸机存在矛盾呼吸的患儿。对于新生儿各种心肺功能不全需要支持通气的患儿，可选用 IMV、SIMV、PSV 等模式，但呼吸节律不整齐、病情尚未稳定的患儿，在应用时应给予严密监护。

一般而言，当患儿有自主呼吸时，最好采用 A/C 或 SIMV 方式通气，由于此方式通气时患儿的自主呼吸可触发与呼吸机产生同步一致的呼吸，可减少人 – 机对抗及呼吸功，但应设好触发敏感度，常设压力触发值为 –0.3 ~ –0.1kPa（–3 ~ –1cmH_2O），流量触发为 1 ~ 3L/min。

一、新生儿机械通气模式的选择原则

通气模式的设计，目的是尽可能发挥机械通气的治疗作用，避免或减轻呼吸机的损伤作用，改善人 – 机协调性，减少对机体生理功能的影响，提高代价 / 效益比。在通气模式的选择上，一个重要观点，就是最大限度地发挥患儿自身自主呼吸的能力，以减少肺损伤，从而锻炼患儿自主呼吸，为较早撤离呼吸机创造条件。即应根据患儿的病因、临床及病理生理特点，以及自主呼吸状况等，选择合适的通气模式。一般应考虑以下几方面：①首先注意患儿呼吸衰竭的原因（如低氧血症、呼吸肌疲劳、呼吸肌麻痹、中枢性呼吸衰竭等）。②根据患儿体重和日龄选择相应的呼吸机和通气模式（如新生儿适合选用定时、限压、持续气流型呼吸机，体重小于 5kg 的婴儿应用压力控制通气较好）。③针对个体条件选择。对于病情波动较大不稳定者，设置参数时应留有一定的“保险系数”。④衡量通气模式是否适宜的重要指标包括自主呼吸与机械通气是否协调、是否达到预期的组织氧合水平，以及各项参数是否在安全范围内。

二、新生儿呼吸机的特点

持续气流、压力限定—时间转换型呼吸机（TCPLV）在新生儿最常应用。其特点为：①定时时间切换。由于新生儿气管插管不具套囊，存在漏气，潮气量难以掌控。一般常采用压力限定通气模式，较少采用定容模式。由于肺顺应性多变，定压型呼吸机难以保持足够合理通气量。②限压：吸气峰压 = 压力限制水平。③持续气流：呼吸机在吸气相和呼气相均持续向管道内送气。

三、机械通气方式选择的演变

1. 通气方式选择的演变　定时限压持续气流（TCPL）→慢性肺病疾病发生率增加→可允许高碳酸血症 [$PaCO_2$ ：6.0 ~ 7.3kPa（45 ~ 55mmHg）] →脑血管扩张→ IVH 危险增加→容量控制通气→控制呼吸→患儿→呼吸机对抗→患儿触发通气→新型通气方式（HFOV、BiPAP、PS 替代疗法、ECMO）。HFOV 降低了 BP 的发生，增加了气胸和 IVH 的危险性。

2. 定压或定容的利与弊

（1）NRDS 患儿应用 PS 后，胸壁顺应性高，肺顺应性波动大。定压模式下易造成过度通气，导致脑血流减少而造成脑损伤。定压型通气潮气量不稳定，当肺顺应性显著改善时可致潮气量过大造成容量伤甚至发生气胸。

（2）肺泡萎陷和过度充气在肺损伤中起主要作用。当容量较大时，无论压力如何限制，均会造成肺损伤。

（3）以容量为目标的通气模式，如 PRVC 和容量保证模式（VG）与定压型模式相比，潮气量稳定，能达到相同气体交换而气道峰压（PIP）却低得多，减少了 MV 时间、气胸和 IVH 3 ~ 4 级的发生。

第六节　呼吸机参数的调节

一、呼吸机参数的初调

初调参数应因人、因病而异。原则：双侧胸廓适度起伏，双肺呼吸音清晰；口唇、皮肤无发绀及经皮血氧饱和度（$TcSpO_2$）90%；动脉血气结果是判断参数调定的金标准。

1. 吸入氧指数（FiO_2）

（1）原则：①以最低的 FiO_2，维持 PaO_2 在 8.0 ~ 10.6 kPa（60 ~ 80mmHg）；② FiO_2 为 60% 时，维持≤ 24h，80%≤ 12h，100% 时 <6h。

（2）初调：0.6 ~ 0.7；无肺部疾病 <0.4，有肺部疾病 0.4 ~ 0.8。

2. 呼吸频率（BR）

（1）控制通气时，与各年龄组生理呼吸频率相似。新生儿 40 ~ 50 次 /min，婴幼儿 20 ~ 30 次 /min。

（2）辅助 / 控制通气时，总呼吸频率≤机械通气呼吸频率 + 自主 / 辅助呼吸频率。

（3）辅助通气时（如 IMV），呼吸频率设置为正常的 1/10 ~ 1/2。

（4）无肺部疾病时，20 ~ 25 次 /min，病变肺 40 ~ 50 次 /min。

（5）调节 $PaCO_2$，主要靠调节 BR（不影响 PaO_2）。

3. Ti、Te、I/E 自主呼吸时，I/E 为（1 ：1.5）~（1 ：2.0）；一般通气时，I/E 为（1 ：1.0）~（1 ：1.2）；当 I/E < 1 ：1 时称为反比通气（IRV），IRV 虽可改善氧合和通气血流比率，但可增加胸膜腔内压、降低心输出量。

4. 潮气量、每分通气量　吸入潮气量多受漏气的影响，呼出潮气量能准确反映进入肺内气量。①生理情况下，潮气量：6 ~ 8mL/kg，早产儿 4 ~ 6mL/kg。②机械通气下：潮气量按 10 ~ 15mL/kg 计算。③若设定值为流速时，可按潮气量 = 流速（L/min）× 吸气时间（S）计算。目前容量肺损伤已成为新生儿机械通气的重要问题。

5. 吸气峰压（PIP）　新生儿 PIP 一般 2.0 ~ 2.5kPa（20 ~ 25cmH_2O）左右。①无肺部疾病：1.0 ~ 1.5kPa（10 ~ 15cmH_2O）。②轻度肺部疾病：1.5 ~ 2.0kPa（15 ~ 20cmH_2O）。③中度肺部疾病：2.0 ~ 2.5kPa（20 ~ 25 cmH_2O）。④重度肺部疾病：> 2.5kPa（25cmH_2O），但 < 3.5kPa（35cmH_2O）。应谨防气道压力过高。需要注意，PIP 过高会引起静脉回流受阻，易导致肺损伤和气漏；而 PIP 过低，则会引起 CO_2 潴留，容易发生肺不张。PIP 的调节见于以下情况。①调高 PIP：两肺广泛实质病变、肺出血、低氧血症、高 $PaCO_2$。②调低 PIP：早产儿、肺部病变不严重者。

6. 流速　分为恒流速波、正弦波、递减波。机械通气所需的气体流速一般为 4 ~ 10L/min 或更高，称为高流速。

7. 呼气末正压（PEEP）

（1）无呼吸道疾病，0.2 ~ 0.3kPa（2 ~ 3cmH_2O）（生理水平 PEEP），新生儿功能残气量是由呼气时声带运动调节的，插管后生理机制破坏。

（2）有呼吸道疾病，0.4 ~ 0.6kPa（4 ~ 6cmH_2O）（中度水平 PEEP）。

（3）最高不超过 1.0kPa（10cmH_2O），因为高 PEEP 可导致肺泡过度扩张、气漏。

（4）单纯 PEEP 升高，而 PIP（-），使有效峰压值下降，每分通气量下降，$PaCO_2$ 升高。

二、呼吸机参数的复调

1. 低氧血症调节措施　包括以下两项。

（1）提高 FiO_2。

（2）增加平均气道压（MAP）。MAP 计算公式为：MAP=K×（PIP×TI+ PEEP×TE）/（TI+TE）。

1）无肺部病变，MAP 维持为 0.5kPa（5cmH_2O）；

2）有肺部疾病，MAP 为 1.0 ~ 2.0kPa（10 ~ 20cmH_2O）。MAP>1.2kPa（12cmH_2O）称为高 MAP。

注意：足月儿 MAP >1.2kPa（12cmH_20），早产儿 >1.0kPa（10cmH_2O），要注意气漏的发生。

影响 MAP 的因素：PIP、PEEP、FR 影响 K 值（5L/min 的正弦波，K 为 0.5；10L/min 的方形波 K 为 1.0）、I/E 比值（增加 TI）。

注意：①增高 PIP、PEEP、TI 可增加 MAP。② PIP、PEEP 的变化优于 TI/TE 改变。

（3）提高呼吸频率，提高每分通气量。

2. 高碳酸血症调整方法　需要增加每分通气量，可通过增加 BR 和潮气量达到目的。影响潮气量的因素：① PIP-PEEP 压力差越大导致潮气量越高。②吸气时间和呼气时间。③流量。

（1）PIP 增加。

（2）呼吸频率增大。

（3）降低功能残气量：延长呼气时间（效果欠佳）。

程序：首先调整 I/E 再检查有无 PEEP 过高引起 BR、PIP 升高。

3. 低氧血症并高碳酸血症　调整方法：提高 RR、PIP，必要时提高 FiO_2。

4. 高氧血症　调整与低氧血症相反。

5. 过度通气　调整与高氧血症相反。

三、呼吸机参数的调整注意事项

1. 须排除下列因素　气道阻塞、气漏、脱管、肺不张、心衰、休克、高热、疼痛。

2. 参数调节幅度　一般每次调整 1 ~ 2 个参数。

调整范围：PIP 0.2 ~ 0.3kPa（2 ~ 3cmH_2O）；RR 5 ~ 10 次 /min；FiO_2 0.05 ~ 0.1。

第七节 机械通气的监护

一、临床监护

1. 临床表现和生命体征监护 严密观察患儿面色、皮肤颜色、自主呼吸、胸廓运动、呼吸音、肺部啰音、心脏杂音及节律、肝脾大小、有无腹胀及水肿等，进行心电、呼吸、血压及经皮血氧饱和度监测。

2. 记录 24h 出入水液体量。

3. 血气监测 初调参数或参数变化后 0.5 ~ 1h 应常规监测血气，使血气维持在 pH 值 7.35 ~ 7.45；PaO_2 足月儿为 8.0 ~ 10.6kPa（60 ~ 80mmHg），早产儿为 6.7 ~ 9.3kPa（50 ~ 70mmHg）；$PaCO_2$ 5.3 ~ 6.7kPa（40 ~ 50mmHg）。

4. 床边 X 射线胸片 其目的在于明确人工气道的位置、了解肺部感染情况、及时发现肺不张、气胸等并发症。

二、呼吸功能监测

（1）通气功能监测：呼吸频率、潮气量、每分通气量及无效腔与潮气量之比等。

（2）呼吸力学监测：吸气峰压、吸气末压、平均气道压、气道阻力、内源性呼气末正压（iPEEP）等。

（3）压力和流速曲线监测。

（4）压力 - 容积曲线监测。

三、气体交换功能的监测

（1）血氧和二氧化碳的监测：PaO_2、SpO_2、$PaCO_2$、$TcPaCO_2$ 等。

（2）有关气体交换常用指标的监测：肺泡气 - 动脉血氧分压差 $PA\text{-}aO_2$、肺泡气 - 动脉血二氧化碳分压差（$PA\text{-}aCO_2$）等。

四、血流动力学监测

（1）肺毛细血管压。

（2）心输出量。

（3）混合静脉血气分析。

（4）肺内血液分流率。

第八节 机械通气并发症

一、机械通气并发症发生的主要原因

1. 不合理的通气容量和通气压力 通气过度可造成容量伤和气压伤、呼吸机相关性肺炎等，通气不足可发生酸中毒，气道压力不足可造成肺不张等。

2. 患儿 - 呼吸机不同步 主要见于控制通气方式（CMV）。其原因包括通气量不足、患儿烦躁不安、病情加重、呼吸道分泌物阻塞、吸痰等操作对患儿的刺激等。

（1）患儿 - 呼吸机不同步对机体的影响主要表现为：引发脑血流紊乱、气漏综合征、肺出血、神经系统并发症、慢性肺部疾病等并发症；还可使呼吸肌疲劳过度、气压伤的危险增加，并延长撤机过程；使肺组织过度通气；加重呼吸衰竭和循环系统负荷。

（2）患儿 - 呼吸机不同步的消除方法有以下几项。①镇静剂、肌松剂应用：在抑制自主呼吸的同时，降低了肺顺应性、增加了气道阻力，从而导致潮气量的下降。但长期应用可引起药物中毒、骨骼肌萎缩、生长障碍和肺部气压伤等。②快速通气：可使 $PaCO_2$ 降低，进而导致脑血流下降。③采用同步触发通气模式。

3. 感染机会增加　呼吸机固定植到口咽、气管、肺，增加感染机会，加重疾病过程、延长撤机时间。

二、新生儿机械通气的并发症

（一）呼吸机相关性肺炎

呼吸机相关性肺炎（VAP）是机械通气 48h 后发生的肺炎，为新生儿重症监护病房中最常见的并发症，国外报道新生儿呼吸机相关性肺炎发生率为 9.0% ～ 70%，国内报道其发生率 20.08%~52. 77%。机械通气时间越长，发生率越高，3 ～ 5d 或 5 ～ 7d 是最易出现的时间窗，尽可能缩短呼吸机治疗时间是预防呼吸机相关性肺炎最有效的措施。给予呼吸机治疗后患儿发生肺部感染或肺部感染加重的原因包括接触传播、血行传播和医源性传播等。呼吸机相关性肺炎主要表现与肺炎相同，体温不稳定、呼吸道分泌物增多、白细胞减少或增多、嗜睡、外周循环灌注不良、心动过缓、酸中毒、低血糖、血小板减少等。呼吸机相关性肺炎主要诊断依据是胸片和分泌物病原学检查。机体抵抗力下降的呼吸机相关性肺炎患儿，可能出现全身和局部反应不一致，即胸部 X 射线显示病灶增多或严重，但体温与血象可完全正常。单纯病原学检查阳性，胸部 X 射线显示病灶不严重患儿，应警惕病原菌定植。呼吸道分泌物易被污染，通常病原菌诊断，需要依据连续 2 ～ 3 次或以上均是同一菌株才能定论。

呼吸机相关性肺炎是机械通气最常见的并发症之一，往往导致患儿呼吸衰竭不能好转，也是难以撤离呼吸机的主要原因，严重感染甚至造成患儿死亡。因此，防治呼吸机相关性肺炎是机械通气过程中极其重要的工作。如给予免疫球蛋白静脉滴注、及时清除口咽及呼吸道分泌物、加强胃肠道管理、严格执行感染控制措施、尽可能缩短机械通气的时间来预防呼吸机相关性肺炎。有效地治疗呼吸机相关性肺炎有 3 个环节：护理，合理使用抗生素，免疫治疗。

（二）支气管肺发育不良

支气管肺发育不良（BPD）又称慢性肺疾病（CLD），多见于早产儿，尤其是患新生儿肺透明膜病的极低出生体重儿，其发病与持续高浓度给氧、正压机械通气、早产儿肺发育不成熟及肺部感染等因素密切相关，以肺部炎症反应、纤维化为主要特征，病死率极高，在 1 岁内病死率可达 30% ~40%，存活者常伴有明显的肺发育障碍和肺功能衰竭。

20 世纪 80—90 年代常把出生后 28d 仍要持续用氧或机械通气，同时 X 射线胸片异常或校正胎龄 36 周仍要持续用氧的“新、旧”形式的 BPD 统称新生儿 CLD，BPD 仅指经典型 BPD 中的第 4 期。而最新定义为，BPD 是任何氧依赖（>21%）超过 28d 的新生儿，若胎龄 <32 周，根据校正胎龄 36 周或出院时需将 FiO_2 情况分为：①轻度，未用氧。②中度，FiO_2<30%。③重度，$FiO_2 \geqslant 30\%$ 或需机械通气。如胎龄≥ 32 周，根据出生后 56d 或出院时需 FiO_2 情况分为上述轻度、中度、重度。肺部 X 射线表现不应作为疾病严重性的评估依据。

（三）呼吸机相关性肺损伤

早产婴肺更容易发生呼吸机相关性肺损伤（VILI），其机制与微血管通透性增高、血浆蛋白渗出、抑制 PS 合成及炎症反应的参与相关。应注意避免肺泡的过度膨胀和不张。感染和 PDA 参与并加重 VI-LI。VILI 主要有以下几种。

1. 气压伤　这是 VILI 中影响最大、最值得关注的类型，包括气胸、皮下和纵隔气肿等。正压通气在导致病变肺区域复原的同时，可造成相对健康肺区域出现损伤。

2. 肺不张　RDS 患儿肺顺应性下降，功能残气量不足，导致气道阻塞或塌陷的肺组织不张。可采用足够的 PEEP，合适的体位（如俯卧位）处理。

3. 生物伤　机械性肺损伤激活炎症反应、蛋白酶活化造成再次肺损伤。

（四）通气过度或通气不足

1. 通气过度　通常较通气不足发生率高，多与患儿本身因素和呼吸机参数设置不当有关。前者包括缺氧、疼痛、烦躁、代谢性酸中毒等刺激或代偿，引起呼吸频率增快和过度通气；后者发生率低，但多与 VT 或 MV 设置过高有关。依据动脉血气分析，无论什么原因，只要 $PaCO_2$<3.0 ~ 3.5kPa（30 ~ 35mmHg），均意味着存在不同程度的过度通气。处理方法可分 3 步，分析或找出原因并去除、调整呼吸机参数等，通常以缩短呼气时间、降低 VT/MV 为主要调整方式，必要时适当降低 RR。

2. 通气不足　指 CO_2 排出不足，致 CO_2 潴留。多与呼吸道不通畅有关，如分泌物多、黏稠、排出不畅等。气道湿化不够或吸引不充分，导致导管完全或不完全性堵塞，是引起通气不足的主要原因；偶尔也与 VT 和 I/E 设置不妥有关。依据动脉血气，$PaCO_2$ > 5.0 ~ 6.0kPa（50 ~ 60mmHg）意味着存在不同程度的通气不足。处理方法同样分 3 步：分析寻找原因并去除、调整呼吸机参数，主要为调整 I/E、延长 TE 为主，可达 1 ：（2.5 ~ 3）；必要时需要借助病因和解痉治疗，保持呼吸道通畅。一般不主张盲目增加 RR 和 VT/MV，以免容量增加导致 VALI。

（五）与人工气道有关的并发症

1. 上呼吸道堵塞　呼吸道分泌物、导管或套管滑脱、导管扭曲或被压扁、气囊滑脱或脱垂、皮下气肿、误吸等原因可造成呼吸道堵塞，主要表现为呼吸极度困难，并伴有严重缺氧和发绀，有时还伴有烦躁；时间稍长可因窒息造成心跳停止。上呼吸道堵塞后果严重，处理要果断、及时。分泌物或痰栓堵塞时，借助冲洗、拍打、吸引、湿化等，可以彻底救治；导管、套管、气囊等造成的阻塞，唯一处理办法是及时更换导管和套管；皮下气肿压迫造成的阻塞，及时排气减压是最主要和直接的方法。

2. 喉损伤　是气管插管的重要并发症。主要临床类型是喉部水肿，多发生在拔管数小时至 1d，产生原因与导管和喉部黏膜机械性摩擦和损伤有关。临床表现为声音嘶哑、发音困难，严重时可因喉部痉挛出现呼吸困难和缺氧。喉损伤的其他临床类型是损伤后的溃疡、坏死、肉芽肿形成，最终可以导致喉部狭窄。防治要点是动作轻柔，人工气道留置时间不宜过长，尤其气管插管；留置时间较长时，及时全身或局部应用小剂量激素，尤其在拔管前。拔管后应严密观察，随时警惕喉部水肿和痉挛出现，以便及时处理。

（六）呼吸机依赖

呼吸机依赖指脱机困难，长期依靠呼吸机支持。原因很多，慢性肺功能不全是最常见的原因；其次呼吸机疲劳和衰弱也是很重要的原因，神经肌肉疾病最常见。处理：呼吸肌功能锻炼，加强营养支持，合理应用 SIMV 和 PSV 模式。预防：对慢性呼吸功能不全的患儿，正确的掌握应用呼吸机的指征，尽可能缩短呼吸机应用的时间，可能是防止呼吸机依赖的两个重要环节。

（七）氧中毒

氧中毒是指长期高浓度吸氧引起的肺部和其他系统的病变，经常经面罩、鼻塞、鼻导管等装置吸氧，FiO_2 很难达到高浓度水平（> 60%），不可能造成氧中毒。呼吸机治疗过程中，FiO_2 可以大于 60%，能产生氧中毒，有人成为呼吸机肺。FiO_2 > 60% 持续 24 ~ 48h 以上，可以引起与氧中毒相同的肺部病理改变。长期，主要指超过 48h，一般可能在 1 周左右。氧中毒是引起 BPD 的病因之一。

（八）其他系统并发症

呼吸机使用过程中，调节不当还可能对其他系统造成不利影响或引起并发症，充分认识很必要。

1. 正压通气对循环系统的影响　呼吸机正压通气对循环系统产生的最严重影响是血压下降，与正压导致回心血量减少有关。其机制为：正压通气 – 胸膜腔内压升高 – 静脉回流下降 – 心输出量下降 – 血压降低。

2. 正压通气对呼吸系统的影响　自主呼吸时气体分布主要在肺下区，正压通气时气体分布主要在上肺区，气体分布的变化导致无效腔量增大。

3. 正压通气对其他系统的影响　①胃肠过度充气膨胀和压力增高；②降低肾小球滤过率；③颅内静脉血回流障碍等。

三、肺保护性通气策略

肺保护性通气策略（LPVS）是针对呼吸机相关肺损伤（VALI）而日益受到关注和重视。纵观提出的一系列 LPVS，PEEP 最早被采用，可谓是 LPVS 的第一个里程碑；低 VT，高 PEEP，可容许性高碳酸血症（PHC）等，是 LPVS 的第二个里程碑；针对治疗 ALI/ARDS 广泛性、小灶性肺不张或肺泡萎陷引起的肺容量减少、顺应性下降等，导致的顽固性缺氧所实施的肺开放 / 复张策略（RMs），是 LPVS 的第三个里程碑，也是目前最有代表性的 LPVS。

（一）PEEP

PEEP 被提出和应用已 40 多年，以往强调的是纠正缺氧，而并不是 LPVS。近年来，最佳 PEEP 的选择成为争论的焦点。多数认为能改善氧合，但却不增加 VALI 的 PEEP，是最佳 PEEP 水平。多数情况是按照 FiO_2 ≤ 60% 条件下，使 PaO_2 ≥ 8.0kPa（60mmHg）、患儿能耐受的最低 PEEP，为最佳 PEEP。有学者主张依据压力 – 容积（P–V）曲线吸气支下拐点（UP）上 2.0 ~ 3.0kPa（2 ~ 3mmH_2O），作为最佳 PEEP 设置的依据。

（二）高 PEEP 与低潮气量

普遍被应用的 LPVS，正在临床普及与推广。

（三）PHC

PHC 指在呼吸机治疗期间，可以允许 $PaCO_2$ 波动在正常高值或稍高于正常的水平上，以减少为增加 CO_2 排出或降低 $PaCO_2$ 至正常水平而设置高潮气量引起的高峰压和气压伤。这并不意味着就允许 $PaCO_2$ 持续波动在较高水平。

（四）RMs

RMs 受到关注，主要是围绕缺氧的纠正。PEEP 能防止肺泡在呼气末萎陷，并不是所有萎陷了的肺泡均能在 PEEP 的作用下复张或持续开放。依据 Laplace 定律，相同压力下，半径小的肺泡不容易复张，必要时只能提高 PIP，是萎陷的肺泡复张，再以适当的 PEEP，使肺泡持续开放，这才是 RMs 的真正目的。RMs 的价值，不但改善氧合，还能减少肺泡反复开闭引起的高剪切力伤，减少对肺表面活性物质“挤奶样”作用，减轻生物伤；减少或阻止肺间质液体向肺泡内渗透，减轻肺水肿，这些均是避免 VALI 的重要 LPVS。

RMs 的实施方法很多，如控制性肺膨胀（SI）、高 PEEP，高 PIP，气道压力释放通气（APRV）、双水平正压通气（BiPAP）、叹息、俯卧位通气、高频振荡通气（HFOV）等，受关注较多的还是借助不同模式与功能，设置不同水平与时间的 PEEP 与 PIP。

（五）高浓度吸氧

FiO_2 过高能引起氧中毒，已经被证实。在呼吸机应用过程中，应该尽可能应用≤ 60%，这也是 LPVS 的措施之一。

第九节　呼吸机的撤离及撤离后的处理

一、呼吸机撤离的指征

（1）当原发疾病改善、病情好转、感染基本控制，X 射线胸片提示肺部原发病变吸收或好转，应考虑撤机。缩短机械通气的时间可以减少并发症。

（2）自主呼吸稳定，咳嗽及排痰有利，能耐受吸痰，血压及心率均稳定。

（3）PIP ≤ 1.5 ~ 1.6kPa（15 ~ 16cmH_2O）,PEEP<0.3 ~ 0.4kPa（3 ~ 4cmH_2O），频率≤ 10 次 /min，FiO_2 ≤ 0.4，动脉血气结果正常，酸碱失衡及水、电解质紊乱已纠正；可转为 CPAP，维持原 PEEP 值，维持治疗 1 ~ 4h，血气结果正常，即可撤离呼吸机。

（4）低出生体重儿自主呼吸由于气管导管细，阻力较大，故也可不经过 CPAP 而直接撤离呼吸机。

（5）若有条件进行肺功能测定，则应参考肺功能结果决定。

二、呼吸机撤离的具体步骤

（1）根据血气结果逐步降低呼吸机参数，当 PIP 降至 1.5 ~ 1.6kPa（15 ~ 16cmH_2O），PEEP 降至 0.2 ~ 0.3kPa（2 ~ 3cmH_2O），FiO_2 降至 0.5 时，动脉血气结果在正常范围，再逐步降低呼吸频率。

（2）呼吸频率降至 20 次 /min 以下，此时 TI 应在 0.5 ~ 0.65s，在呼吸机的呼气时间内患儿可自主呼吸。IMV 维持一定时间后，若呼吸频率 < 5 次 /min，患儿自主呼气有力，血气仍在正常范围，可考虑拔管。

（3）拔管前 24h 内，静脉注射地塞米松 0.5mg/kg，防止喉头水肿（目前已不主张）。

（4）拔管时先吸净口、鼻咽分泌物，再按吸痰操作常规吸净气管内分泌物，在负压吸引下拔掉气管内导管，吸净口咽部分泌物，气管内导管内分泌物送细菌培养。

三、呼吸机撤离后的处理

拔管后改 nCPAP 或头罩吸氧，注意密切观察呼吸情况及有无青紫。拔管后可用咖啡因或茶碱以降低气道阻力和增加呼吸驱动力。定时改变患儿体位，加强胸部物理治疗，保持呼吸道通畅。拔管后要摄 X 射线胸片检查观察肺部病变恢复情况以及有无肺部并发症。另外还需要心血管功能支持及代谢营养支持。

第三章 新生儿重症监护

第一节 新生儿重症监护的特点

一、较强的人员配置

除了训练有素的医护人员对患者直接观察监护，尚配有各种先进监护装置，用系列电子设备仪器对患儿生命体征、体内生化状态、血氧、二氧化碳等进行持续或系统的监护，并集中了现代化精密治疗仪器以便采取及时相应的治疗措施，对患者全身各脏器功能进行特别的护理，尽快使患者转危为安或防止突然死亡。

医疗工作由各级训练有素的专职医护人员承担，他们技术熟练、职责分明，有独立抢救应急能力，责任心强。此外，还需有各类小儿分科专家如麻醉科、小儿外科、放射科、心血管专家及呼吸治疗师等参与工作。

二、精良的医疗设备

NICU 精密仪器集中，能最有效地利用人力、物力，以便于保养、维修、延长机器使用期限。有 NICU 的三级医院常有较强的生物医学工程（biomedical engineering，BME）人员配备，使各种仪器得到及时、有效的维修和预防性保养（preventive maintenance）。

三、具有对重危新生儿的转运能力

人口稠密地区建立的区域性 NICU，承担重危新生儿的转运、接纳重危患儿；对所属地区Ⅰ、Ⅱ级医院进行业务指导及培训教育，并负责协调所属地区围生期产、儿科及护理会诊工作，保持与高危产妇集中的产科单位密切联系，以便直接参加产房内高危儿的抢救复苏工作，并将其转入 NICU。

四、进行继续教育的能力

NICU 出院患者应与地区协作网建立密切联系，向基层普及新生儿救治技术。对出院患者进行定期随访，及时干预，以减少或减轻伤残的发生和发展。NICU 专业医师又应进行跨学科技术、理论研究，以推动新生儿急诊医学的发展；能开展围生及新生儿理论实践进展的各种形式的继续教育学习班。目前，各地有省级继续教育学习班及国家级继续教育学习班可供选择，此类学习班常将理论授课与实际操作相结合，同时介绍国内外最新进展，它们在很大程度上促进了我国新生儿学科的发展。

第二节 新生儿重症监护的设备和仪器配置

近年来，随着电子技术的发展，NICU 的监护设施种类及功能有了较大的发展，使新生儿的监护更精确可靠，治疗更为有效和合理。NICU 中常用的监护电子设备及抢救治疗设备如下。

一、生命体征监护

1. 心率呼吸监护仪　这是 NICU 最基本的监护设备。通过连接胸前或肢体导联，监护及显示心率、心电波形。根据心电波型尚可粗略观察心律失常类型。通过胸部阻抗随呼吸变化原理监测及显示呼吸次数（需用胸前导联）。该仪器一般可设置心率、呼吸频率过快或过慢报警，并具有呼吸暂停报警功能。所有重危患者都要持续进行心电及呼吸监护。心电监护能发现心动过速、过缓、心搏骤停及心律失常等，但不能将荧光屏上显示的心电波型作为分析心律失常及心肌缺血性损害的标准用；监护仪具有显示屏，可调节每次心跳发出声音的大小和心率高、低报警。通过心电监护可测知心率、查看心电波形，以它和患儿的脉搏比较可分辨出报警系患儿本身心率过缓或过速或由于伪差（artifact）（如导联松脱）所致。胸前导联传感器由 3 个皮肤生物电位电极组成。NICU 多采用左、右胸电极加右腋中线胸腹联合处导联电极。左 – 右胸前或左胸前 – 右腋中线胸腹联合处常是呼吸信号的采集点，两处不宜靠得太近，以免影响呼吸信号质量。心率呼吸监护仪用前需先将导电糊涂在干电极上，打开电源，调好声频信号至清楚听到心搏，并将心电波形调至合适大小，设置好高、低报警值（常分别设在 160 次 / 分和 90 次 / 分）。应用时电极位置必须正确，导联电极必须粘贴于皮肤使不松脱。当需要了解过去一段时间内心率变化，可按趋向键，此时荧光屏上会显示 2、4、8、24 小时等时间内心率快慢变化趋向图形，也有监护仪可储存心律失常波形，供回忆分析。

目前，功能复杂的心肺监护仪常采用多个插件，可监测体温、心率、呼吸、血压、血氧饱和度、呼出气二氧化碳、潮气量、每分通气量、气道阻力、肺顺应性等。

2. 呼吸监护仪　呼吸监护仪一般监护呼吸频率、节律、呼吸幅度、呼吸暂停等。

（1）呼吸运动监护仪：监护呼吸频率及呼吸暂停用，其原理为通过阻抗法监测呼吸运动，与心电监护电极相连，从呼吸时胸腔阻抗的周期性变化测定呼吸间隔并计算出呼吸频率，然后将电信号传送至示波器分别显示呼吸幅度、节律，并以数字显示瞬间内每分钟呼吸次数。应用时必须设好呼吸暂停报警时间，一般设于 15 ~ 20 秒。

（2）呼吸暂停监护仪：仅用作呼吸暂停发作监护。该仪器的传感器置于新生儿保暖箱的床垫下（床垫厚约 5cm），感受其呼吸脉冲信号，当呼吸暂停超过所设置的限度时，仪器发出报警。传感器必须置于能感受到患者呼吸的正确位置即患者肩胸部；体重低于 1 000g 者因呼吸运动过弱，监护仪可能测不到信号，可将传感器盖上数层布后再置于褥垫上以感受超低体重儿的微弱呼吸运动。

3. 血压监护　可采用无创或有创方法进行。传统的听诊法不适合新生儿；触诊法在血压较低时常不能获得满意结果。目前多采用电子血压计，如 DianamapTM 血压监护仪。它同时监测脉率及血压（包括收缩压、舒张压、平均动脉压）。电子血压计配有特制大小不等袖带，以适合足月儿或早产儿。新生儿袖带宽度应为肩至肘关节长的 2/3。压力袖带包绕臂或大腿时，袖带上的箭头要正对脉搏搏动处。根据病情需要可设定时测量，亦可随时按压起始键进行测量。仪器能没收缩压、舒张压、平均动脉压及心率的报警值。测量时血压计上显示的心率数应与心电监护仪上显示的心率数相符，当患者灌注不良处于休克、收缩压与舒张压差小时，只能显示平均动脉压而不显示收缩压及舒张压。当使用不当或患者灌注不良时，仪器可显示相应的提示信息，以便做出调整进行重新测定。

创伤性直接测压法：该测压方法是将测压管直接置于被测量的系统内，如桡动脉。由监护仪中的中心处理系统、示波器及压力传感器及测压管组成。通过测压管，将被测系统（如动脉）的流体静压力传递至压力传感器。常用的石英传感器利用压电原理可将压力信号转化为电信号，输入监护仪的压力监测模块进行处理，最终显示压力波形及收缩压、舒张压、平均压读数。使用时应设定收缩压、舒张压、平均压和心率的报警范围；系统连接后应进行压力零点校正再行测量。通过该方法测定的压力较为可靠，适用于四肢明显水肿、休克等不能进行无创血压测定的新生儿。通过波形的显示可较直观、实时地反映压力的变化趋势，是危重新生儿抢救的重要监测手段之一。新生儿在脐动脉插管的情况下，采用直接测压法比较方便；也可用桡动脉。直接持续测压法的主要缺点是其具有创伤性，增加了出血、感染等机会。为保证血压及中心静脉压测定读数的准确性，应注意将压力传感器置于心脏水平位，传感器与测压装置的穹隆顶盖间无空气泡，导管通路必需通畅无空气泡及血凝块。

4. 体温监测 可测定皮肤、腋下、直肠及鼓膜温度。鼓膜温度可采用红外线方法进行测定，它能较准确地反映中心体温，是寒冷损伤时体温评估及新生儿缺氧缺血性脑损伤进行亚低温头部选择性降温治疗时的无创伤性监测手段之一。

二、氧合或通气状态的评估

1. 氧浓度分析仪 可测定吸入氧浓度，读数范围为 21% ~ 100%。测量时将探头置于头罩、呼吸机管道内以了解空 – 氧混合后实际吸入的氧浓度，指导治疗。

2. 经皮氧分压（$TcPO_2$）测定仪和经皮二氧化碳分压（$TcPCO_2$）测定仪 经皮血氧监护仪传感器由银制阳极、铂制阴极（Clark 电极）以及热敏电阻和加热器组成。传感器上须盖有电解质液和透过膜，加热皮肤表面（常为 43 ~ 44℃），使传感器下毛细血管内血液动脉化，血中氧自皮肤透过后经膜在传感器发生反应产生电流，经处理后显示氧分压数。应用时传感器应放置在患儿体表，既避开大血管，又有良好毛细血管网的部位，如上胸部、腹部。不要贴于活动肢体，以免影响测定结果。该法为无创伤性，能持续监测、指导氧疗。

经皮二氧化碳分压监护仪由 pH 敏感的玻璃电极及银 / 氧化银电极组成。利用加热皮肤表面传感器（常为 43 ~ 44℃），使二氧化碳自皮肤透过后经膜在传感器发生反应，经处理后显示二氧化碳分压数，进行连续监测。

经皮氧及二氧化碳分压监护仪的特点是能直接、实时反映血氧或二氧化碳分压水平，减少动脉血气分析的采血次数，指导氧疗；在新生儿持续肺动脉高压的鉴别诊断时，采用不同部位（上、下肢）的经皮血氧分压差，可评估动脉导管水平的右向左分流。其缺点是检测探头每 3 ~ 4 小时需更换位置一次，以免皮肤烫伤；使用前及每次更换探头时，必须进行氧及二氧化碳分压校正。目前已有将经皮氧分压（$TcPO_2$）和经皮二氧化碳分压（$TcPCO_2$）测定制成同一探头，同时相应校正的自动化程度也有提高，便于使用。

3. 脉率及血氧饱和度仪 该仪器的出现极大地方便了新生儿（尤其是极低体重儿）的监护，使临床取血检查的次数大为减少，同时减少了医源性失血、感染等发生机会。它能同时测定脉率及血氧饱和度，为无创伤性的、能精确反映体内氧合状态的监护仪。传感器由 2 个发光二极管发出特定波长的光谱，光波通过搏动的毛细血管床后到达感光二极管。由于氧合血红蛋白与还原血红蛋白对每一种波长的光波吸收量不同，根据光波吸收情况经机器内微机处理后算出（SaO_2）。常用传感器有指套式、夹子式及扁平式等种类，可置于新生儿拇指、大脚趾等位置。机器显示脉冲光柱或搏动波形，显示血氧饱和度（SaO_2）值，同时显示脉率数。使用时必须将传感器上光源极与感光极相对，切勿压绕过紧，开机后设好上下限报警值后仪器即显示脉率与 SaO_2 值。应用该仪器者应正确掌握氧分压、氧饱和度与氧离曲线的关系；各种影响氧离曲线的因素，如胎儿或成人型血红蛋白、血 pH、二氧化碳分压等都会影响特定氧分压下的血氧饱和度。在较高血氧分压时，氧离曲线变为平坦，此时的氧分压变化而导致的 SaO_2 变化较小，故该器仪不适合于高氧分压时的监护；当组织灌注不良时，测得 SaO_2 值常偏低或仪器不能捕捉到信号；当婴儿肢体过度活动时显示的 SaO_2 及心率常因干扰而不正确，故观察 SaO_2 读数应在安静状态下，当心率显示与心电监护仪所显示心率基本一致时取值。新生儿氧疗时，尤其早产儿应将 SaO_2 维持在 85% ~ 95%，此时的氧分压值在 50 ~ 70mmHg，可减少早产儿视网膜病（ROP）的发生机会。

三、中心静脉压监测

中心静脉压（CVP）与右心室前负荷、静脉血容量及右心室功能等有关。将导管自脐静脉插入至下腔静脉后，血管导管与传感器相连，再按有创动脉测压步骤操作，即能显示中心静脉压。中心静脉压检测用于休克患者，以便根据 CVP 进行补液指导。

四、创伤性颅内压监测

目的是了解在颅内出血、脑水肿、脑积水、机械通气时颅内压的急性变化及其对治疗的反应，以便临床对其急剧变化做出处理。新生儿及小婴儿在前囟门未闭时可将传感器置于前囟作无创伤性颅内压力监测。测定时，婴儿取平卧位，头应保持与床呈水平位，略加固定，剃去前囟部位头发，将传感器贴于前囟即能测得颅压读数。

五、监护仪的中央工作站

将多个床边监护仪连接于中央监护台，在护士站集中反映各监护床单位的信息，包括心率、呼吸、血压、氧饱和度、体温等，这在成人的ICU已有普遍的应用，近年来在部分NICU也采用了该技术。但应强调，在新生儿监护室，床边监护、直接观察甚为重要，而中心监护系统的作用不十分有意义。

六、体液及生化监护

如血细胞比容、血糖、血清电解质、血胆红素、渗透压及血气分析等可在NICU中完成。

七、其他监护室常用设备

1. 床边X线片机　为呼吸治疗时不可缺少的设备，对了解心、肺及腹部病情，确定气管插管和其他置管的位置，了解相关并发症，评估疗效等都有很好的作用。床边X线片机的功率以200mA为好，功率太低可因患儿移动而影响摄片质量。

2. 透光灯　常由光源及光导纤维组成，属于冷光源。主要用于诊断的照明，如在气胸时通过胸部透照可发现光的散射，做出床边的无创性诊断；也可用于桡动脉穿刺的照射，以寻找桡动脉，引导穿刺。

3. 电子磅秤　用于体重的精确测定，也用于尿布的称重以估计尿量。

4. 食道pH监护仪　用于胃一食管反流、呕吐及呼吸暂停的鉴别诊断。

5. 床边超声诊断仪　NICU新生儿常因病情危重或人工呼吸机应用，须床边进行超声检查，以明确先天性畸形、颅内出血、胸腹脏器变化等形态学改变；通过多普勒方法还可了解血流动力学改变、脏器：血流及肺动脉压力等以指导治疗。由于新生儿的体表较薄，采用超声仪的探头频率宜高，如5 ~ 7MHz，以提高影像的分辨率。

6. 肺力学监护　常用于呼吸机治疗时的监测。以双相流速压力传感器连接于呼吸机管道近患者端进行持续监测气体流速、气道压力，通过电子计算机显示出肺顺应性、潮气量、气道阻力、每分通气量、无效腔气量，并能描绘出压力容量曲线。通过肺力学监测能更准确指导呼吸机参数的调节，减少肺部并发症的发生。

7. 呼气末二氧化碳监测仪　常结合人工呼吸应用，以监测患儿的通气状态。

八、新生儿重症监护的常用治疗设备

NICU配备：具有伺服系统的辐射加温床、保暖箱；静脉输液泵；蓝光治疗设备；氧源、空气源、空气、氧气混合器；塑料头罩；胸腔内闭锁引流器及负压吸引装置；转运床；变温毯；喉镜片（0号）、抢救复苏设备、复苏皮囊（戴面罩）、除颤器等。CPAP装置及人工呼吸机将在相关的章节中介绍。

常用消耗品有：鼻导管，可供不同吸入氧浓度的塑料面罩，气管内插管（新生儿用插管内径为2.5mm、3mm、3.5mm及4mm）；各种插管，周围动、静脉内插入管；脐动、静脉插管（分3.5Fr、5Fr、8Fr）；喂养管（分5Fr、8Fr）；吸痰管等。

第三节　新生儿辅助机械通气

辅助机械通气是治疗呼吸衰竭的重要手段。新生儿呼吸系统代偿能力低下，当患呼吸系统疾病时极易发生呼吸衰竭，故在 NICU 中使用机械通气的频率较高。因此，新生儿急救医生应熟练、全面、准确地掌握机械通气相关的肺力学知识、气体交换方式、主要参数的作用、常用的通气模式及其临床应用。

目前，有很多新类型呼吸机供新生儿选用，但持续气流、压力限定－时间转换型呼吸机（continuous –flow，pressure – limited and time – cycled ventilator）仍是新生儿基本而常用的呼吸机类型。持续气流是指呼吸机在吸气相和呼气相均持续向其管道内送气，在吸气相，呼气阀关闭气体送入肺内，过多气体通过泄压阀排入大气；在呼气相，呼气阀开放，气体排入大气。压力限定是预调的呼吸机管道和气道内在吸气相时的最高压力，当压力超过所调定的压力时，气体即通过泄压阀排出，使呼吸机管道和气道内的最高压力等于调定压力。时间转换即根据需要直接调定吸气时间和频率，呼气时间和吸、呼比呼吸机自动计算并直接显示。该类型呼吸机可供调节的参数为吸气峰压、呼气末正压、呼吸频率、吸气时间、吸入气氧分数和气体流速。

一、机械通气相关肺力学

不论自主呼吸还是辅助机械通气，均需口和肺泡间存在一定的压力差，方能克服肺及胸壁弹性（顺应性）和气道阻力，从而完成吸气和呼气。

（一）肺顺应性

肺顺应性（compliance of lungs，CL）是指肺的弹性阻力，常以施加单位压力时肺容积改变的大小来表示，其公式为：

$$顺应性（L/cm/H_2O）= 容量（L）/ 压力（cmH_2O）$$

从公式可见，当施给一定压力时，顺应性值越大，容积变化越大。呼吸系统的总顺应性是由胸壁顺应性与肺顺应性构成，但由于新生儿胸壁弹性好，其顺应性常忽略不计，故通常肺顺应性即可代表呼吸系统的总顺应性。正常新生儿肺顺应性为 0.003 ~ 0.006L/cmH_2O；呼吸窘迫综合征（respiratory distress syndrome，RDS）时肺顺应性降低，仅为 0.000 5 ~ 0.001L/cmH_2O，其含义为：在相同的压力下，送入其肺内的潮气量将明显减少，若获得正常的潮气量，则需要更高的压力。

（二）气道阻力

气道阻力（resistance，R）是指气道对气流的阻力。常以单位流速流动的气体所需要的压力来表示，其公式为：

$$气道阻力 [cmH_2O/（L·sec）]= 压力·（cmH_2O）/ 流速（L/sec）$$

正常新生儿总气道阻力为 20 ~ 40cmH_2O/（L · sec）；气管插管时为 50 ~ 150cmH_2O/（L · sec）；胎粪吸入综合征（meconium aspiration syndrome，MAS）为 100 ~ 140cmH_2O/（L · sec）或更高。

（三）时间常数

时间常数（time constant，TC）是指在一定压力下，送入肺内或呼出一定量气体所需要的时间单位，取决于呼吸系统的顺应性及气道阻力，其计算公式为：

$$TC（sec）=CL（L/cmH_2O）\times R [cmH_2O/（L·sec）]$$

由公式可见：顺应性愈差，气道阻力（包括气管插管和呼吸机管道）愈小，送入肺内气体或呼出气体愈迅速，所需时间愈短，反之亦然。正常足月儿：TC=0.005L/cmH_2O × 30cmH_2O/（L · sec）=0.15sec；RDS 患儿：TC = 0.002L/cmH_2O × 30cmH_2O/（L · sec）= 0.03sec；MAS 患儿：TC = 0.003L/cmH_2O × 120cm H_2O/（L · sec）= 0.36sec：送入肺内或呼出一定量气体后剩余的潮气量与时间常数有关，其计算公式为：

$$V/V_0=e–TC$$

式中，V：送入肺内或呼出一定量气体后剩余的潮气量；V_0：潮气量；e=2.7134。

以呼气时间（time of expiration，TE）为例，当 TE 为一个时间常数（TC=1）时，根据公式 V/V_0 = 0.37，

$V=V_0\times0.37$ 即肺内剩余的气量为潮气量的 37%，也就是说，当 TE 为一个时间常数（TC=1）时，可呼出潮气量的 63%；当 TE 分别为 2、3、4、5 个时间常数时，呼出气量分别为潮气量的 86%、95%、98%、99%。理论上，吸气时间、呼气时间若为 5 个时间常数，近乎全部的潮气量能进入肺内或排出体外，但临床实践中吸、呼气时间达 3 ~ 5 个时间常数即可。当吸气时间（time of inspiration，TI）短于 3 ~ 5 个时间常数时，调定压力下的潮气量不能全部送入肺内，使实际的吸气峰压（PIP）低于调定的 PIP，称为非调定的 PIP 下降，此时平均气道压力（mean airway pressure，MAP）也随之下降，故也称为非调定的 MAP 下降，其结果导致 PaO_2 降低及 $PaCO_2$ 升高；当 TE 短于 3 ~ 5 个时间常数时，即可产生非调定的呼气末正压。

（四）非调定的呼气末正压

当应用高呼吸频率（respirator rate，RR）通气时，TE 短于 3 个 TC，由于呼气时间不够，肺泡内气体不能完全排出，造成气体潴留，使肺泡内呼气末压力高于调定的呼气末正压（positive end-expiration pressure，PEEP），其高出的 PEEP 值称为非调定的呼气末正压（inadvertent positive end-expiration pressure，iPEEP）。此时功能残气量（functional residual capacity，FRC）增加，肺顺应性和潮气量降低，每分通气量及心搏量减少，PaO_2 降低及 $PaCO_2$ 升高。如果调定的 PEEP 较低，iPEEP 则可使萎陷的肺泡在呼气末恢复正常 FRC，改善氧合，这可能是对 RDS 患儿有时增加频率后氧合陡度增加的原因。当然，当产生 iPEEP 时，呼吸系统也将代偿和限制气体进一步潴留，高 FRC 使肺顺应性降低，气体潴留则使小气道开放，气道阻力下降，从而缩短相应肺泡的时间常数，在原有 TE 内，呼出比原来更多的气体，同时高 FRC 使潮气量减少，故呼出潮气量所需的时间也短，从而缓解气体潴留，达到新的平衡。这也可能是调定的 PEEP 愈高气体潴留愈少和当存在不特别严重气体潴留时肺泡并未破裂的道理所在。气管插管较细及气道分泌物增多使气道阻力增加，也是引起气体潴留的重要原因。值得注意的是呼吸机经近气道测量的 PEEP 值不能准确反映肺泡内呼气末压力。

如何发现 iPEEP，首先根据疾病的种类或肺功能监测，推断和观察 CL、R 和 TC，结合所调定的 TE 预测其可能性，肺顺应性高或气道阻力大的患儿易引起 iPEEP，可应用长 TE。气体潴留的表现为：桶状胸，胸动幅度小，呼吸音减弱；$PaCO_2$ 升高；循环障碍，如血压下降、代谢性酸中毒、中心静脉压升高等；胸片示呼气末膈肌低位；肺功能及呼气末闭合气管插管测量其食道或气道压力等方法对发现 iPEEP 也有一定帮助。有的呼吸机可通过呼气保持按钮获得 iPEEP。

（五）TC 相关的治疗策略

TC 是针对不同疾病制定机械通气策略的重要理论依据。如上所述，RDS 患儿肺顺应性小而气道阻力尚属正常，1 个 TC 仅为 0.03 秒，3 个 TC 为 0.09 秒，即使 5 个 TC 也只有 0.15 秒，因此，对 RDS 极期患儿进行机械通气时，可采用较高频率通气，而不至于产生 iPEEP；由于 RDS 以缺氧为主，增加 TI 可提高 MAP 即提高 PaO_2，而 RDS 所需 TE 很短，故理论上可应用倒置的吸、呼比即 2 ：1 ~ 4 ：1，长 T_1 虽可提高 PaO_2，但容易造成肺气压伤，故临床已极少应用。MAS 患儿气道阻力明显增加，肺顺应性仅略减小，1 个 TC 仅为 0.36 秒，3 个 TC 则为 1.08 秒，因此，对 MAS 应用机械通气，宜选择慢频率和长 TE，如果提高频率，则应降低 PEEP，以免造成 iPEEP；还可根据 MAS 病理改变（肺不张、肺气肿和正常肺泡同时存在）进行通气，气肿的肺泡 TC 长为慢肺泡，而正常的肺泡 TC 相对短为快肺泡，如果以正常肺泡为通气目标，可根据正常肺泡的 TC（3 ~ 5 个 TC 为 0.45 ~ 0.75 秒）确定 TI 和 TE，采用中等频率，这样既可保证快肺泡有效通气，又可使进出慢肺泡的气体量减少，避免气肿的肺泡破裂，造成气胸；若以气肿肺泡为通气目标，可根据气肿肺泡的 TC 确定 TI 和 TE. 采用慢频率、长 TI 和长 TE，这样虽保证气肿肺泡的有效通气，却使正常肺泡过度通气，容易发生气胸。

二、机械通气的气体交换

机械通气的基本目的是促进有效的通气和气体交换，包括 CO_2 的及时排出和 O_2 的充分摄入，使血气结果在正常范围。

（一）CO_2 的排出

CO_2 极易从血液弥散到肺泡内，因此血中 CO_2 的排出主要取决于进出肺内的气体总量，即每分肺泡通气量，其计算公式为：

$$每分肺泡通气量 =（潮气量 - 无效腔量）\times RR$$

无效腔量是指每次吸入潮气量中分布于气管内，不能进行气体交换的部分气体，因其相对恒定，故增加潮气量或 RR，可增加每分肺泡通气量，促进 CO_2 的排出，降低 $PaCO_2$，潮气量对 CO_2 的影响大于 RR。定容型呼吸机的潮气量可通过旋钮直接设置；定压型呼吸机的潮气量主要取决于肺的顺应性和吸、呼气时肺泡内的压力差。一般情况下，肺顺应性在一段时间内相对恒定，故其潮气量主要取决于吸气峰压（peak inspiration pressure，PIP）与 PEEP 的差值，差值大则潮气量大，反之则小。通气频率也是影响每分肺泡通气量的重要因素之一，在一定范围内，频率的增加可使每分肺泡通气量增加，可使 $PaCO_2$ 下降。此外，患儿在机械通气过程中自主呼吸频率的变化也是影响通气的因素。当 $PaCO_2$ 增高时，可通过增大 PIP 与 PEEP 的差值（即提高 PIP 或降低 PEEP）或调快呼吸机频率来使 $PaCO_2$ 降低，反之亦然。至于上述参数调定哪一个，需结合具体病情和 PaO_2 值而定。

（二）O_2 的摄取

动脉氧合主要取决于 MAP 和吸入气氧分数（fraction of inspired oxygen，FiO_2）。MAP 是一个呼吸周期中施于气道和肺的平均压力，MAP 值等于在这个呼吸周期中压力曲线下的面积除以该周期所用的时间，其公式为：

$$MAP = K \times (PIP \times TI + PEEP \times TE) / (TI + TE)$$

式中，K：常数（正弦波为 0.5，方形波为 1.0）；TI：吸气时间；TE：呼气时间。

MAP 应用范围一般为 5 ~ 15cmH$_2$O（0.49 ~ 1.47kPa）。从公式可见，提高 PIP、PEEP 及吸 / 呼（inspiration/expiration ratio，I/E）中任意一项均可使 MAP 值增大、PaO_2 提高。在考虑增大 MAP 时，应注意下列几个问题：① PIP 的作用大于 PEEP 及 I/E。②当 PEEP 达到 8cmH$_2$O 时，再提高 PEEP，PaO_2 升高则不明显。③过高的 MAP 可导致肺泡过度膨胀，静脉回流受阻，心排血量减少，氧合降低，并可引起肺气压伤。除增加 MAP 外，提高 FiO_2 也是直接而有效增加 PaO_2 的方法。

总之，影响 $PaCO_2$ 的主要参数是 RR 和 PIP 与 PEEP 的差值；影响 PaO_2 的主要参数是 MAP（PIP、PEEP 和 I/E）及 FiO_2。临床上应根据 PaO_2 和 $PaCO_2$ 的结果，在上述原则指导下综合考虑各参数的具体作用进行个体化调定。

三、呼吸机主要参数及其作用

（一）PIP

PIP 是指吸气相呼吸机管道和气道内的最高压力。提高 PIP 可使肺脏充分扩张，增加潮气量和肺泡通气量，降低 $PaCO_2$；同时改善通气血流比（V/Q），改善氧合，提高 PaO_2。PIP 高低与肺顺应性大小相关，肺部病变越重，顺应性越差，所需的 PIP 越高。但 PIP 过高，可使原已扩张的肺泡过度膨胀，肺泡周围毛细血管血流减少，V/Q 增大，同时血流向压力低的肺泡周围血管转移，引起肺内分流，并影响静脉回流和降低心排血量，反而会使 PaO_2 降低；当 PIP 超过 30cmH$_2$O，也增加患肺气压伤和早产儿慢性肺疾病的危险性。因此，原则上以维持 $PaCO_2$ 在正常高限的吸气峰压即可。初调 PIP 时，应以可见胸廓起伏、呼吸音清晰和 $PaCO_2$ 正常为宜。也可根据肺功能监测仪上的压力 - 容量环（P-V 环）调节 PIP，当 PIP 超过某一数值后，P-V 环的斜率由大变小、顺应性由好变差（P-V 环变为扁平）。上段 P-V 环斜率由大变小的结合点称为 P-V 环的上折点。此时肺容量约为肺总量的 90%，超过上折点继续增加压力，肺泡将处于过度牵张状态，肺容量增加很少，顺应性差。因此，适宜 PIP 的确定应以低于 P-V 环上折点对应的压力值 1 ~ 2cmH$_2$O 为宜，应避免 PIP 超过上折点对应的压力值。

（二）PEEP

PEEP 是指呼气相呼吸机的呼气阀不完全开放，使部分气体存留于管道和气道内所产生的压力。适宜 PEEP 的存在，使缺乏肺表面活性物质的肺泡和终末气道在呼气相不至于萎陷，维持正常 FRC，进而改善通气、血流比和肺顺应性，从而使 PaO_2 升高。因为 PEEP 的变化可改变吸气相的起始压力，故在 PIP 固定不变的情况下，提高 PEEP 则潮气量和肺泡通气量减少，使 $PaCO_2$ 增加。有的呼吸机当调高 PEEP 后，PIP 会相应升高，使其差值保持不变，从而避免 $PaCO_2$ 升高。PEEP > $8cmH_2O$ 可降低肺顺应性和潮气量，增加无效腔，阻碍静脉回流，使 PaO_2 降低，$PaCO_2$ 升高。调定 PEEP 宜个体化，因肺泡表面活性物质的含量不同，故所需的 PEEP 值也不同。适宜 PEEP 应参考血气结果、呼气末膈肌位置及肺透过度进行综合判断。也可根据 P–V 环来具体设置，呼气末肺泡萎陷时，下段 P–V 环斜率小、顺应性差（P–V 环呈扁平），当 PEEP 达到某一压力点后，随着压力增大而顺应性好、肺容量迅速增加（P–V 环斜率明显增大），下段 P–V 环斜率变化的结合点称为 P–V 环的下折点（拐点），此时原先萎陷的肺泡复张，FRC 增加。因此，适宜 PEEP 的确定应以高于 P–V 环下折点对应的压力值 1 ~ $2cmH_2O$ 为宜，避免 PEEP 低于下折点对应的压力值。有的呼吸机肺功能监护仪上可显示 P–V 环的上、下折点。

（三）RR

RR 是指呼吸机送气或呼气的频率。频率的变化主要改变每分肺泡通气量，因而影响 $PaCO_2$。当潮气量或 PIP 与 PEEP 差值不变时，增加 RR 能增加每分通气量，从而降低 $PaCO_2$。一般情况下，频率在一定范围内变化并不改变动脉氧分压。RR <40 次 / 分多在反比通气（TI>TE）和撤机时使用；当 RR 在 40 ~ 60 次 / 分时，较易与新生儿自主呼吸同步；RR> 60 次 / 分时，可在低于原来 PIP 的情况下，保持原来的每分通气量甚或使其增加，维持气体交换，从而减少由于 PIP 过高而造成的气压伤；高 RR 通气，可使 $PaCO_2$ 降低，进而扩张肺血管，是治疗新生儿持续肺动脉高压（persistent pulmonary hypertension of newborn，PPHN）传统而有效的方法。当 RR >100 次 / 分，由于 TI 过短，可产生非调定的 PIP 下降；TE 过短，则造成 iPEEP。因此，在调节 RR 时需要考虑其他参数，特别是 TI 和 TE。撤离呼吸机前，RR 常调到 10 次或 5 次，此时只需将吸气时间固定在 0.5 ~ 0.75 秒即可，呼气时间可以很长，因呼吸机管道内持续有气流，患儿可在较长的呼气时间中进行自主呼吸，保证气体交换。

（四）TI

TI 是指呼吸机呼气阀关闭，使气体进入肺内的时间。该值可被调定。TE 和 I/E 随 TI 和 RR 的变化而改变，其中 TI、TE 及 RR 的相互关系可用公式表示：RR=60/（TI+TE）

TI 主要用于改变 MAP，因此是改善氧合的重要参数，但其作用小于 PIP 或 PEEP。若 TI 过长，使肺泡持续扩张，增加肺血管阻力，影响静脉回流和心排血量，可引起肺气压伤及慢性肺疾病；如果，TI 过短，可产生非调定的 PIP 和 MAP 下降，不利于低氧血症的纠正。以往 TI 多用 0.6 ~ 1.0 秒，现主张用 0.3 ~ 0.6 秒。但适宜 TI 的设定应考虑到肺顺应性的高低和气道阻力的大小，即肺部疾病的性质及严重程度。也可通过呼吸机上的肺功能监测仪的流速 – 时间曲线来判断，如吸气末流速曲线降至零则表示肺泡完全充盈，提示吸气时间足够；反之，则表示肺泡不能完全充盈、吸气时间不足。但气管插管周围漏气明显时该方法不可靠。

TE 是指呼吸机呼气阀开放，胸廓弹性回缩将气体排出体外的时间，是影响 CO_2 排出的参数之一。适宜 TE 的设定也应考虑到肺部疾病的性质及严重程度。通常 I/E <1，其变化在 RR 一定的情况下，主要受 TI 的影响，因此 I/E 对 PaO_2 影响较大，在正常 TI 和 TE 范围内，I/E 变化不改变潮气量，因此对 CO_2 的排出无明显影响。

（五）流速

流速（flow rate，FR）是指呼吸机将混合气体送人管道和气道的速度，是决定气道压力波形的重要因素。为排除管道和气道内 CO_2，流速至少应为新生儿每分通气量的 2 倍。低流速通气（0.5 ~ 3.0L/min）时，气道压力升高缓慢，达 PIP 的时间较长，压力波型为正弦波近似三角形，此波型与自主呼吸的压力波型类似，更趋于生理性，可减少气压伤的发生。但低流速时，MAP 低，不易纠正低氧血症；同时，因气道开放压力不足易形成无效腔通气，也可使 $PaCO_2$ 升高；高流速通气（4 ~ 10L/min 或更高），气道压力升高迅速，达 PIP 的时间极短，压力波型为方形波，相同 PIP 情况下，方型波 MAP 值约为正弦波的 2 倍，可明显改善氧合。高 RR 通气时，因吸气时间短，要达到设定的 PIP，常需要高流速通气。当肺内气体分布不均匀时，过高流速通气容易引起肺气压伤，同时也造成大量气体浪费：新生儿呼吸机常用流速为 8 ~ 10L/min。也可通过呼吸机上的肺功能监测仪的压力－时间曲线来判断流速，当患儿自主吸气时，压力－时间曲线上升支出现明显切迹则表示流速过低。

（六）FiO_2

是指呼吸机送入管道和气道中气体的氧分数，其意义同氧浓度。增加 FiO_2 是最直接和方便的改善氧合的方法，提高 FiO_2 可使肺泡 PO_2 增加，从而提高 PaO_2。但 FiO_2 持续高于 0.6 ~ 0.7 时，可能会引起早产儿慢性肺疾病和视网膜病，因此应密切监测 FiO_2。

四、新生儿常用基本通气模式

（一）持续气道正压

持续气道正压（continuous positive airway pressure，CPAP）也称自主呼吸（spontaneous breathing，Spont），是指有自主呼吸的婴儿在整个呼吸周期中（吸气和呼气）接受呼吸机供给的高于大气压的气体压力，其作用为吸气时气体易于进入肺内，减少呼吸功；呼气时可防止病变肺泡萎陷，增加 FRC，改善肺泡通气、血流比，从而升高 PaO_2。主要用于低氧血症、轻型 RDS 和频发的呼吸暂停。多主张应用鼻塞 CPAP，但因易吞入空气导致腹胀，使用时应放置胃管以排气；经气管插管做 CPAP，可增加气道阻力和呼吸功，只是在应用或撤离呼吸机前的短时间内应用。压力一般为 3 ~ 8cmH_2O，压力 >8cmH_2O（尤其当肺顺应性改善时）可影响静脉回流及降低心排血量，还会造成潮气量减低和 $PaCO_2$ 升高。气体流量最低为患儿 3 倍的每分通气量或 5L/min。CPAP 不宜使用纯氧作气源。

（二）间歇指令通气

间歇指令通气（intermittent mandatory ventilation，IMV）也称为间歇正压通气（intermittent positive pressure ventilation,IPPV）。IMV 是指呼吸机以预设的频率、压力和吸、呼气时间对患儿施以正压通气，患儿如有自主呼吸，则按自己的频率和形式进行呼吸，其总的通气量 = 患儿自主呼吸的通气量 + 呼吸机正压通气量；患儿接受正压通气的频率 = 呼吸机的预设频率。当应用较高频率 IMV 时，呼吸机可提供完全的通气支持。因此，当患儿无自主呼吸时，可应用较高频率的 IMV；随着自主呼吸的出现和增强，应相应减低 IMV 的频率，撤机前则可使 IMV 的频率降到 5 ~ 10 次 / 分，减少呼吸机的正压通气，以增强患儿自主呼吸的能力，达到依靠自主呼吸能保证气体交换的目的。此方式由于呼吸机送气经常与患儿的呼气相冲突即人机不同步，故可导致小气道损伤、慢性肺疾病、脑室内出血和脑室周围白质软化等的发生。

（三）同步间歇指令通气

同步间歇指令通气（synchronized intermittent mandatory ventilation，SIMV）是指呼吸机通过识别患儿吸气初期气道压力或气体流速或腹部阻抗的变化，触发呼吸机以预设的频率进行机械通气，即与患儿吸气同步；当患儿呼吸暂停或无自主呼吸时，呼吸机则以设定的频率控制通气。患儿的吸气只有在呼吸机按预设频率送气前的较短时间内才能触发呼吸机的机械通气，因此，患儿接受正压通气的频率 = 呼吸机的预设频率。SIMV 从根本上解决了人机不同步现象，从而避免了 IMV 的不良反应。

（四）助－控制通气

助－控制通气（assist/control ventilation，A/C）也称为同步间歇正压通气（synchronized intermittentpositive pressure ventilation, SIPPV）。所谓辅助通气是指患儿的自主吸气触发机械通气，机械通气的频率是由自主呼吸的频率所决定；所谓控制通气是指呼吸机按预设的频率进行机械通气。A/C 是将辅助通气与控制通气相结合的通气模式，当自主呼吸较强时，依靠自主吸气触发机械通气，提供与自主呼吸频率相同并且同步的机械通气；当呼吸微弱或无自主呼吸时，呼吸机则按预设的通气频率进行机械通气，以保证患儿需要的通气量。因此，应用 A/C 模式时，患儿接受机械通气的频率≥预设的频率。当患儿自主呼吸较强和较快时，由于患儿接受机械通气的频率大于预设频率，可产生过度通气，故应及时调低压力或降低触发敏感度（增大其负值），一般触发敏感度设置既要避免过度敏感，导致过多触发，也要避免触发敏感度过低，造成费力触发。

此外，有关压力支持通气（pressure support ventilation，PSV）、容量控制通气（volume control ventilation，VCV）、压力调节容量控制通气（pressure regulated volume-control ventilation，PRVC）、适应性

支持通气（adaptive support ventilation，ASV）、压力释放通气（pressure release ventilation，FRV）、双相气道正压通气（biphasic positive airway pressure，BI-PAP）、指令分钟通气（mandatory minute ventilation，MMV）、容量支持通气（volume support ventilation，VSV）及成比率通气（proportional assisted ventlation，PAV）等通气模式，在新生儿不常用或不宜使用，故在此不一一赘述。

五、机械通气的临床应用

（一）机械通气指征

目前，国内外尚无统一标准，其参考标准为：①在 FiO_2 为 0.6 的情况下，$PaO_2 < 50mmHg$ 或经皮血氧饱和度（transcutaneous oxygen saturation，$TcSO_2$）< 85%（有发绀型先心病除外）。② $PaCO_2 > 60 \sim 70mmHg$ 伴 pH < 7.25。③严重或药物治疗无效的呼吸暂停。以上三项中有任意一项即可应用呼吸机治疗。

（二）呼吸机初始参数

初调参数应因人、因病而异，以达到患儿口唇、皮肤无发绀，双侧胸廓适度起伏，双肺呼吸音清晰为宜。动脉血气结果是判断呼吸机参数调定是否适宜的金标准。

（三）适宜动脉血气的维持

初调参数或参数变化后 15 ~ 30 分钟，应检测动脉血气，作为是否需要继续调节呼吸机参数的依据。血气结果如偏于表中的范围，应立即调整参数。如在表中范围内、病情稳定，可每 4 ~ 6 小时监测血气。临床上常用动脉化毛细血管血中 PCO_2 代表 $PaCO_2$，$TcSO_2$ 代表动脉血氧饱和度，但每天至少做一次动脉血气。末梢循环不良者应进行动脉血气检测。

（四）参数调节幅度

一般情况下，每次调节 1 或 2 个参数。在血气结果偏差较大时，也可多参数一起调整。但在 PPHN 早期，参数调节幅度应适当减小，否则会导致 $TcSO_2$ 的再次下降。根据血气的变化调整呼吸机参数，各人经验及习惯不同，只要根据机械通气气体交换和各参数的作用综合考虑、适当调节均可取得良好的效果。原则是：在保证有效通、换气功能的情况下，尽量使用较低的压力和 FiO_2，以减少气胸和氧中毒的发生。

（五）撤离呼吸机指征

当疾病处于恢复期，感染基本控制，一般情况良好，动脉血气结果正常时应逐渐降低呼吸机参数，锻炼和增强自主呼吸；当 PIP ≤ 18、PEEP=2cmH_2O、频率≤ 10 次 / 分、FiO_2 ≤ 0.4 时，动脉血气结果正常，可转为 CPAP，维持原 PEEP 值，维持 1 ~ 4 小时，复查血气结果正常，即可撤离呼吸机。由于低体重儿自主呼吸弱，气管导管细阻力较大，故可不经过 CPAP 而直接撤离呼吸机。

第四节　极低体重儿的随访

随着国内 NICU 工作的普遍开展，极低体重儿的存活率有了显著的提高，有单位报道已达 90% 以上。由于极低体重儿各种器官的功能不成熟，在新生儿期常需要接受各种生命支持，因疾病本身或由于生命支持而致各脏器损害及后遗症的发生正随着其生存率的提高而越来越引起新生儿科医生的重视。对于新生儿监护中心出院的极低体重儿，正确的随访需要对不同疾病患儿的预后等概念有广泛的了解，其中包括生长发育的规律、如何按年龄对随访对象评估、处理以及一系列相关技术。随访中应考虑的情况包括：①特殊情况或类型的发生率。②健康问题对正常生活的影响。③神经、智能等问题。随访工作实际上是对极低体重儿的继续监护，通过随访可及时了解患儿存在的问题，进行必要的干预。在随访中也应关心影响患儿预后的家庭及社会问题，最终使患儿的生存质量改善。

一、随访计划的制订与实施

随访是对 NICU 出院患者健康状况的继续评估和支持，及时进行治疗干预，同时也为 NICU 工作提供反馈信息，以改进医疗服务。在出院时应确立详细的随访计划，良好的随访计划能使极低体重儿平稳地从医院过渡到家庭护理。通过随访使家长得到相关疾病的知识，对患儿的预后有较全面的认识。随访是一动态过程，评估内容包括生长、发育及患儿对所处环境的反应性。常通过家长的病史提供、参照正常的生长发育规律以及体格检查来确立患儿属异常或偏离正常。一旦确认，可考虑进行治疗干预。

（一）常规工作

即每次随访均应进行的工作，包括：询问喂养情况；一般的测量（头围、体重、身长、胸围等）；体格检查（包括中枢神经系统及语言）；最后做出评估并给以指导，包括喂养、运动、语言训练等方面的干预。常规工作 6 个月前每 2 个月 1 次，6 个月后每 3 个月 1 次；第二年每 6 个月一次；以后每年一次到 7 岁止。

（二）智能测定

IQ 和 DQ 的测定：极低体重儿 IQ 小于正常 2 个标准差者占 5% ~ 20%，在超低体重儿（ELBW）可达 14% ~ 40%。在较大的儿童，学习问题可高达 50%，而其中的 20% IQ 并不低，处于平均数。慢性肺疾病（chronic lung disease，CLD）、宫内生长迟缓，IQ 正常而学习困难的问题值得研究。DDST 仅作为初筛，但不能代替更好的方法，如贝莉婴儿发育量表（Bayley scale of infant development）适用于 2 ~ 30 月龄婴幼儿；Wechsler 学前及初小智能表适用于 4 ~ 6.5 岁儿童。Gesell 发育量表，适用于 4 周 ~ 3 岁婴幼儿，结果以发育商（DQ）表示。也可采用中国科学院心理研究所和中国儿童发展中心（Children's Developmental Center of China，CDCC）共同编制的 CDCC 婴幼儿智能发育检查量表。

（三）处理早产儿后遗症

早产越小，后遗症越多，出院时患儿可伴有与 CLD、坏死性小肠结肠炎（NEC）和脑室内出血（IVH）相关的临床表现，这些表现大多在 2 年内消失，但在婴儿期需特别处理。鉴于上述情况可出现相关的并发症，患儿在 NICU 出院后如有急诊情况，均应密切监护和转运。对 NICU 出院者的治疗措施应与患儿在新生儿期的实际疾病情况相结合。

（四）随访计划的实施

随访频率应根据情况极低体重儿的具体情况而定；处理随访对象应具备：①对早产儿后遗症的临床处理技能；②具备神经、认知及相关的辅助检查的条件；③熟悉一般儿科问题在早产儿的反应；④能处理儿童复杂的医学、运动和认知问题；⑤有与社区计划结合的知识（能力）。应采用个体化的评价方法，根据情况确定随访频率与重点。

二、各个系统的随访

（一）神经系统

神经系统的随访是极低体重儿随访中最重要的部分，也是家长及医护人员最重视的问题。极低体重儿的生存质量如何与神经系统的发育关系密切。在多数情况下，极低体重儿神经系统的预后较难估计，对影响或促进神经系统恢复的因素只有少数已被确定。对于神经系统的评估，应考虑采用患者的校正年龄，即孕周龄来与相应的婴儿发育指标进行比较。如 28 周胎龄出生的极低体重儿在生后 3 个月时其校正年龄与足月刚出生儿相似。当生后 6 个月时，如其运动商（motor quotient）只有 50（即只有正常的 50%）；如将年龄校正，运动商可能会达到 100。因此，在婴儿期采用校正年龄是非常重要的。在极低体重儿随访中，当考虑用校正年龄时，各系统的发育应进行分别评估，这是因为不同的系统对环境刺激的反应性是不同的；早期的官外环境暴露对语言发育较对运动的影响大；语言是认知的一部分，早期的宫外环境暴露与相同胎龄的足月出生新生儿比，对语言发育有加速作用。神经系统问题是早产儿疾病的常见并发症。越早产越易并发脑室内出血（IVH）、脑室周白质软化（PVL）、脑白质损伤；严重窒息、严重宫内生长迟缓（IUGR）和 CLD 也易出现神经系统后遗症。严重的神经系统后遗症包括脑瘫、惊厥、脑积水、感觉障碍（视、听）、智商低下（IQ<70）等。胎龄越低，残疾率越高。国外研究发现，<1 500g 中约 10% 有各种程度的残疾或功能障碍，其中部分病情不太严重，如肌张力的短期变化（增加或降低）、年长儿的精细运动和感觉问题等。

（二）眼科的随访

极低体重儿的视觉问题很常见，多数为眼肌不协调及折射误差所致。早产儿视网膜病（ROP）占的比重很大。因此，眼科的随访对极低体重儿，尤其是在 NICU 曾经接受氧疗者是十分必要的。常在生后 3 ~ 4 周（或孕周龄 32 ~ 34 周）第一次做眼底检查，采用暗室散瞳后做双目间接检眼镜检查，每 2 周复检 1 次；当发现早产儿视网膜病（ROP）时每周复检 1 次。出院后眼科随诊到 8 个月，对发现 ROP 者继续随访检查至 3 岁或更长时间。所有的视觉缺陷应尽早发现并适当治疗。对持续的眼球震颤、注视不能、持续斜视应行视觉检查。婴儿依赖视觉刺激使视觉得以正常发育。对于失明者，则需额外的听觉、触觉及体位刺激以发挥其潜能。

（三）听力的随访

极低体重儿出院者属于听力障碍的高危人群，有报道在 NICU 有 10% 患儿经 BAEP 筛查后可见不同程度的听力异常。其发生与多种因素有关，包括早产、呋塞米或氨基糖苷类药物应用、细菌性脑膜炎、高胆红素血症达需换血的水平、窒息及颅内病变、先天性感染（如巨细胞病毒感染）、颅面先天畸形、染色体疾病（如 Down's 综合征）、肺高压患者曾接受过度通气治疗者和有低碳酸血症史等。随访时应了解患儿是否有听力障碍早期体征，包括对较强的噪音无反应、对引起愉快的声音不反应或仅仅对某一、两种声音有反应。由于语言技能的延迟，随着小儿的生长，听力障碍显得更为明显。常用诊断方法有脑干听觉诱发电位（BAEP），而耳声发射（evoked otoacoustic emissions，EOAEs）为筛查方法，假阳性率相对较高。BAEP 常在出院时检查，如异常可在 1 个月后复查；对于所有 BAEP 异常者，在 3 月龄时应复查；对于在新生儿期有惊厥、围生期病毒感染或有神经发育迟缓者，不管出院时 BAEP 是否正常，在生后 6 个月 ~ 1 岁均应复查。

（四）呼吸系统的随访

呼吸问题包括 CLD、呼吸暂停、呼吸道阻塞、儿童后期的反复呼吸道感染等。极低体重儿由于肺的发育不成熟、先天感染及较长时间的机械通气和高氧的应用，可出现慢性肺部疾病（CLD）。这些婴儿出院后呼吸道症状可持续数月，胸部凹陷及哮鸣音可持续 1 年左右。在此期间，再次住院率也很高。

CLD 大多在生后 2 岁左右缓解，而此时的肺部 X 线片仍可见阴影存在。呼吸道的高反应性在极低体重儿高达 12%，为正常人群的 2 倍，对于这些患者，有必要进行肺活量、气道阻力及顺应性的随访。极低体重儿的呼吸状态评估包括：①呼吸频率、呼吸费力程度和肺部啰音、哮鸣音及呼吸暂停等；②氧合情况，包括测定血红蛋白、血细胞比容、动脉血气等；③生长情况，包括对运动的耐受性等。发生支气管痉挛时，可用支气管扩张剂、限制液体、利尿、热量的补充、胸部物理治疗（翻身、拍背等）。对于慢性氧依赖者应教会家长如何在家庭使用氧及掌握心肺复苏技术。

（五）体格生长

生长的追赶（catch up）常在前 2 年发生，20% 在 3 岁时仍小于第 3 百分位。生长的追赶常先为头的生长，随后是体重的增加，最后为身高追赶。学龄儿童头围可赶上，但身高、体重小于第 50 百分位（但正常）；在 CLD、先天畸形和环境剥夺婴儿，尤其可出现生长迟缓。在随访时应将患儿的头围、身高和体重等指标与正常生长发育曲线对照，同时观察生后年龄及校正年龄。

（六）贫血及铁的缺乏

由于早产儿红细胞生成素分泌不足、生长相对较快等，血红蛋白降低的最低点的到达时间比足月儿早，生理性贫血较足月儿明显，常在血红蛋白降低至能刺激红细胞的产生增加的最低值前（早产儿为 70 ~ 90g/L）已出现了临床症状，而需要进行输血或用红细胞生成素（EPO）等治疗。由于早产儿的储存铁较少，将很快被耗尽，在随访时应及时给以补充铁，直至生后 12 ~ 15 个月。

（七）佝偻病

极低体重儿由于摄入钙、磷和维生素 D 减少，发生佝偻病的风险增加，长期接受肠道外营养、利尿剂应用和脂肪吸收障碍所致的维生素 D 减少者发生佝偻病的风险最大。对于所有出院的极低体重儿，推荐补充维生素 D 800 U/d，连续 3 个月改为 400U/d，以预防佝偻病的发生。

（八）预防接种

极低体重儿免疫功能差，他们与足月儿一样，应纳入计划免疫，按规定接受免疫接种。预防接种应按生后年龄（chronological age）而不用校正（corrected）年龄，极低体重儿或超低体重儿都按照正常婴儿接受接种的时间顺序进行，全量给予。

（九）其他

在随访时应关心的健康问题：极低体重儿常有再次住院的可能，其中约 1/2 属于早产儿的后遗症；患儿易发生呼吸道感染。其他如喂养困难、吃得慢、不能建立正常的睡眠形式、对刺激反应过敏、感知障碍等。上述情况常无特异性，应详细询问病史才能发现。处理常需特别的技能，包括心理、运动、家长配合等。

（十）情感、行为问题

极低体重儿神经系统损害除运动、感觉和智能外，一些高级皮层功能障碍越来越受到重视，包括语言、学习、精神运动障碍、注意力缺陷多动症（ADHD）及行为问题等。行为问题的发生率为 10% ~ 15%，也可对家庭和社会产生影响。

第四章　循环系统疾病

第一节　小儿循环系统的解剖生理特点

一、心脏的胚胎发育

胚胎发育到第 3 周开始形成原始心管，原始心管是一个纵直管道，随后在一系列基因的调控下，原始心管分化为由头至尾的动脉干、心球、心室、心房和静脉窦等结构。至第 4 周末心脏外形基本形成，但此时心脏仍为单一的管道，由静脉窦流入的血液再由动脉干流出。心房和心室的分开是由房室交界部位的背面和腹面长出的背侧内膜垫和腹侧内膜垫融合而成的分隔结构。心房的左右之分是由心房前背部长出的第一房间隔和第二房间隔所分开，第二房间隔在向心内膜垫延伸过程中形成卵圆孔。心房内分隔形成的同时，由心室底部突出室间隔基胚并向房室管方向生长，使心室分成左右两半，至胚胎发育至第 7 周时室间隔上缘的结缔组织、漏斗部及心内膜垫融合成膜部室间隔使室间孔完全闭合。第 8 周房室中隔完全形成，即成为具有 4 腔的心脏。原始心脏只有一个出口，即动脉总干，在总干内层对侧各长出一纵嵴，两者在中央轴相连，形成纵隔把总干分隔形成主动脉和肺动脉。主动脉向左后旋转并与左心室相连；肺动脉向右前旋转并与右心室相连。如果该纵隔在形成过程中遇到障碍，分隔发生偏差或者扭转不全，则可能出现主动脉骑跨或者大动脉错位等畸形，心脏胚胎发育的关键时期是在第 7 ~ 8 周，在此期间如受到某些物理、化学和生物因素的影响，易引起心血管发育畸形。

二、胎儿血液循环和出生后的改变

（一）正常胎儿的血液循环

胎儿时期的营养和气体交换是通过脐血管和胎盘与母体之间以弥散方式进行交换的。来自胎盘含氧较高的血液，经脐静脉进入胎儿体内，在肝脏下缘分为两支：50% 的血液入肝与门静脉汇合；另一部分经静脉导管入下腔静脉，与来自下半身的静脉血混合，流入右心房，此混合血（以动脉血为主）进入右心房后，大部分经卵圆孔流入左心房，再经左心室流入升主动脉，主要供应心脏、脑和上肢（上半身），小部分流入右心室。从上腔静脉回流的来自上半身的静脉血从右心房流入右心室后，由于胎儿肺脏无呼吸功能，肺血管阻力高，故只有小部分进入肺动脉，大部分进入右心室的血液经动脉导管流入降主动脉（以静脉血为主），供应腹腔器官和下肢（下半身），最后经脐动脉回至胎盘，再次进行营养和气体交换。由此可见，胎儿期供应上半身包括脑、心、肝等的血氧含量远比下半身要高（图 4–1）。

（二）出生后血液循环的改变

胎儿出生脐带结扎后脐血管即被阻断，新生儿呼吸建立，肺泡扩张，气体进出肺部在肺脏进行气体交换。由于肺小动脉管壁肌层退化致使肺循环压力降低，从右心室流入肺内的血液增多，以至从肺静脉流入左心房的血量增多，左心房压力增高，当超过右心房压力时，卵圆孔瓣膜发生功能上的关闭。到生后 5 ~ 7 个月，解剖上大多闭合。由于肺循环压力降低和体循环压力升高，右心室血流经肺动脉入肺进行气体交换，而不再经动脉导管，使流经动脉导管内的血流逐渐减少，最后停止，形成功能性关闭。足月儿 80% 在生后 24 小时内功能性关闭，80% 婴儿于生后 3 ~ 4 个月、95% 婴儿于生后 1 年内形成解剖上关闭。若动脉导管持续未闭，则认为有畸形存在。脐血管于生后 6 ~ 8 周完全闭锁形成韧带。

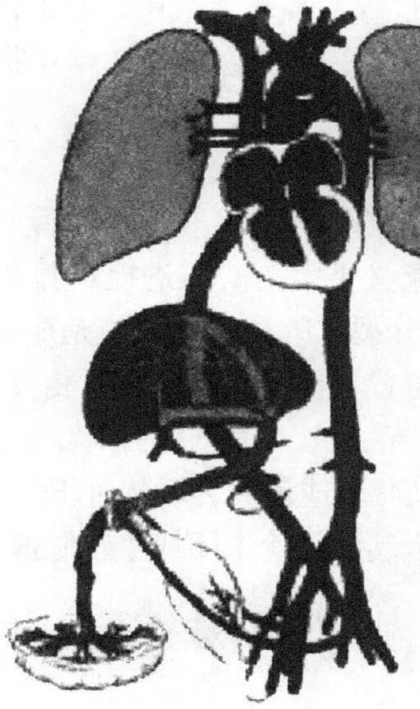

图 4-1　正常胎儿循环特点

第二节　儿童心血管病检查方法

一、病史和体格检查

在小儿心血管病的诊断中，尽管有多种影像学检查手段，病史和体格检查仍具有不容忽视的价值。仔细的病史询问和体格检查，可以对许多心血管病做出大致判断，缩小鉴别诊断的范围，使进一步的影像学检查更具针对性。

（一）病史询问

小儿时期，尤其是 3 岁以内婴幼儿的心血管疾患以先天性心脏病（先心病）最常见。心脏杂音、青紫及心功能不全是先心病患者最常见的就诊原因，其出现时间及演变对疾病的诊断、治疗决策、预后判断有重要意义。反复的肺炎、心功能不全、生长发育迟缓是大量左向右分流的证据；左房或肺动脉扩张压迫喉返神经可引起声音嘶哑。婴幼儿的心功能不全以呼吸浅促、喂养困难、易出汗更突出。有青紫者应注意排除呼吸系统疾病，还要询问有无蹲踞、缺氧发作。对胸闷、心悸、心前区疼痛者应注意心律失常、心肌疾病。病史询问中还要注意母孕早期有无病毒感染、放射线接触、有害药物应用史及有无家族遗传病史。许多先心病与遗传性疾病有关，肥厚性心肌病常有阳性家族史。

（二）体格检查

1. 全身检查

评价生长发育，注意特殊面容及全身合并畸形、精神状态、体位和呼吸频率。检查口唇、鼻尖、指（趾）端等毛细血管丰富部位有无紫绀，青紫 6 个月 ~ 1 年后，可出现杵状指（趾）。皮肤黏膜瘀点是感染性心内膜炎血管栓塞的表现；皮下小结、环形红斑是风湿热的主要表现之一。注意颈动脉搏动，肝颈静脉回流征，肝脾大小、质地及有无触痛，下肢有无浮肿。

2. 心脏检查

（1）望诊：心前区有无隆起，心尖搏动的位置、强弱及范围。心前区隆起者多示有心脏扩大，应注意与佝偻病引起的鸡胸相鉴别。正常小于 2 岁的小儿，心尖搏动见于左第四肋间，其左侧最远点可达锁骨中线外 1cm，5 ~ 6 岁时在左第五肋间，锁骨中线上。正常的心尖搏动范围不超过 2 ~ 3cm^2，若心尖搏动强烈、范围扩大提示心室肥大。左心室肥大时，心尖搏动最强点向左下偏移；右心室肥大时，心尖搏动弥散，有时扩散至剑突下。心尖搏动减弱见于心包积液和心肌收缩力减弱。右位心的心尖搏动则见于右侧。消瘦者心尖搏动易见，而肥胖者相反。

（2）触诊：进一步确定心尖搏动的位置、强弱及范围，心前区有无抬举冲动感及震颤。左第 5 ~ 6 肋间锁骨中线外的抬举感为左室肥大的佐证，胸骨左缘第 3 ~ 4 肋间和剑突下的抬举感提示右室肥大。震颤的位置有助于判断杂音的来源。

（3）叩诊：可粗略估计心脏的位置及大小。

（4）听诊：注意心率的快慢、节律是否整齐，第一、二心音的强弱，是亢进、减弱还是消失，有无分裂，特别是肺动脉瓣区第二音（P_2）意义更大。P_2 亢进提示肺动脉高压，而减弱则支持肺动脉狭窄的诊断；正常儿童在吸气时可有生理性 P_2 分裂，P_2 固定性分裂是房间隔缺损的独特体征。杂音对鉴别先天性心脏病的类型有重要意义，需注意其位置、性质、响度、时相及传导方向。

3. 周围血管征

比较四肢脉搏及血压，如股动脉搏动减弱或消失，下肢血压低于上肢，提示主动脉缩窄。脉压增宽，伴有毛细血管搏动和股动脉枪击音，提示动脉导管未闭或主动脉瓣关闭不全等。

二、特殊检查

（一）普通 X 线检查

包括透视和摄片，透视可动态地观察心脏和大血管的搏动、位置、形态以及肺血管的粗细、分布，但不能观察细微病变。摄片可弥补这一缺点，并留下永久记录，常规拍摄正位片，必要时辅以心脏三位片。分析心脏病 X 线片时，应注意以下几点：

1. 摄片质量要求　理想的胸片应为吸气相拍摄，显示肺纹理清晰，对比良好，心影轮廓清晰，心影后的胸椎及椎间隙可见。

2. 测量心胸比值　年长儿应小于 50%，婴幼儿小于 55%，呼气相及卧位时心胸比值增大。

3. 肺血管阴影　充血还是缺血，有无侧支血管形成。

4. 确定有无心脏异常　心脏的形态、位置及各房室有无增大，血管有无异位，肺动脉段是突出还是凹陷，主动脉结是增大还是缩小。

5. 确定有无内脏异位症　注意肝脏、胃泡及横膈的位置，必要时可摄增高电压（100 ~ 140kV）的高 kV 胸片，观察支气管的形态。

（二）心电图

心电图对心脏病的诊断有一定的帮助，特别对各种心律失常，心电图是确诊的手段。对心室肥厚、心房扩大、心脏位置及心肌病变有重要参考价值，24 小时动态心电图及各种负荷心电图可提供更多的信息。有些先天性心脏病有特征性的心电图，如房间隔缺损的 V_1 导联常呈不完全性右束支阻滞。在分析小儿心电图时应注意年龄的影响：

（1）年龄越小，心率越快，各间期及各波时限较短，有些指标的正常值与成人有差别。

（2）QRS 综合波以右室占优势，尤其在新生儿及婴幼儿，随着年龄增长逐渐转为左室占优势。

（3）右胸前导联的 T 波在不同年龄有一定改变，如生后第 1 天，V_1 导联 T 波，4 ~ 5 天后转为倒置或双向。

（三）超声心动图

超声心动图是一种无创检查技术，不仅可以提供详细的心脏解剖结构信息，还能提供心脏功能及部分血流动力学信息，有以下几种。

1. M 型超声心动图

能显示心脏各层结构，特别是瓣膜的活动，常用于测量心腔、血管内径，结合同步记录的心电图和心音图可计算多种心功能指标。

2. 二维超声心动图

这是目前各种超声心动图的基础，可实时地显示心脏和大血管各解剖结构的活动情况，以及它们的空间毗邻关系。经食道超声使解剖结构显示更清晰，已用于心脏手术和介入性导管术中，进行监护及评估手术效果。

3. 多普勒超声

有脉冲波多普勒、连续波多普勒及彩色多普勒血流显像三种，可以检测血流的方向及速度，并换算成压力阶差，可用于评估瓣膜、血管的狭窄程度，估算分流量及肺动脉压力，评价心功能等。

4. 三维超声心动图

成像直观、立体感强、易于识别，较二维超声心动图可提供更多的解剖学信息；还可对图像进行任意切割，充分显示感兴趣区，为外科医师模拟手术进程与切口途径选择提供了丰富的信息，显示了极大的临床应用价值与前景。

（四）心导管检查

心导管检查是先天性心脏病进一步明确诊断和决定手术前的一项重要检查方法之一，根据检查部位不同分为右心导管、左心导管检查两种。右心导管检查系经皮穿刺股静脉，插入不透 X 线的导管，经下腔静脉、右心房、右心室至肺动脉；左心导管检查时，导管经股动脉、降主动脉逆行至左心室。检查时可探查异常通道，测定不同部位的心腔、大血管的血氧饱和度、压力，进一步计算心输出量、分流量及血管阻力。通过肺小动脉楔入压测定可以评价肺高压病人的肺血管床状态，对左房入口及出口病变、左室功能等有一定意义。连续压力测定可评价瓣膜或血管等狭窄的部位、类型、程度。此外经心导管还可进行心内膜活检、电生理测定。

（五）心血管造影

心导管检查时，根据诊断需要将导管顶端送到选择的心腔或大血管，并根据观察不同部位病损的要求，采用轴向（成角）造影，同时进行快速摄片或电影摄影，以明确心血管的解剖畸形，尤其对复杂性先天性心脏病及血管畸形，心血管造影仍是主要检查手段。数字减影造影技术（DSA）的发展及新一代造影剂的出现降低了心血管造影对人体的伤害，使诊断更精确。

（六）放射性核素心血管造影

常用的放射性核素为 ^{99m}锝，静脉注射后，应用丁闪烁照相机将放射性核素释放的 γ 射线最终转换为点脉冲，所有的数据均由计算机记录、存储，并进行图像重组及分析。常用的心脏造影有初次循环心脏造影及平衡心脏血池造影。主要用于左向右分流及心功能检查。

（七）磁共振成像

磁共振成像（MRI）具有无电离辐射损伤、多剖面成像能力等特点，有多种技术选择，包括自旋回波技术（SE）、电影 MRI、磁共振血管造影（MRA）及磁共振三维成像技术等。常用于诊断主动脉弓等血管病变，可很好地显示肺血管发育情况。

（八）计算机断层扫描

电子束计算机断层扫描（EBCT）和螺旋型 CT 已应用于心血管领域。对下列心脏疾病有较高的诊断价值：大血管及其分支的病变；心脏瓣膜、心包和血管壁钙化，心腔内血栓和肿块；心包缩窄、心肌病等。

第三节　先天性心脏病概述

先天性心脏病（congenital heart disease，CHD）是胎儿期心脏及大血管发育异常而致的先天畸形，是小儿最常见的心脏病，国外的调查资料提示，先天性心脏病的发病率在活产婴儿中为 4.05‰～12.30‰，若包括出生前即死亡的胎儿，本病的发病率更高。国内对上海市两个区调查了 20 082 名活产婴儿，发现本病在生后第一年的发病率为 6.9‰，山西地区调查了 43 641 名婴儿，提示本病的发病率为 6.14‰。按照该比率计算，我国每年约出生 10 万～15 万患有先天性心脏病的新生儿，如未经治疗，约 1/3 的患儿在生后 1 个月内因病情严重和复杂畸形而夭折。

因此，复杂的心血管畸形在年长儿比婴儿期少见。据国内外资料统计，新生儿期死亡的病例以大动脉转位为最多，其次是左心发育不良综合征。各类先天性心脏病的发病情况以室间隔缺损最多，其次为房间隔缺损、动脉导管未闭和肺动脉瓣狭窄。法洛四联症则是存活的紫绀型先天性心脏病中最常见者。

近年小儿先天性心脏病的诊治研究取得了很大进展，先天性心脏病的治疗已向婴儿重症及复杂类型的手术治疗发展。由于电子计算机技术的发展，无创性心脏诊断技术如超声心动图、核素心血管造影及磁共振等得到了迅速发展。心脏导管术及选择性心血管造影术的发展使心脏血管畸形诊断及血流动力学的检测更加完善。超声心动图检查已经能为绝大多数的先心病做出准确的诊断并为外科手术提供足够的信息，已部分取代了心脏导管及造影术，而且能在胎儿期做出部分先心病的诊断。

作为一门新兴的医学，先天性心脏病介入导管关闭动脉导管、房间隔缺损和室间隔缺损，应用球囊导管扩张狭窄的瓣膜（如肺动脉瓣狭窄）和血管等技术的发展为先天性心脏病的治疗开辟了崭新的途径。心脏外科手术方面，体外循环、深低温麻醉下心脏直视手术的发展以及带瓣管道的使用不仅使大多数常见先天性心脏病根治手术效果大为提高，而且对某些复杂心脏畸形亦能在婴儿期、甚至新生儿期进行手术，因此先天性心脏病的预后已大为改观。

一、病因和预防

在胎儿心脏发育阶段，若有任何因素影响了心脏胚胎发育，使心脏某一部分发育停顿或异常，即可造成先天性心脏畸形。这类有关因素很多，可分为内因和外因两类，以后者为多见。内在因素主要与遗传有关，可为染色体异常或多基因突变引起。近年研究已证明，房室间隔缺损和动脉干畸形等与第 21 号染色体长臂某些区带的过度复制和缺失有关。第 7、12、15、和 22 号染色体上也有与形成心血管畸形有关的基因。据统计，大约有 315 种临床综合征伴有先天性心脏病，同一家庭中可有数人同患某一种先天性心脏病也说明其与遗传因素有关。

外在因素中较重要的为宫内感染，特别是母孕早期患病毒感染，如风疹、流行性感冒、流行性腮腺炎和柯萨奇病毒感染等，其他如孕母缺乏叶酸、接触放射线、服用药物（抗癌药、抗癫痫药等）、代谢性疾病（糖尿病、高钙血症、苯丙酮尿症等）、宫内缺氧等均可能与发病有关。

虽然如此，绝大多数先天性心脏病患者的病因尚不清楚，目前认为先天性心脏病的发生可能是胎儿周围环境因素与遗传因素相互作用的结果。因此，加强孕妇的保健特别是在妊娠早期适量补充叶酸，积极预防风疹、流感等病毒性疾病，以及避免与发病有关的因素接触，对预防先天性心脏病具有积极的意义。

二、分类

先天性心脏病的种类很多，且可有两种以上畸形并存，可根据左、右两侧及大血管之间有无分流分为三大类。

1. 左向右分流型（潜伏青紫型）　正常情况下由于体循环压力高于肺循环，故平时血液从左向右分流而不出现青紫。当剧哭、屏气或任何病理情况下致使肺动脉或右心室压力增高并超过左心压力时，则可使血液自右向左分流而出现暂时性青紫，如室间隔缺损、动脉导管未闭和房间隔缺损等。

2. 右向左分流型（青紫型）　某些原因（如右心室流出道狭窄）致使右心压力增高并超过左心，使血流经常从右向左分流时，或因大动脉起源异常，使大量静脉血流入体循环，均可出现持续性青紫，如法洛四联症和大动脉转位等。

3. 无分流型（无青紫型）　即心脏左、右两侧或动、静脉之间无异常通路或分流，如肺动脉狭窄和主动脉缩窄等。

三、诊断和顺序分段诊断

（一）诊断原则

对先天性心脏病的正确诊断必须将病史、症状、体征及其他辅助检查经过精密的综合和分析，才能得到正确的结论，患儿病史和体征是提示先天性心脏病可能的重要线索，而辅助检查，尤其是超声心动图、心导管检查及造影术是先天性心脏病的确诊依据。

如上所述，未经治疗的先天性心脏病患儿大约有 1/3 在生后 1 个月内死亡，大约有 2/3 的先天性心脏病患儿在1岁以内死亡。因此，早期诊断、早期治疗显得十分重要。新生儿和小婴儿如果有以下表现就应考虑到有严重心血管畸形的可能：①出生后持续有心脏、呼吸功能不良的症状。②持续青紫或反复出现神志不清。③喂养困难、体重不增、易激惹。④肺部反复出现“肺炎”样体征。进一步地诊断须借助于详细的物理检查和X线、心电图、超声心动图的检查，必要时做心导管或心血管造影等检查，以明确病变部位、性质、严重程度及有关合并的畸形等，从而为进一步治疗提供参考。

对于较大的幼儿，除可能出现的先天性心脏病症状外，心脏杂音常提示有先天性心脏病的存在，应有目的地选择相应的检查方法进行确诊。

（二）顺序分段诊断方法

VanPraagh 完整的先天性心脏病顺序分段诊断包括：心房位置、心室位置、房室连接、大动脉位置、心室大动脉连接以及心脏位置及合并畸形的诊断等。正确判断心房、心室及大动脉的分布是顺序分段诊断的基础。

1. 心房位置判断

绝大部分正常人的右侧胸、腹腔器官在右侧，左侧器官在左侧。解剖右心房在右侧，解剖左心房在左侧，称为心房正常位（situs solidus，“S”）。少部分（<1/8 000 ~ 1/6 000）人的内脏器官呈镜像反位。解剖右心房及肝脏等右侧的器官在左侧，解剖左心房及胃等左侧器官在右侧，称为心房反位（situs inversus，“I”）。先天性心脏病患者中，约2% ~ 4%患者的胸腔、腹腔器官呈对称分布，此时二侧心房的形态特点相似，称为心房不定位（situs ambiguus，“A”）。若与解剖右心房相似，称为右心房对称位（right atrialisomerism），与解剖左心房相似称为左心房对称位（left atrialisomerism）。内脏器官呈对称分布的也称为内脏异位症（visceral heterotopia）。右房对称位多伴无脾综合征，左房对称位多伴多脾综合征。

一般情况可以根据X线胸片上肝脏及胃泡位置确定心房位置正常或反位。内脏异位时大多数肝脏为居于中间呈水平位，少数仍可呈正常位置或反位。增高KV的X线胸片可显示支气管形态，右侧支气管的特点为自隆突至第一分支间的距离短，与经隆突的中轴线夹角小，而左侧支气管自隆突至第一分支间距离长，与经隆突中轴线的夹角大，左侧长度 / 右侧长度≤ 1.5为对称支气管的标准。一般认为，根据支气管形态诊断心房位置较依据腹腔器官位置推测可靠。

窦房结位于上腔静脉与右心房连接处。P波除极向量有助于确定右心房的位置。心电图检查对心房反位诊断有价值，但不能肯定心房对称位的诊断。

二维超声心动图检查可显示腹腔大血管位置及连接关系，间接判断心房位置。

2. 心室位置判断

正常心脏的解剖右心室位于解剖左心室的右侧，以心室右襻（D-loop）表示。如果心室反位，即左心室位于右侧，右心室位于左侧，则为心室左襻（L-loop）。

3. 大血管位置判断

主动脉与肺动脉在瓣膜及动脉干水平的相互位置关系与心室大动脉的连接关系并没有必然的联系，不能互相准确地推测。主动脉在肺动脉的右后方为正常位（situs solidus，“S”），主动脉在肺动脉的左后方为反位（situs inversus，“I”），其他还有主动脉在肺动脉右侧（D）、左侧（L）、前方（A）等。主动脉干与肺动脉干的走行关系可为平行或螺旋状。不论右位或左位主动脉弓，弓的位置均在左、右肺动脉之上。

4. 房室连接诊断

当心房及心室的解剖性质及位置确定后，房室的连接关系即可确定。根据心房位置及心室襻类型相应确定房室连接一致和不一致。心房正常位、心室右襻者为房室连接一致，心房正常位，心室左襻者为房室连接不一致。房室连接方式是描述房室交界处瓣膜、瓣环的解剖特点。有二侧开放的房室瓣、共同房室瓣、房室瓣闭锁和房室瓣骑跨等房室连接方式。

5. 心室大动脉连接诊断

心室大动脉连接有四种类型：

（1）连接一致：主动脉与左心室连接，肺动脉与右心室连接。

（2）连接不一致：主动脉与右心室连接，肺动脉与左心室连接。

（3）双流出道：主动脉、肺动脉均与同一心室腔连接。

（4）单流出道：可为共同动脉干或一侧心室大动脉连接缺如（主动脉或肺动脉闭锁）。

6. 心脏位置

心脏在胸腔中的位置与心脏发育有关，特别是在心脏畸形时需要描述心脏位置和心尖指向。心脏的主要部分在左侧胸腔，心尖指向左侧称为左位心（levocardia）；心脏主要部分位于右侧胸腔，心尖指向右侧称为右位心（dextrocardia）。心房位置正常而呈右位心的也称孤立性右位心，心房反位而呈左位心的也称为孤立性左位心。心脏位于胸腔中部，心尖指向中线时称为中位心（mesocardia），很多复杂型先天性心脏病可呈中位心。

7. 合并心脏血管畸形

在绝大部分病例中，因为心脏、心房位置正常，房室连接及心室大动脉连接均正常，合并心脏血管的缺损和畸形为其主要的诊断内容。

8. 先天性心脏病分段诊断方法及命名

VanPraagh 分段诊断方法及命名中将心房、心室、大动脉（瓣膜水平）位置三段分别以字母表示。

第四节　病毒性心肌炎

病毒性心肌炎是指由柯萨奇病毒，埃可（ECHO）病毒，脊髓灰质炎病毒，腺病毒 40、41，流感病毒等病毒感染引起的心肌局限性或弥漫性的急性或慢性炎症病变，属于感染性心肌疾病。其病理特征为心肌细胞的坏死或者变性，有时病变可累及心包及心内膜。

一、原因

由柯萨奇病毒感染引起者约占 40%。其他病毒有埃可病毒、脊髓灰质炎病毒、腺病毒、传染性肝炎病毒、流感和副流感病毒、麻疹病毒、单纯疱疹病毒以及流行性腮腺炎病毒等。值得注意的是，新生儿期柯萨奇病毒 B 组感染可导致群体流行，其死亡率可高达 50% 以上。

二、发病机制

本病发病机理目前尚不十分清楚。病毒性心肌炎发病机制涉及病毒对被感染的心肌细胞直接损害和病毒触发人体自身免疫反应而引起心肌损害。病毒性心肌炎急性期，柯萨奇病毒和腺病毒通过心肌细胞的相关受体侵入心肌细胞，在细胞内复制，并直接损害心肌细胞，导致其变性、坏死和溶解。机体受病毒的刺激，激活细胞和体液免疫反应，产生抗心肌抗体、白细胞介素 –Iα、肿瘤坏死因子 α 和 γ 干扰素等诱导产生细胞黏附因子，促使细胞毒性 T 细胞（$CD8^+$）有选择地向损害心肌组织黏附、浸润和攻击。病变若累及窦房结、房室结、束支等起搏或传导系统，则可引发各种类型的心律失常。由柯萨奇 B 组病毒感染引起的心肌炎，最终约 10% 演变为扩张型心肌病。

三、临床表现

（一）症状

临床表现轻重取决于患儿年龄和感染的急性或慢性程度，预后大多良好。部分病人起病隐匿，有乏力、活动受限、心悸、胸痛症状，少数重症病人可发生心力衰竭并发严重心律失常、心源性休克，甚至猝死。部分病人呈慢性进程，演变为扩张性心肌病。新生儿患病时病情进展快，常见高热、反应低下、呼吸困难及紫绀，常有神经、肝脏及肺的并发症。

（二）体征

体格检查可发现心脏有轻度扩大，心音低钝，心动过速或心率异常缓慢及各种心律失常；重症心肌炎者可出现左心或左、右心同时发生衰竭的体征，如肺部啰音、颈静脉怒张、肝脏肿大、下肢水肿等，病情严重者可出现心源性休克，脉搏细弱，血压下降。

四、辅助检查

（一）心电图

可见严重心律失常：包括各种期前收缩，室上性和室性心动过速，房颤和室颤，Ⅱ度或Ⅲ度房室传导阻滞。心肌受累明显时可见 T 波降低、ST-T 段的改变，但是心电图缺乏特异性，强调动态观察的重要性。部分患者起病后迅速出现三度房室传导阻滞，为猝死的原因之一。

（二）心肌损害血生化指标

（1）磷酸激酶（CPK）在早期多有增高，其中以来自心肌的同工酶（CK-MB）为主。血清乳酸脱氢酶（SLDH）同工酶增高在心肌炎早期诊断有提示意义。

（2）近年来通过随访观察发现，心肌肌钙蛋白（cTnI 或 cTnT）的变化对心肌炎诊断的特异性更强。

（三）心动图检查

可显示心房、心室的扩大，心室收缩功能受损程度，探查有无心包积液以及瓣膜功能。

（四）病毒学诊断

疾病早期可从咽拭子、咽冲洗液、粪便、血液中分离出病毒，但需结合血清抗体测定才更有意义。恢复期血清抗体滴度比急性期有 4 倍以上增高，病程早期血中特异性 IgM 抗体滴度在 1 ∶ 128 以上。利用聚合酶链反应或病毒核酸探针原位杂交自血液或心肌组织中查到病毒核酸可作为某一型病毒存在的依据。

（五）心肌活检

仍被认为是诊断的金标准。但由于取样部位的局限性，阳性率仍然不高。

五、诊断

病毒性心肌炎诊断标准（1999 年修订草案，中国昆明）。

（一）临床诊断依据

（1）心功能不全、心源性休克或心脑综合征。

（2）心脏扩大（X 线、超声心动图检查具有表现之一）。

（3）心电图改变：以 R 波为主的 2 个或 2 个以上主要导联（Ⅰ，Ⅱ，aVF，V_5）的 ST-T 改变持续 4 天以上伴动态变化，窦房、房室传导阻滞，完全右或左束支传导阻滞，成联律、多型、多源、成对或并行早搏，非房室结及房室折返引起的异位性心动过速、低电压（新生儿除外）及异常 Q 波。

（4）CK-MB 升高或心肌肌钙蛋白（cTnI 或 cTnT）阳性。

（二）病原学诊断依据

（1）确诊指标：自心内膜、心肌、心包（活检、病理）或心包穿刺液检查发现以下之一者可确诊。①分离到病毒；②用病毒核酸探针查到病毒核酸；③特异性病毒抗体阳性。

（2）参考依据：有以下之一者结合临床表现可考虑心肌炎由病毒引起。①自粪便、咽拭子或血液中分离到病毒，且恢复期血清同型抗体滴度较第一份血清升高或降低 4 倍以上。②病程早期血中特异性 IgM 抗体阳性。③用病毒核酸探针自患儿血中查到病毒核酸。

（3）确诊依据：具备临床诊断依据两项，可临床诊断。发病同时或发病前 1 ~ 3 周有病毒感染的证据支持诊断者：①同时具备病原学确诊依据之一者，可确诊为病毒性心肌炎。②具备病原学参考依据之一者，可临床诊断为病毒性心肌炎。③凡不具备确诊依据，应给予必要的治疗或随诊，根据病情变化，确诊或除外心肌炎。④应除外风湿性心肌炎、中毒性心肌炎、先天性心脏病、由风湿性疾病以及代谢性疾病（如甲状腺功能亢进症）引起的心肌损害、原发性心肌病、原发性心内膜弹力纤维增生症、先天性房室传导阻滞、心脏自主神经功能异常、β 受体功能亢进及药物引起的心电图改变。

六、治疗

（一）休息和饮食

急性期应卧床休息，减轻心脏负荷。有心脏增大者，卧床休息应延长至心胸比率接近正常后，再开始有计划地活动。进易消化和富含蛋白质的食物。

（二）抗病毒治疗

主要用于疾病早期的患儿。

（1）三氮唑核苷（利巴韦林，Ribavirin）：10 ~ 15mg/（kg·d），分 2 次肌内注射或静脉点滴。

（2）抗柯注射液：系从低毒而明显抗柯萨奇 B 病毒的苦参中提取，现已制成纯度为 99.43% 的抗柯注射液，能明显改善症状及体征。

（三）改善心肌营养及代谢

1. 大剂量维生素 C　能清除自由基，降低脂质过氧化作用，改善心肌代谢。用法：0.1 ~ 0.2g/（kg·d），静脉注射或静脉滴注，疗程 2 ~ 4 周。

2. 1，6- 二磷酸果糖　有益改善心肌能量代谢，促进受损细胞的修复，明显改善心肌缺血。用法：0.1 ~ 0.25g/（kg·d），静脉滴注，疗程 10 ~ 14 天。

3. 能量合剂、极化液、辅酶 Q10 等　能量合剂为 ATP 20mg、辅酶 A100 单位，极化液为胰岛素 4 ~ 6 单位、10% 氯化钾溶液 8mL，加入 10% 葡萄糖溶液 250mL 中，静脉滴注，每天 1 次，共 2 ~ 3 周；辅酶 Q10 有抗氧化、清除自由基的作用，可肌肉注射或口服，5 ~ 10mg/d。

4. 维生素 E　15 ~ 30mg/（kg·d），口服，每天 3 次，有协同维生素 C 的作用。

（四）大剂量丙种球蛋白

通过免疫调节作用减轻心肌细胞损伤，剂量 2g/kg，2 ~ 3 天内分次静脉滴注。

（五）糖皮质激素

用于重症心力衰竭、心源性休克和缓慢性心律失常病人及心肌活检证实慢性自身免疫性心肌炎症反应者应足量、早期应用。用法：地塞米松 0.3 ~ 0.5mg/（kg·d），静脉滴注，好转后改为泼尼松 1 ~ 1.5mg/（kg·d），口服，每天 3 次，症状缓解后逐渐减量。

（六）对症治疗

1. 心源性休克　快速静脉补液、纠正酸中毒、大剂量肾上腺皮质激素和静脉注射大剂量维生素 C 常可获得较好效果。血压仍不升高或升高不满意者，应用调节血管活性药物，如多巴胺、多巴酚丁胺等以加强心肌收缩能力，维持血压及改善微循环。

2. 心力衰竭　基本药物为洋地黄及利尿剂，具体用药方法及注意事项参见“心力衰竭”。但病人对洋地黄的敏感性增高，易发生洋地黄中毒（常表现为心律失常），故心肌炎病人只用常规剂量的 2/3。使用利尿剂时，应注意补钾，必要时联合使用排钾和保钾性利尿剂。

3. 心律失常治疗　根据心律失常类型选择相应抗心律失常药物治疗。

七、预后

对病毒性心肌炎患者早期诊断和治疗，多数预后良好，但由于目前尚无根治病毒感染的有效治疗方法以及个体反应性的差异，少部分患者可演变为扩张型心肌病。对已演变为扩张型心肌病的患者，要按扩张型心肌病进行规范化治疗。

第五节　心内膜弹力纤维增生

心内膜弹力纤维增生症是指心内膜弥漫性的弹力纤维增生性疾病。可伴有心肌退行性变。

心脏的四个心腔都可单独或联合受累，但以左室为多。多数于 1 岁以内发病。当一部分患儿尤其是慢性型的心衰对洋地黄效应好，如及时诊治，可获痊愈，否则常危及患儿生命。本病无明显地区性。国内报道男性发病多于女性。

一、临床表现

主要表现为充血性心力衰竭，根据病情轻重缓急，可分为三型。

1. 暴发型　起病急，突然出现呼吸困难、口唇发绀、面色苍白、烦躁不安、心动过速、心音减低，肺部可及啰音，肝脏增大，数小时内可出现猝死。多于生后 6 个月内发病。

2. 急性型　起病较快，常并发支气管炎，肺部可及细湿啰音，部分患儿因心腔内附壁血栓脱落发生脑栓塞。不及时治疗，多数死于心力衰竭。多于生后 6 个月内发病。

3. 慢性型　症状同急性型，进展缓慢。患儿生长发育多落后。经适当治疗可活至成年期，但可因反复心力衰竭而死亡。慢性型多于 6 到 12 个月内发病。

二、诊断

（1）1 岁内尤其是 6 个月以内发生充血性心力衰竭。心衰对洋地黄有效，但易反复。

（2）心脏杂音较轻或无，少数可在心尖部可闻及提示二尖瓣关闭不全的收缩期杂音。

（3）心脏 X 线检查示心影增大，以左心为主，可见肺静脉瘀血。透视下心影搏动减弱。

（4）心电图示左心室肥厚。常伴 T 波呈缺血型倒置。少数可有心律失常。

（5）超声心动图示左心室增大，左心室收缩幅度减小及顺应性下降。

（6）排除其他心血管疾病。

三、治疗

控制心力衰竭：病情急重者应以静脉应用快速起效的洋地黄，如毛花苷 C 等，强有力的利尿药如呋塞米及扩血管药物。洋地黄一般反应较好，需长期服用，直到症状消失，X 线、心电图恢复正常后 1 ~ 2 年方可停药。合并肺部感染时，应给予抗生素等治疗。本病如不治疗，大多于 2 岁前死亡。对洋地黄治疗效果好而又能长期坚持治疗者，预后较好，且有痊愈可能。

第六节　小儿心律失常

心律失常（arrhythmia）系指心脏激动来自窦房结以外的起搏点，或激动传导不按正常顺序进行，或传导时间较正常延长或缩短。儿童心律失常分为先天性和获得性两大类。获得性心律失常可由风湿热、心肌炎、毒物、毒素、心脏手术等引起。严重心律失常如严重心动过缓或心动过速可致心搏出量降低，引起晕厥或者猝死。大多数心律失常无生命危险。

一、过早搏动

过早搏动（premature beat）简称早搏，是由心脏异位起搏点发出的过早冲动引起的心脏异常搏动，为儿童时期最常见的心律失常。根据过早冲动起源部位的不同将其分为房性、室性和交界性。其中以室性早搏最常见，其次是房性，交界性较少见。

（一）病因

早搏可见于无器质性病变的儿童，亦可由疲劳、紧张、自主神经功能紊乱等引起，常见于患风湿性心脏病、先天性心脏病、心肌病的儿童。早搏亦可见于奎尼丁、普鲁卡因胺、洋地黄或锑剂中毒，血钾过低，心脏手术或心导管检查时对心脏的机械刺激等。

（二）临床表现

小儿症状多较成人为轻，个别年长儿可述心悸、胸闷、不适。早搏次数因人而异，同一患儿亦可因在不同时间出现较大出入。某些患儿于运动后心率增快时早搏减少，但器质性心脏病患儿，早搏次数反而可能增多。频发室早呈二联律者可发生晕厥。为了明确诊断，了解早搏的性质必须做心电图检查。根据心电图有无 P' 波的存在、P' 波的形态、P–R 间期长短以及 QRS 波的形态来判断早搏属于何种类型。

（三）辅助检查

1. 房性早搏的心电图特征

① P' 波提前，可与前一心动的 T 波重叠。② P'–R 间期在正常范围。③早搏后代偿间隙不完全。④如伴有变形的 QRS 波则为心室内差异传导所致（图 4–2）。

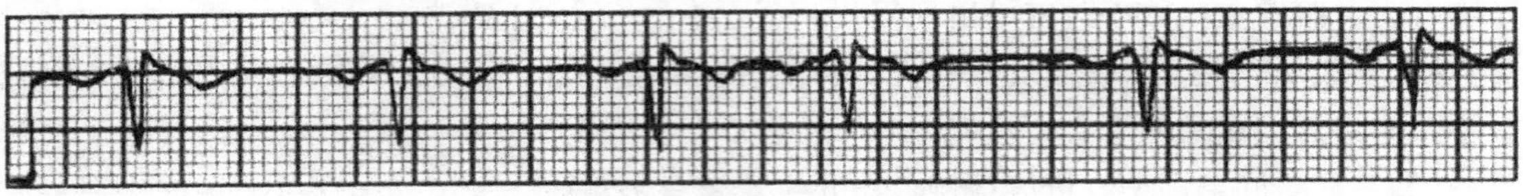

图 4–2　房性早搏的心电图特征

2. 交界性早搏的心电图特征

① QRS 波提前，形态、时限与正常窦性基本相同。②早搏所产生的 QRS 波前或后有逆行 P' 波，P'–R<0.10s。有时 P' 波可与 QRS 波重叠，而辨认不清。③代偿间歇往往不完全（图 4–3）。

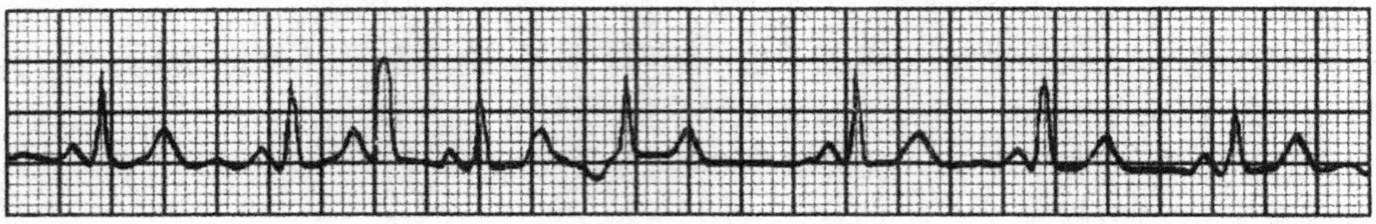

图 4–3　交界性早搏的心电图特征

3. 室性早搏的心电图特征

① QRS 波提前，其前无异位 P 波。② QRS 波宽大、畸形，T 波与主波方向相反。③早搏后多伴有完全代偿间歇（图 4–4）。

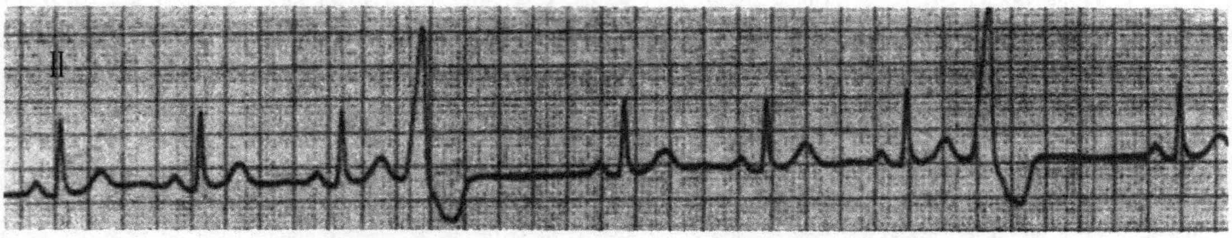

图 4–4　室性早搏的心电图特征

（四）治疗

1. 治疗原则

（1）对无症状偶发早搏者无须治疗。

（2）对伴发于器质性心脏病的早搏，应对其原发病进行治疗。

（3）对有症状频发早搏者予抗心律失常药物治疗。

（4）对症、支持治疗。

2. 药物治疗

（1）根据早搏的不同类型选用药物。可服用普罗帕酮或普萘洛尔等 β 受体阻滞剂。房性早搏若用之无效可改用洋地黄类。室性早搏必要时可选用利多卡因 1mg/（kg · 次）稀释后缓慢静推，10 ~ 50μg/（kg · min）静脉维持，总量 <5mg；莫雷西嗪（乙吗噻嗪）1 ~ 2mg/（kg · 次）稀释后缓慢静推等。

（2）补充液体、电解质、维生素。

二、阵发性室上性心动过速

阵发性室上性心动过速（paroxysmal supraventricular tachycardia）是一种临床上常见的快速型心律失常，它的发作机制是折返运动，它的特点是阵发性突然发作和突然停止。该病是对药物反应良好的儿科急症之一，若不及时治疗易发生心力衰竭。该病任何年龄均可发生，但初次发病多在婴幼儿时期。

（一）病因

多数患阵发性室上型心动过速的患儿并无器质性心脏疾病，亦可发生于先天性心脏病、预激综合征、心肌炎、心内膜弹力纤维增生症基础之上。感染为该病发生常见诱因，但也可由疲劳、紧张、过度换气、心脏手术等诱发。

（二）临床表现

该病发作特点为突发突止，常于情绪激动、体位突然改变、劳累或饱餐后发生，小儿常突然烦躁不安、面色青灰、皮肤湿冷、呼吸增快、脉搏细弱，年长儿可述心悸、心前区不适、头晕等。发作时心率多有 160 ~ 300 次 /min，发作停止时心率突然减慢，恢复正常。听诊时第一心音强度完全一致，发作时心率较固定而规则等为本病的特征。每次发作可持续数秒、数分、数小时，甚至数天，部分可反复发作，发作间歇期如常人。发作持续超过 24 小时者，可诱发心力衰竭。

（三）诊断依据

（1）发作时心率 160 ~ 300 次 /min，心律规则，持续数秒至数天，不受体位、运动或情绪激动的影响。

（2）心电图显示心率 160 ~ 300 次 /min，R–R 间期规则或基本规则。QRS 波群形态和正常窦性心律的 QRS 波群相同，QRS 时间 < 0.1 秒，可有 ST 段压低和 T 波倒置。P 波形态不同于窦性 P 波，或位于 QRS 波之后，或与 T 波重叠，不易辨认（图 4–5）。

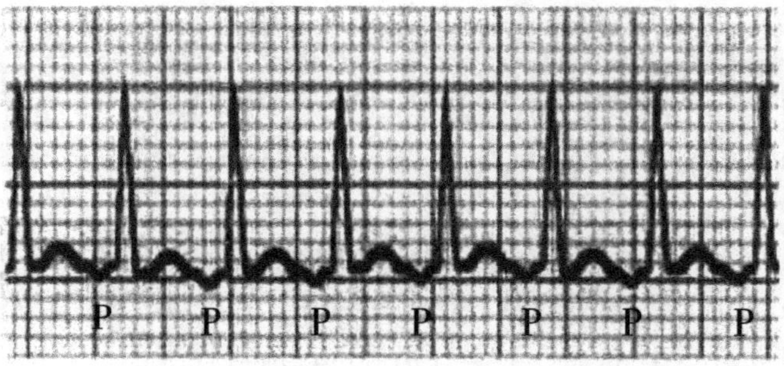

图 4–5　阵发性室上性心动过速

（3）临床电生理检查可确定心动过速时折返运动的部位。

（四）治疗

（1）刺激迷走神经使发作终止，包括压迫颈动脉窦（有脑血管病者禁用）、压迫眼球（青光眼、深或高度近视患者禁用）、吸气后屏住气、用力做呼气运动、刺激咽喉引起恶心或呕吐。

（2）以上方法无效或当即有效但很快复发时，可考虑下列药物治疗。

①洋地黄类药物：适用于病情较重，发作持续 24 小时以上，有心力衰竭表现者。室性心动过速或洋地黄中毒引起的室上性心动过速禁用此药。低钾、心肌炎、阵发性室上性心动过速伴房室传导阻滞或肾功能减退者慎用。

② β 受体阻滞剂：可试用普萘洛尔（心得安）0.05 ~ 0.15mg/（kg · 次）稀释后缓慢静注，重度房室传导阻滞，伴有哮喘症及心力衰竭者禁用。

③维拉帕米（异搏定）0.1 ~ 0.2mg/（kg · 次）稀释后缓慢静注。此药为选择性钙离子拮抗剂，抑制钙离子进入细胞内，疗效显著。不良反应为血压下降，并能加重房室传导阻滞。

（3）药物通过升高血压，使迷走神经兴奋对阵发性室上性心动过速伴有低血压者更适宜，因增加心脏后负荷，需慎用。

（4）电学治疗：对个别药物疗效不佳者，除洋地黄中毒外可考虑用直流电同步电击转律。有条件者，可使用经食管心房调搏或经静脉右房内调搏终止室上速。

（5）射频消融治疗：药物治疗无效、发作频繁患者可行射频消融治疗，该治疗是目前最有效、最彻底的治疗方法，可根治室上速。

三、室性心动过速

室性心动过速（ventricular tachycardia）是指起源于希氏束分叉处以下的 3 ～ 5 个以上宽大畸形 QRS 波组成的心动过速。

（一）病因

可由心脏手术、心导管检查、严重心肌炎、先天性心脏病、感染、缺氧、电解质紊乱等原因引起。但不少病例其病因不易确定。

（二）临床表现

与阵发性室上性心动过速相似，但症状比较严重。小儿烦躁不安、面色苍白、呼吸急促，年长儿可主诉心悸、心前区疼痛，严重病例可有晕厥、休克、充血性心力衰竭等。发作短暂者血流动力学的改变较轻，发作持续 24 小时以上者则可发生显著的血流动力学改变。体检发现心率增快，常在 150 次 /min 以上，节律整齐，心音可有强弱不等现象。

（三）辅助检查

心电图特征：①心室率常在 150 ～ 250 次 /min 之间，QRS 波宽大畸形，时限增宽。② T 波方向与 QRS 波主波相反。P 波与 QRS 波之间无固定关系。③ Q–T 间期多正常，可伴有 Q–T 间期延长，多见于多形性室速。④心房率较心室率缓慢，有时可见到室性融合波或心室夺获（图 4–6）。

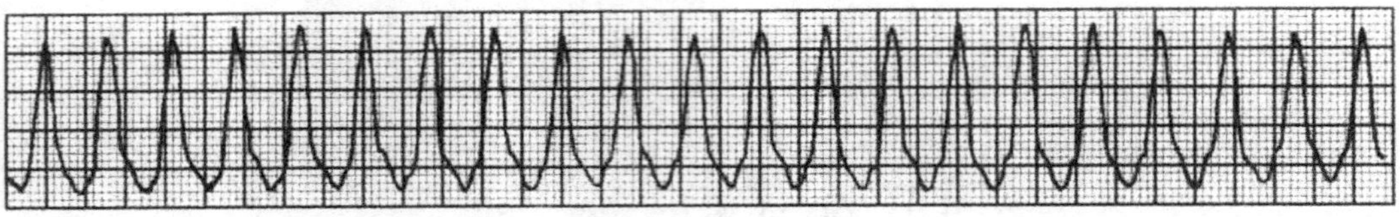

图 4–6　窦性心动过速的心电图

心电图是诊断室性心动过速的重要手段，但有时与室上性心动过速伴心室差异传导的鉴别比较困难，必须综合临床病史、体检、心电图特点、对治疗措施的反应等仔细加以区别。

（四）治疗

室性心动过速是一种严重的快速心律失常，可发展成心室颤动，致心脏性猝死。同时有心脏病存在者病死率可达 50% 以上，所以必须及时诊断，予以适当处理。药物可选用利多卡因 0.5 ～ 1.0mg/kg 静脉滴注或缓慢推注，必要时可每隔 10 ～ 30min 重复，总量不超过 5mg/kg。

此药能控制心动过速，但作用时间很短，剂量过大能引起惊厥、传导阻滞等毒性反应。伴有血压下降或心力衰竭者首选同步直流电击复律（1 ～ 2J/kg），转复后再用利多卡因维持。预防复发可用口服普萘洛尔、莫雷西嗪。

对多型性室速伴 Q–T 间期延长者，如为先天性因素，则首选 8 受体阻滞剂，禁忌Ⅰa、Ⅰc 及Ⅲ类药物和异丙基肾上腺素。而后天性因素所致者，可选用异丙基肾上腺素，必要时可试用利多卡因。

四、房室传导阻滞

房室传导阻滞（AV block）是指由于房室传导系统某部位的不应期异常延长，窦房结发出的冲动在传导过程中延缓或者部分甚至全部不能下传。根据阻滞程度的不同，可分为一度、二度和三度房室传导阻滞。

1.　Ⅰ度房室传导阻滞　房室传导时间延长，心电图表现为 P–R 间期超过正常范围，但每个心房激动都能下传到心室（图 4–7）。

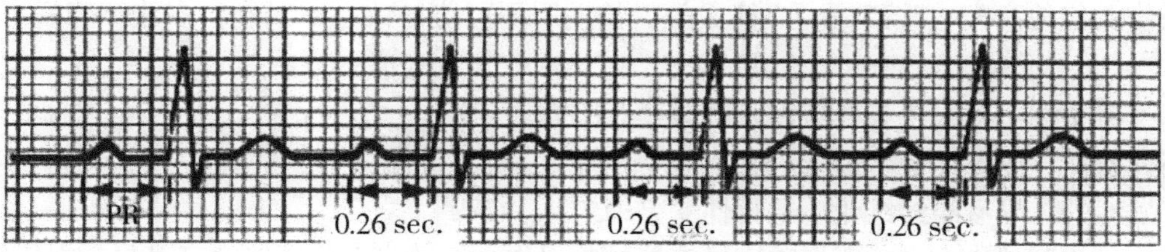

图 4-7　Ⅰ度房室传导阻滞

2. Ⅱ度房室传导阻滞　Ⅱ度房室传导阻滞时窦房结的冲动不能全部传达心室因而造成不同程度的漏搏，通常又可分为两型。

（1）莫氏Ⅰ型：又称为文氏现象，特点是 P–R 间期逐步延长，最终 P 波后不出现 QRS 波，在 P–R 间期延长的同时，R–R 间期往往逐步缩短，且脱漏的前后两个 R 波的距离小于最短的 R–R 间期的两倍（图 4–8）。

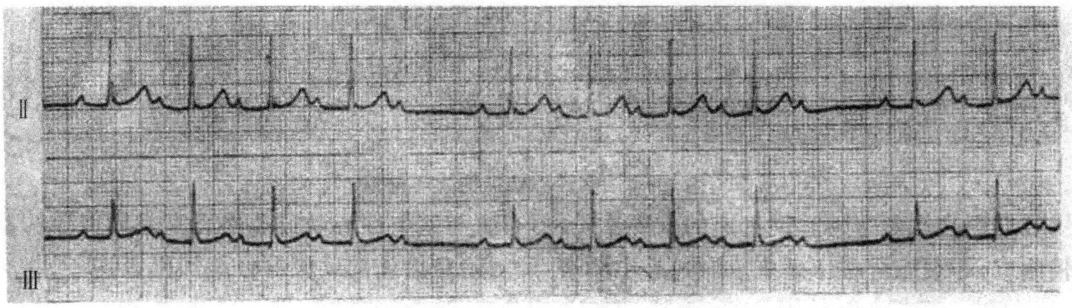

图 4-8　Ⅱ度房室传导阻滞（莫氏Ⅰ型）

（2）莫氏Ⅱ型：此型特点为 P–R 间期固定不变，心房搏动部分不能下传到心室，发生间歇性心室脱漏，且常伴有 QRS 波的增宽（图 4–9）。

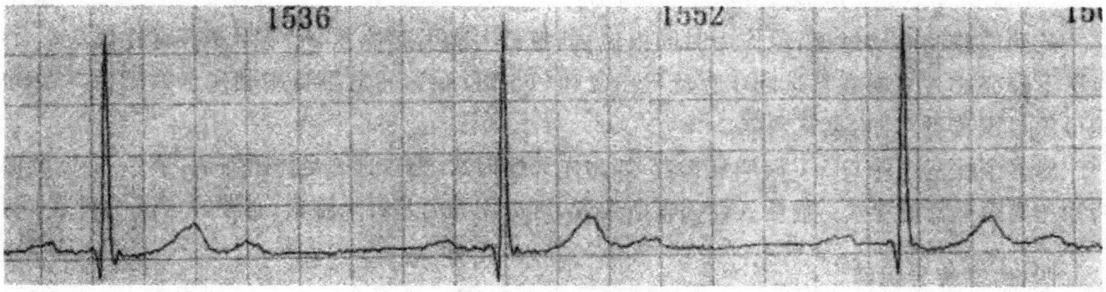

图 4-9　Ⅱ度房室传导阻滞（莫氏Ⅱ型）

3. Ⅲ度房室传导阻滞　此时，房室传导组织有效不应期极度延长，使 P 波全部落在了有效不应期内，完全不能下传到心室，心房与心室各自独立活动，彼此无关。心室率较心房率慢（图 4–10）。

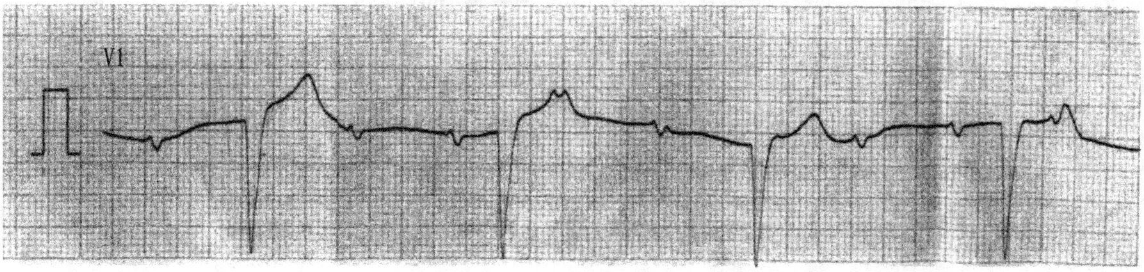

图 4-10　Ⅲ度房室传导阻滞

（一）病因

（1）以各种原因的心肌炎症最常见，如风湿性、病毒性心肌炎和其他感染。

（2）迷走神经兴奋，常表现为短暂性房室传导阻滞。

（3）药物：如地高辛、胺碘酮、心律平等，长期服用可能导致心率减慢，多数停药后，房室传导阻滞消失。

（4）各种器质性心脏病，如风湿性心脏病及心肌病。

（5）高钾血症、尿毒症等。

（6）特发性的传导系统纤维化、退行性变（即老化）等。

（7）外伤、心脏外科手术或介入手术导管消融时误伤或波及房室传导组织可引起房室传导阻滞。

（二）临床表现

Ⅰ度房室传导阻滞本身对血流动力学并无不良影响，患者通常无症状，临床听诊，除第一心音较低钝外，并无其他特殊体征。诊断主要通过心电图检查。

Ⅱ度房室传导阻滞临床表现取决于基本心脏病变以及由传导阻滞而引起的血流动力学改变。当心室率过缓时可引起胸闷、心悸，甚至产生眩晕和晕厥。听诊时除原有心脏疾患所产生的听诊改变外，尚可发现心律不齐，脱漏搏动。莫氏Ⅰ型比Ⅱ型为常见，但Ⅱ型的预后则比较严重，容易发展为完全性房室传导阻滞，导致发生阿－斯综合征。

Ⅲ度房室传导阻滞病人的症状与心室率的快慢和伴随疾病相关，患者可感到疲倦、乏力、头晕、晕厥、心绞痛等，如并发心力衰竭会有胸闷气促，活动受限，最严重的表现为阿—斯综合征发作，知觉丧失，甚至发生死亡。体格检查时脉率缓慢而规则。第一心音强弱不一，有时可同及第三心音及第四心音。X线检查发现不伴有其他心脏病的Ⅲ度房室传导阻滞者中60%患儿亦有心脏增大。

（三）治疗

（1）Ⅰ度房室传导阻滞着重于病因治疗，一般无须特殊治疗，预后较好。

（2）Ⅱ度房室传导阻滞的治疗应针对原发病。当心室率过缓、心搏出量减少时可用阿托品0.01～0.04mg/（kg·次）稀释后缓慢静注、异丙肾上腺素0.05～0.4μg/（kg·min）静脉维持治疗。预后与心脏的基本病变有关。

（3）严重的第二度Ⅱ型和第三度房室传导阻滞心室率显著缓慢，伴有明显症状如晕厥、意识丧失、发作阿－斯综合征时，就要通过安装起搏器治疗，以免发生长时间心脏停搏，导致生命危险。一般先安装临时起搏器临床治疗观察四周无恢复正常希望者，考虑安装永久起搏器。植入永久性起搏器的适应证包括：①伴有临床症状的任何水平的高度或完全传导阻滞。②束支－分支水平阻滞，间歇发生二度Ⅱ型房室阻滞，有症状者。③病态窦房结综合征或房室传导阻滞，心室率经常低于50次/分，有明确临床症状，或是间歇发生心室率低于40次/分，或由动态心电图显示有长达3秒的R–R间期（房颤患者长间歇可放宽至5秒），虽无症状，也应考虑起搏器植入。④有窦房结功能障碍或（及）房室传导阻滞的患者，因其他情况必须使用减慢心率药物时，为保证适当的心室率，应植入起搏器。简单来说，就是当心率低于某一标准或心率不是低于该标准但有明显临床症状（晕厥、乏力、意识丧失等）时，需要起搏器治疗。

第七节　心力衰竭

充血性心力衰竭（congestive heat failure）是指由各种病因引起心肌病变和心室长期压力或容量负荷过重，心肌收缩力减弱，心脏工作能力下降，心排血量相对或者绝对不足，不能满足机体的组织代谢的需求的病理状态。心力衰竭是儿童时期危重症之一。

一、病因

小儿时期心衰以1岁以内发病率最高，其中尤以先天性心脏病引起者最多见，心内膜弹力纤维增生症、扩张性心肌病、先天性心脏病等亦为常见原因。先天性心脏病中，流出道狭窄可致压力负荷增加，某些流入道狭窄可致相同作用，常见疾病有高血压、主动脉瓣狭窄、肺动脉高压、肺动脉瓣狭窄等。左向右分流和瓣膜反流则可导致容量负荷增加，常见疾病有主动脉瓣关闭不全、二尖瓣关闭不全、室（房）间隔缺损、动脉导管未闭等。营养不良、重度贫血、严重感染、严重心律失常、电解质紊乱和缺氧等为诱发心衰的常见原因。

二、病理生理

心脏功能从正常发展到心力衰竭，经过一段称为代偿（compensation）过程，心脏出现心肌肥厚，心脏扩大和心率增快。由于心肌纤维伸长和增厚使收缩力增强，排血量增多。如基本病因持续存在，则代偿性改变相应发展，心肌能量消耗增多，冠状动脉血供相对不足，心肌收缩速度减慢和收缩力减弱。心率增快超过一定限度时，舒张期缩短，心排血量反而减少。心排血量通过代偿不能满足身体代谢需要时，即出现心力衰竭。

心力衰竭时心排血量一般均减少到低于正常休息时的心排血量，故称为低输血量心力衰竭。但由甲状腺功能亢进、组织缺氧、严重贫血、动静脉瘘等引起的心力衰竭，体循环量增多，静脉回流量和心排血量高于正常；心力衰竭发生后，心排血量仍可超过正常休息时的心排血量，故称为高输出血量心力衰竭。

心力衰竭时由于心室收缩期排血量减少，心室内残余血量增多。舒张期充盈压力增高，可同时出现组织缺氧以及心房和静脉瘀血。组织缺氧通过交感神经活性增加，引起皮肤内脏血管收缩，血液重新分布，以保证重要器官的血供。肾血管收缩后肾血流量减少，肾小球滤过率降低，肾素分泌增加，继而醛固酮分泌增多，使近端和远端肾曲小管对钠的再吸收增多，体内水钠潴留，引起血容量增多，组织间隙等处体液淤积。近年来对神经内分泌在心衰发生发展中的调节作用有了新的认识。心衰时心排出量减少，可通过交感神经激活肾素 – 血管紧张素 – 醛固酮系统，从而引起 β 受体 – 腺苷酸环化酶系统调节紊乱，使外周血管收缩，水钠潴留，以致加剧心室重塑，促进心衰恶化。

心室负荷过重可分为容量负荷过重和压力负荷过重。前者在轻度或中度时心肌代偿能力较后者好，例如，房间隔缺损虽然有时分流量很大，但属舒张期负荷过重，在儿童期很少发生心力衰竭，肺动脉瓣狭窄属收缩期负荷过重，心衰出现更早些。主动脉瓣缩窄伴动脉导管未闭则兼有收缩和舒张期负荷过重，故在新生儿时期可致死。

三、临床表现

婴幼儿心衰的常见症状为呼吸急促、表浅、点头状呼吸、频率多在 50 ~ 100 次 / 分，喂养困难，体重增长缓慢，烦躁多汗、哭声低弱，肺部可闻及干啰音或者哮鸣音，口鼻周多有青紫表现，

烦躁哭闹、点头呼吸时青紫较明显。年长儿心衰的临床表现多与成人相似，主要表现为在进行较为剧烈的活动时出现气短，上楼时胸闷、乏力，休息后即可缓解，食欲减退、腹痛和咳嗽。安静时心率增快，呼吸急促，颈静脉怒张，肝增大、有压痛，肝颈反流试验阳性。病情重者可有端坐呼吸、咳嗽，并伴大量白色或粉红色泡沫痰，肺底部可闻及湿啰音，并出现浮肿、少尿等现象。心脏听诊除原有疾病产生的心脏杂音外，常可听到心尖区第一心音减弱和奔马律。

四、诊断

临床诊断依据：①安静时心率增快，婴儿 >180 次 / 分，幼儿 >160 次 / 分，不能用发热或缺氧等原因解释者。②呼吸困难、青紫突然加重，安静时呼吸达 60 次 / 分以上。③肝肿大达肋下 3cm 以上，或在密切观察下短时间内较前增大，不能以横膈下降等原因解释者。④心音明显低钝或出现奔马律。⑤突然烦躁不安，面色苍白或发灰，不能用原有疾病解释者。⑥尿少、下肢浮肿，已除外营养不良、肾炎、维生素 B_1 缺乏等原因所造成者。其他诊断指标：上述前 4 项为临床诊断的主要依据，尚可结合其他几项以及下列 1 ~ 2 项检查进行。

（1）胸部 X 线检查示心影多呈普遍性扩大，搏动减弱，肺纹理增多，肺门或肺门附近阴影增加，肺部瘀血。

（2）心电图检查不能表明有无心衰，但有助于病因诊断及指导洋地黄的应用。

（3）超声心动图检查可见心室和心房腔扩大，M 型超声心动图显示心室收缩时间间期延长，射血分数（EF）降低。二维超声心动图对诊断和引起心衰的病因判断有帮助。

五、治疗

应重视病因治疗，先天性心脏病患儿，内科治疗往往是手术前的准备。内科治疗治疗目的为改善心脏收缩能力及减轻心脏前、后负荷，可采取以下措施。痊愈标准：活动后无心悸、乏力，精神、食欲好，尿量正常。查体呼吸、心率正常，心音有力，无肝大水肿，心脏大小正常。

（一）一般治疗

休息可减轻心脏负担，是极重要的治疗措施。应采取各种办法避免烦躁哭闹，解除紧张心情。可口服苯巴比妥或注射苯巴比妥钠等镇静药，必要时用吗啡 0.05mg/（kg·次），皮下注射。保持半卧位可减轻呼吸困难。饮食应限制盐量，一般每天饮食中的食盐量应减至 0.5 ~ 1g。给予容易消化及富于营养的食物，宜少量多餐。氧气吸入可视呼吸困难的程度而做决定。应保持大便通畅。并发细菌感染时可使用适当的抗生素。

（二）洋地黄类药物

1. 洋地黄的作用　洋地黄和其他类似洋地黄药物是治疗心力衰竭的主要药物，其作用如下。

（1）对心脏的作用：洋地黄对充血性心力衰竭的主要作用在于增加心肌收缩力，使心搏量增加，心室排空完全，心室舒张末期压力下降，从而静脉充血症状减轻。

（2）减慢心率：洋地黄的次要作用是减慢心率，一方面因心肌收缩力加强，使静脉压下降，因而反射性代偿性心动过速消除，使窦性心律减慢；另一方面，洋地黄作用于心脏传导系统，使房室结不应期延长，传导减慢，因此对心房颤动心室率快的病例，心室率下降明显。

（3）利尿：心力衰竭时使用洋地黄可发生利尿作用，其主要原因为心搏量增加，肾血流量增多，肾滤过率增加而产生利尿，另外洋地黄直接作用于亨利襻升支及远球小管，抑制钠的回吸收而产生利尿作用，但洋地黄直接利尿作用是轻微的。

2. 洋地黄类药的制剂及用法　常用的洋地黄类药物可分为两大类，即作用缓慢类及快速类。作用发生的快慢与消失的快慢成正比。常用的快速类有地高辛、毛花苷 C（西地兰）。洋地黄类药物的选择（表 4-1），视病情轻重缓急而定，儿科多用地高辛。在一般性充血性心力衰竭，可采用每日维持量疗法，口服地高辛，新生儿 8 ~ 10μg/kg，婴幼儿 10 ~ 15μg/kg，学龄儿 8 ~ 10μg/kg，分 2 次服。病情较重者，口服地高辛首次量为洋地黄化量的 1/2，余量分 2 次，6 小时服 1 次。急性充血性心力衰竭、急性肺水肿、病情危急或昏迷、呕吐不能进食者，可注射作用迅速地洋地黄制剂毛花苷 C 或者地高辛，1 次注入洋地黄化总量的 1/2，余 1/2 分 2 次，每隔 4 ~ 6 小时 1 次。如需要维持疗效，可于末次用药 12 小时后口服地高辛维持量。近年报道用 β－甲基地高辛治疗小儿心衰。该剂口服吸收完全，用药后 15 分钟起作用，4 小时后血药浓度下降，半衰期 2 ~ 8 小时，作用可维持 8 天。其他药理作用同地高辛。由于口服吸收完全，半衰期略长，故用量应较地高辛减少 1/5 ~ 1/4。

表 4-1　洋地黄类药物的临床应用

洋地黄制剂	给药法	洋地黄化总量（mg/kg）	每日平均维持量	效力开始时间	效力最大时间	中毒作用消失时间	效力完全消失时间
		<2 岁 0.05 ~ 0.06					
		>2 岁 0.03 ~ 0.05（总量不超过 1.5mg）	1/5 洋地黄化量，分 2 次	2 小时	4 ~ 8 小时	1 ~ 2 天	4 ~ 7 天
		口服量的 1/2 ~ 2/3		10 分钟	1 ~ 2 小时		
	静脉	<2 岁 0.03 ~ 0.04 >2 岁 0.02 ~ 0.03		15 ~ 30 分钟	1 天	2 ~ 4 天	

3. 洋地黄毒性反应　洋地黄的治疗量与中毒量相近，约为中毒量的 60%。心力衰竭越重，心功能越不好，则治疗量与中毒量越接近，故易发生中毒。肝肾功能发生障碍、电解质紊乱、低钾血症、低镁血症、高钙血症、心肌炎、心肌代谢障碍及大量利尿之后，均易发生洋地黄中毒。洋地黄的毒性反应如下：

①胃肠道症状为恶心、呕吐。②心律失常，以Ⅰ度房室传导阻滞、Ⅱ度Ⅰ型房室传导阻滞（文氏现象）、室性及房性过早搏动、非阵发性交界性心动过速、严重窦性心动过缓及窦房阻滞为多见，其他尚有阵发性室上性心动过速伴房室传导阻滞及Ⅲ度房室传导阻滞等。③神经系统症状为嗜睡、昏迷及色视等，比较少见。用各种强心苷（如各种洋地黄毒苷及毒毛旋花子苷）时，往往无胃肠道中毒反应，常出现心律失常。用洋地黄前后最好做心电图检查，以便及时发现毒性反应。一旦出现中毒反应，应立即停用洋地黄及利尿剂，较轻者可口服氯化钾 1 ~ 1.5mmol/（kg·d）[75 ~ 100mg/（kg·d）]。严重心律失常者应在心电图观察下由静脉点滴氯化钾溶液（5% 葡萄糖溶液 500mL 内含 10% 氯化钾 10 ~ 15mL），每小时滴入 0.5mmol/kg，总量不超过 2mmol/kg。一旦心律失常消失或出现高钾心电图改变，应立即停止注入钾剂。患高钾血症及肾功能衰竭者忌用静滴钾剂。

4. 使用洋地黄的注意事项　①了解患儿在 2 ~ 3 周内洋地黄使用情况，所有剂型、用量及用法等。②掌握洋地黄的用法及用量，至少应熟悉一种口服及一种静脉制剂的用法及用量，因洋地黄中毒常由用量不当所引起。③洋地黄化量及维持量必须对具体病例做具体分析，计算量仅供参考。④了解引起洋地黄中毒的各种原因，如电解质紊乱等。⑤用洋地黄前做好心电图检查便于对照。用洋地黄后心电图可出现洋地黄型的 ST–T 改变（主要为 ST 段斜行下降及 T 波降低或双向；QRS 波主波方向向下的导联，则 ST 段斜行上升及 T 波起立或双向）及 Q–T 间期缩短，这种洋地黄中毒及过量，只有出现心律失常才能诊断为洋地黄中毒。用药前后一系列心电图检查可作为诊断洋地黄中毒的参考。⑥钙对洋地黄有协同作用，故用洋地黄类药物应避免给钙剂，但在低钙血症时，仍可酌情给钙盐注射液。⑦测定血清中洋地黄浓度。

（三）儿茶酚胺类药物

β – 肾上腺素能受体剂如肾上腺素、异丙肾上腺素、多巴胺、多巴酚丁胺等，作用于 β – 肾上腺素能受体，有正性肌力作用，使心肌收缩力加强，心输出量增加。常用于紧急情况，尤其心力衰竭伴有低血压时，心脏术后低心排综合征时。常用的有：

1. 多巴胺（dopamine）　直接作用于心肌的 β_1– 肾上腺素能受体，加强心肌收缩力，同时可选择性地作用于多巴胺受体，使肾、肠系膜、脑及冠状血管扩张。用药后心脏指数增加，周围血管阻抗下降，肾小球滤过率及肾血流量增加而有利尿作用。多巴胺的作用与剂量相关，小剂量 2 ~ 5μg/（kg·min），兴奋多巴胺受体，尿量增加；中等量 5 ~ 10μg/（kg·min），兴奋 β 受体，心肌收缩力增强，心率加快，同时扩张肾血管，尿量增加；大剂量 10 ~ 20μg/（kg·min），兴奋 α 受体，使周围血管收缩，血压上升。用量开始宜小，约 2 ~ 3μg/（kg·min），其后逐渐加大，可达 5 ~ 10μg/（kg·min）。

2. 多巴酚丁胺（dobutamine）　为新合成的多巴胺侧链诱导体，作用于肾上腺素能受体。对心肌有较强的正性肌力作用。静滴开始时为 2 ~ 5μg/（kg·min），逐渐增加至 10 ~ 15μg/（kg·min）。有的报告认为此药较多巴胺疗效显著。

3. 异丙肾上腺素（isoproterenol）　有增加心肌收缩力作用，但有使心率加快及血压降低之弊。用量为 0.05 ~ 0.5μg/（kg·min），静滴。

4. 肾上腺素（epinephrine）　可提高心脏指数及血压，用量 0.05 ~ 1.0μg/（kg·min），静滴。上述药物作用快，持续时间短，应持续静滴。静注 1 ~ 2 分钟起效，10 ~ 15 分钟达高峰，停药 10 ~ 15 分钟作用消失。

（四）利尿剂

前负荷增加为心力衰竭一重要生理病理改变，使用利尿剂以减轻前负荷，为治疗心力衰竭的一项重要措施。在应用一般治疗及洋地黄类药后心力衰竭仍未控制时，或对严重浮肿、急性肺水肿的病例，应在使用洋地黄类药物的同时兼用利尿剂。强效利尿剂产生利尿作用，减少血容量，降低回心血量，降低左室充盈压，使肺毛细血管楔压下降，减轻前负荷。急性左心衰竭、肺水肿选用强利尿剂呋塞米，该药主要作用于亨利氏襻升支，抑制肾小管对钠及氯离子回吸收作用，静脉注射后 10 ~ 20 分钟开始显效，2 小时作用达高峰，可维持 6 ~ 8 小时。慢性充血性心力衰竭一般采用噻嗪类与保钾剂尿剂联合使用，采用间歇疗法以维持疗效，服药 4 天，停药 3 天，以防止电解质紊乱，心力衰竭患者可产生继发性醛固酮增多症，加用螺内酯可使增高的醛固酮降低，增加尿量。浮肿严重及顽固性心力衰竭者，也可用呋塞米。

长期使用任何利尿剂易致电解质失衡，应密切注意。

（五）血管扩张剂

血管扩张剂可改善急、慢性心力衰竭患者的心脏功能，增加心搏量，其主要原理是扩张动脉阻力血管及静脉容量血管，减轻心脏的负荷，以减轻后负荷为主。应用血管扩张药物时，心率一般变化不大，应先从小剂量、低速率开始，效果不明显时，再逐渐加量，常用的血管扩张药物有：

1. 硝普钠（sodium nitroprusside） 选择性直接作用于血管平滑肌，使小动脉和小静脉壁的张力降低，对前者作用较强，从而减轻前后负荷。作用快，作用时间短，故需静滴给药。一般用量为 0.25 ~ 8μg/（kg·min），可以 0.25μg/（kg·min）开始，逐渐增加用量，至平均动脉压下降 0.667 ~ 1.333kPa（5 ~ 10mmHg）或临床症状改善，一般为 2.5μg/（kg·min）。停药时，也应逐渐减量，或口服哌唑嗪以维持疗效。滴注硝普钠可产生氰化物，与血红蛋白结合形成氰化高铁血红蛋白，产生毒性反应。凡用药超过 72 小时以上者，应检测血液硫氰酸盐值，达 5 ~ 10mg/dL 即可出现毒性反应：恶心、呕吐、乏力，血浓度更高时发生定向力障碍，精神症状为木僵甚至抽风。硝普钠遇光降解，用时应避光，随配随用。

2. 酚妥拉明（苄胺唑啉，phentolamine regitine） 为短效 α 肾上腺素能受体阻滞剂。主要扩张小动脉，减轻后负荷，降低周围血管阻力，增加周围血容量，对静脉容量血管作用较小。此外，还有正性肌力及变时性作用，作用迅速，持续时间短，宜静滴给药，静注 15 分钟后作用消失。一般可用 5 ~ 10mg 加入 100 ~ 200mL 葡萄糖液内静脉点滴，从每分钟 10 滴开始或用 0.1 ~ 0.3mg/（kg·次），溶于 20mL 葡萄糖液内，于 10 ~ 15 分钟缓慢静脉注射，年长儿 1 次量不应超过 10mg，必要时可每隔 0.5 ~ 1 小时重复 1 次，或 1 ~ 2μg/（kg·min）静滴。对重症左心衰竭、肺水肿疗效好。此药缺点是易致心率加快，突然出现低血压，亦可致心律失常，用时应密切观察。

（六）血管紧张素转移酶抑制剂

其治疗心衰的主要机制是抑制肾素 – 血管紧张素 – 醛固酮系统的过度代偿作用。通过抑制血管紧张素转移酶的活性，使血管紧张素Ⅱ生成减少，从而小动脉扩张，外周阻力下降，后负荷降低；再则醛固酮生成减少，水钠潴留减轻，前负荷降低，心功能得到改善。常用制剂有：

1. 卡托普利（captopril） 又称开搏通、巯甲丙脯酸。口服 65% ~ 75%经胃肠道吸收，1 小时后血浓度达峰值，血浆半衰期 1.9±0.5 小时，8 小时后血中已检测不出，经肾排泄。每日应服药 3 ~ 4 次。尿毒症者血浆半衰期延长。与地高辛合用可使后者血浓度提高 10% 左右，但地高辛毒性作用并未增加。用于治疗心衰时，体内钾总含量及血清钾浓度增加，故应少补钾盐，并慎用贮钾利尿剂。

口服用量新生儿每次 0.1mg/kg 开始，每日 2 ~ 3 次，然后逐渐增加至 1mg/（kg·d）。婴儿及儿童 0.5 ~ 6mg/（kg·d），分 3 次服。开始量宜小，并应监测血压，以后渐加量，大多数患者能耐受，副作用较少见。

2. 依那普利（enalapril） 又称乙丙脯氨酸。与卡托普利比较有以下不同点：①起效时间慢，口服后 4 小时达峰值，半衰期长约 33 小时，每日服药 1 ~ 2 次即可。②用药后血压下降较明显，应监测血压，而其他副作用较少。口服剂量每日 0.1 ~ 0.2mg/（kg·d）。血管紧张素转移酶抑制剂可与地高辛、利尿剂联合应用。临床用于扩张型心肌病、瓣膜病变和左向右分流型先天性心脏病并发心力衰竭均有效。

（七）急性左心衰竭肺水肿的治疗

（1）采用迅速作用的强心苷如地高辛、毛花苷 C 静脉注射，以增强心脏收缩力，增加心搏量，同时用强利尿剂如呋塞米、依他尼酸，促进钠及水的排泄，消除肺水肿。

（2）给氧，如病儿有泡沫状痰液，可使氧通过含有乙醇的雾化器，口罩给氧者乙醇浓度为 30% ~ 40%，鼻管给氧者乙醇浓度为使泡沫破裂，增加气体与肺泡壁的接触面，改善气体交换。必要时应用人工呼吸机或面套加压呼吸，使肺泡内压力升高，超过肺毛细血管压以减轻肺水肿。

（3）用吗啡或其他镇静剂解除烦躁不安，休克、昏迷及呼吸衰竭者忌用。

（4）减少肺循环血量，病儿取坐位或半坐位，下肢下垂，以减少静脉回流。还可采用止血带束缚四肢，止血带压力以低于动脉舒张压之间，每 15 分钟轮流将一肢体的止血带放松。

（5）静脉滴入血管扩张剂或血管扩张剂与正性血管收缩的药物联合应用。

（八）其他药物治疗

1. 肾上腺皮质激素 有强心、抗醛固酮、直接作用于肾脏抑制钠离子回吸收，对急性左心衰竭及顽固性心力衰竭治疗有肯定疗效。采用静脉给药，氢化可的松 5 ~ 10mg/（kg·d），溶于 5% 葡萄糖液缓慢静滴，短期应用，心衰控制即应停药。

2. 能量合剂（辅酶 A 50mg、三磷酸腺苷 20mg 和细胞色素 C 30mg） 可改善心肌代谢，作为辅助治疗。近年应用辅酶 Q10 治疗充血性心力衰竭有一定效果。

（九）病因治疗

控制心力衰竭的同时，必须进行病因治疗。例如，急性风湿热需用抗风湿药物如肾上腺皮质激素及阿司匹林。部分先天性心脏可施行手术。高原性心脏病病程迁延者，经过治疗使病情稳定后应及早转往平原地区。缺乏维生素 B_1 时，供应大量的维生素 B_1。

第五章　呼吸系统疾病

第一节　急性上呼吸道感染

急性上呼吸道感染即普通感冒，是指喉部以上呼吸道的鼻和咽部的急性感染，国际上通称急性鼻咽炎，俗称伤风或感冒，是小儿时期最常见的疾病，有一定的传染性，主要是鼻咽部黏膜炎的局部症状及全身感染症状。婴幼儿患感冒后，往往全身症状重而局部症状轻，炎症易向邻近器官扩散而引起中耳炎、肺炎等并发症，故需及早诊治。

一、病因

1. 常见病原体　各种病毒和细菌均可引起，但90%以上为病毒，主要有鼻病毒、RSV、FluV、paraFluV、ADV等。病毒感染后易继发溶血性链球菌、肺炎链球菌、流感杆菌等细菌感染。近年来MP亦不少见。

2. 诱因　过敏体质、先天性免疫缺陷或后天性免疫功能低下及受凉、过度疲劳、居室拥挤、大气污染、直接或间接吸入烟雾、呼吸道黏膜的局部防御能力降低时容易发病。婴幼儿时期由于上呼吸道的解剖和免疫特点而易患本病。营养不良性疾病，如维生素D缺乏性佝偻病、亚临床维生素A、锌或铁缺乏症等，或护理不当，气候改变和环境不良等因素则易发生反复上呼吸道感染或使病程迁延。

二、临床表现

由于年龄大小、体质强弱及病变部位的不同，病情的缓急、轻重程度也不同。一般年长儿症状较轻，婴幼儿重症较多。轻者只有鼻部症状，如流涕、鼻塞、喷嚏等，也可有流泪、轻咳、咽部不适，可在3～4天内自然痊愈。如炎症涉及鼻咽部，常有发热（持续3～7天），咽部肿痛，扁桃体、颌下或颈部淋巴结肿大，恶心、呕吐、腹泻等。重者可突然高热达39～40℃或以上，发冷、头痛、全身乏力、精神不振、食欲减退、睡眠不安、咳嗽频繁、咽部红肿或有疱疹及溃疡。有的扁桃体肿大，出现滤泡和脓性渗出，咽痛和全身症状均加重，鼻咽分泌物由稀薄变黏稠。热重者可出现惊厥等。临床上可见两种特殊类型：①疱疹性咽峡炎：病原体为柯萨奇A组病毒。好发于夏秋季。起病急骤，临床表现为高热、咽痛、流涎、厌食、呕吐等。体检可发现咽部充血，在咽腭弓、软腭、腭垂的黏膜上可见数个至十数个2～4mm大小灰白色的疱疹，周围有红晕，1～2天后破溃形成小溃疡。疱疹也可发生于口腔的其他部位。病程为1周左右。②结合膜热：以发热、咽炎、结膜炎为特征。病原体为腺病毒3、7型。好发于春夏季，散发或发生小流行。临床表现为高热、咽痛、流泪、眼部刺痛，有时伴消化道症状。体检发现咽部充血，可见白色点块状分泌物，周边无红晕，易于剥离。一侧或双侧滤泡性眼结合膜炎，可伴球结合膜出血，颈及耳后淋巴结增大。病程1～2周。

三、诊断与鉴别诊断

（一）实验室检查

病毒感染者白细胞计数正常或减少，中性粒细胞减少，淋巴细胞计数相对增多。病毒分离和血清学检查可明确病因，近年来免疫荧光、免疫酶学及分子生物学技术可做出早期诊断。细菌感染者白细胞总数、中性粒细胞增多，CRP 阳性。在使用抗菌药物前行咽拭子培养可发现致病菌。链球菌引起者于 2 ~ 3 周后 ASO 效价可增高。

（二）鉴别诊断

根据临床表现一般不难诊断，但应尽量判明是病毒性或细菌性，以便指导治疗。常需与以下疾病鉴别。

1. 流行性感冒　由 FluV、para FluV 引起。有明显的流行病史，局部症状较轻，全身症状较重。常有高热、头痛、四肢肌肉酸痛等，病程较长，并发症较多。

2. 急性传染病早期　上感常为各种传染病的前驱表现，如麻疹、流脑、百日咳、猩红热等。应结合流行病史、临床表现及实验室资料等综合分析，并观察病情演变加以鉴别。

3. 消化道疾病　婴幼儿感冒往往有呕吐、腹痛、腹泻等消化系统症状，可误诊为胃肠道疾病，必须慎重鉴别。伴腹痛者应注意与急性阑尾炎鉴别。后者腹痛常先于发热，腹痛部位以右下腹为主，呈持续性，有固定压痛点、反跳痛及腹肌紧张、腰大肌试验阳性等，白细胞及中性粒细胞增多。

4. 过敏性鼻炎　常打喷嚏、流清涕，但不发热，咽常痒而不痛，鼻黏膜苍白水肿，鼻腔分泌物涂片示嗜酸性粒细胞增多，支持过敏性鼻炎的诊断。

四、治疗

1. 一般治疗　病毒性上感，应告诉患者该病的自限性和治疗的目的；防止交叉感染及并发症。注意休息，给予有营养而易消化的食物，多饮水和补充大量维生素 C，保持室内空气新鲜和适当的温度与湿度等。

2. 抗感染治疗　①抗病毒药物：大多数上呼吸道感染由病毒引起，可试用利巴韦林（病毒唑）1.0 ~ 1.5mg/（kg・d），口服或静脉滴注；或 20mg 含服，每 2 小时 /1 次，3 ~ 5 天为一疗程。亦可试用双嘧达莫 5mg/（kg・d），分 2 ~ 3 次口服，3 天为一疗程，或用麻甘颗粒、金振口服液、清热解毒软胶囊、黄栀花口服液或正柴胡饮等治疗。②抗生素类药物：细菌性上感或病毒性上感继发细菌感染者可选用抗生素治疗。小婴儿、持续高热、中毒症状明显者指征可以放宽。常选用青霉素类、第 1、第 2 代头孢、复方甲基异噁唑及大环内酯类抗生素等。咽拭子培养阳性结果有助于指导抗菌治疗。若证实为链球菌感染，或既往有风湿热、肾炎病史者，青霉素疗程应为 10 ~ 14 天。

3. 对症治疗　①发热：体温 38℃以内，一般可不处理。高热或有热惊厥史者应积极降温。可以乙醇擦浴，头部冷敷，冷水灌肠，推拿按摩。高热时可口服泰诺、托恩、巴米尔或赖氨酸阿司匹林等注射、安乃近滴鼻、小儿解热栓肛门塞入，均有良好的降温作用。一般不常规用激素类药物治疗。②镇静止痉：发生高热惊厥者可予以镇静、止惊等处理；烦躁时苯巴比妥每次 2 ~ 3mg/kg，口服，或异丙嗪每次 0.5 ~ 1mg/kg，口服或肌内注射；抽搐时可用 10% 水合氯醛每次 40 ~ 60mg/kg 灌肠，或苯巴比妥钠每次 5 ~ 8mg/kg，肌内注射。③鼻塞：轻者不必处理，影响哺乳时，可于授乳前用稀释后 0.5% 麻黄碱 1 ~ 2 滴滴鼻。④止咳化痰：可用小儿伤风止咳糖浆、复方甘草合剂、金振口服液、消积止咳口服液、肺热咳喘口服液、强力枇杷露、百部止咳糖浆、止咳桃花散、蛇胆川贝液、急支糖浆、鲜竹沥、枇杷露等口服；咽痛可含服银黄含片、含碘喉片等。⑤中药：辨证施治，疗效可靠。风寒感冒：多见于较大儿童的感冒初期。证见恶寒、发热、无汗、鼻流清涕、全身疼痛、咳嗽有痰、舌质淡红、舌苔薄白、脉浮紧等。宜辛温解表。用藿香 9g、菊花 9g、苏梗 6g、荆芥穗 6g、连翘 9g、生石膏 15g，水煎服，或用小青龙汤、清热解毒口服液、麻甘颗粒等。风热感冒：多见于婴幼儿，发热重，出汗而热不退，鼻塞、流黄涕、面红、咽肿、咳嗽有痰，舌苔薄白或黄白，脉浮数或滑数。宜辛凉解表、清热解毒。表热重者用双花 9 个、连翘 9g、薄荷 6g、板蓝根 9g、牛蒡子 9g、生石膏 15g；里热重者用双花 9g、连翘 9g、菊花 9g、青黛 3g、地骨皮 9g、白薇 9g、生地 9g、板蓝根 9g、生石膏 15g。水煎后分 2 ~ 3 次口服，服药困难者可鼻饲，亦可直肠灌注，每日 3 次，每次 30 ~ 40mL。轻症可用银翘散，复方犀羚解毒片、维 C 银翘片、桑菊感冒片、板蓝根冲剂、金振口服液、肺热咳喘口服液、清热解毒口服液等中成药。

五、预防

（1）加强体育锻炼，多做户外活动，保持室内空气新鲜，增强身体抵抗力，防止病原体入侵。

（2）根据气候适当增减衣服，加强护理，合理喂养，积极治疗佝偻病和营养不良。

（3）感冒流行时不带孩子去公共场所。托儿所或家中，可用食醋 5 ~ 10mL/m^3 加水 1 ~ 2 倍，加热熏蒸至全部气化，每日 1 次，连续 5 ~ 7 天。

（4）药物：感冒流行期或接触感冒患者后可用利巴韦林滴鼻或 / 和口服大青叶合剂、返魂草、犀羚解毒片等预防。平时应用免疫调节剂提高机体抗病能力。

第二节　急性感染性喉炎

一、概述

急性感染性喉炎（acute infectious laryngitis）为喉部黏膜急性弥漫性炎症。可发生于任何季节，以冬春季为多。常见于婴幼儿，多为急性上呼吸道病毒或细菌感染的一部分，或为麻疹、猩红热及肺炎等的前驱症或并发症。病原多为病毒感染，细菌感染常为继发感染。多见于 6 个月至 4 岁小儿。由于小儿喉腔狭小，软骨支架柔软，会厌软骨窄而卷曲，黏膜血管丰富，黏膜下组织疏松等解剖特点，所以炎症时局部易充血水肿，易引起不同程度的喉梗阻；部分患儿因神经敏感，可因喉炎刺激出现喉痉挛。严重喉梗阻如处理不当，可造成窒息死亡，故医生及家长必须对小儿喉炎引起重视。

二、诊断

（一）病史要点

有无发热，咳嗽是否有犬吠样声音，有无声音嘶哑，有无吸气性喉鸣、呼吸困难及青紫等。有无异物吸入。有无佝偻病史，有无反复咳喘病史，有无支气管异物史。有无先天性喉喘鸣（喉软骨软化病），询问生长发育情况，是否接种过白喉疫苗。父母有无急慢性传染病史，有无过敏性疾病家族史。

（二）查体要点

检查咽喉部是否有明显充血，有无白膜覆盖。注意呼吸情况，有无吸气性呼吸困难、三凹征、鼻翼扇动、发绀，有无心率加快。肺部听诊可闻及吸气性喉鸣声，但重度梗阻时呼吸音几乎消失。检查有无先天性喉喘鸣的表现，先天性喉喘鸣的患儿吸气时喉软骨下陷，导致吸气性呼吸困难及喉鸣声，在感染时症状加重，可伴有颅骨软化等佝偻病的表现。

（三）辅助检查

1. 常规检查　血常规中白细胞计数可正常或偏低，CRP 正常。细菌感染者血白细胞升高，中性粒细胞比例升高，CRP 升高。咽拭子或喉气管吸出物做细菌培养可阳性。

2. 其他检查　间接喉镜检查可见声带肿胀，声门下黏膜呈梭形肿胀。

（四）诊断标准

（1）发热、声嘶、犬吠样咳嗽，重者可致失音和吸气时喉鸣。体检可见咽喉部充血，严重者有面色苍白、发绀、烦躁不安或嗜睡、鼻翼翕动、心率加快、三凹征，呈吸气性呼吸困难，咳出喉部分泌物后可稍见缓解。

（2）排除白喉、喉痉挛、急性喉气管支气管炎、支气管异物等所致的喉梗阻。

（3）间接喉镜下可见声带肿胀，声门下黏膜呈梭形肿胀。

（4）细菌感染者咽拭子或喉气管吸出物做细菌培养可阳性。具有上述第（1）（2）项可临床诊断为急性感染性喉炎，如同时具有第（3）项可确诊，如同时具有第（4）项可做病原学诊断。

（5）I 度：患者安静时无症状体征，仅于活动后才出现吸气性喉鸣及呼吸困难，肺呼吸音清晰，心率无改变。三凹征可不明显。

Ⅱ度：患儿在安静时出现喉鸣及吸气性呼吸困难，肺部听诊可闻喉传导音或管状呼吸音，心率较快120 ~ 140次/min。三凹征明显。

Ⅲ度：除Ⅱ度喉梗阻症状外，患儿因缺氧而出现阵发性烦躁不安、口周和指端发绀或苍白、双眼圆睁、惊恐万状、头面出汗。肺部听诊呼吸音明显降低或听不到，心音较钝，心率加快140 ~ 160次/min以上，三凹征显著。血气分析有低氧血症、二氧化碳潴留。

Ⅳ度：经过对呼吸困难的挣扎后，患儿极度衰弱，呈昏睡状或进入昏迷。由于无力呼吸，表现呼吸浅促、暂时安静、三凹征反而不明显，面色苍白或青灰，肺部听诊呼吸音几乎消失，仅有气管传导音。心音微弱、心率或快或慢或不规律。血气分析有低氧血症、二氧化碳潴留。

（五）诊断步骤

诊断步骤：犬吠样咳嗽等临床症状→询问病史：有无发热、声音嘶哑、异物吸入、哮喘史→体格检查：吸气性三凹征、表紫等症状→辅助检查：血常规、CRP、喉镜→确诊急性喉炎。

（六）鉴别诊断

根据病史、体征排除白喉、喉痉挛、急性喉气管支气管炎、支气管异物等所致的喉梗阻。

三、治疗

（一）经典治疗

1. 一般治疗　保持安静及呼吸道通畅，轻者进半流质或流质饮食，严重者可暂停饮食。缺氧者吸氧。保证足量液体和营养，注意水电解质平衡，保护心功能，避免发生急性心力衰竭。

2. 药物治疗

（1）对症治疗：每2 ~ 4小时做1次雾化吸入，雾化液中加入1%麻黄碱10mL、庆大霉素4万U、地塞米松2 ~ 5mg、盐酸氨溴索15mg。也可雾化吸入布地奈德2 ~ 4mg、肾上腺素4mg。痰黏稠者可服用或静脉滴注化痰药物如沐舒坦。高热者予以降温。烦躁不安者宜用镇静剂如苯巴比妥、水合氯醛、地西泮、异丙嗪等。异丙嗪不仅有镇静作用，还有减轻喉头水肿的作用，氯丙嗪则使喉肌松弛，加重呼吸困难，不宜使用。

（2）控制感染：对起病急，病情进展快，难以判断系病毒感染或细菌感染者，一般给予全身抗生素治疗，如青霉素类、头孢菌素类、大环内酯类抗生素等。

（3）糖皮质激素：宜与抗生素联合使用。I度喉梗阻可口服泼尼松，每次1 ~ 2mg/kg，每4 ~ 6h1次，呼吸困难缓解即可停药。>Ⅱ度喉梗阻用地塞米松，起初每次2 ~ 5mg，静脉推注，继之按每日1mg/kg静脉滴注，2 ~ 3日后症状缓解即停用。也可用氢化可的松，每次5 ~ 10mg/kg静脉滴注。

3. 手术治疗　对经上述处理仍有严重缺氧征象，>Ⅲ度喉梗阻者，应及时做气管切开术。

（二）治疗步骤

治疗步骤：保证呼吸道畅通→吸氧→激素吸入或静脉使用抗感染→气管切开。

四、预后评价

多数患儿预后良好，病情严重、抢救不及时者，可造成窒息死亡。

五、最新进展与展望

近年来，随着儿科气管插管机械通气技术的成熟，气管插管机械通气也渐成为治疗该病的一个手段。儿科气管术前准备简单，便于急诊室或病房操作，操作时间短、创伤小、不留瘢痕。

第三节　毛细支气管炎

毛细支气管炎是一种婴儿期常见的下呼吸道疾病，好发于2岁以内，尤其是6个月内的婴儿。致病原主要是呼吸道合胞病毒，其他为副流感病毒、腺病毒、呼肠病毒等，亦可由肺炎支原体引起。以喘憋为主要临床特征，好发于冬春两季。

一、诊断步骤

（一）病史采集要点

1. 起病情况　起病急，在2 ~ 3天内达高峰。在起病初期常有上呼吸道感染症状。

2. 主要临床表现　剧咳，轻至中度发热，发作性呼吸困难，阵发性喘憋。

3. 既往病史　既往是否有喘息病史。此外，为判断以后是否会发展为哮喘，应询问患儿有无湿疹、过敏性鼻炎病史；家族中有无哮喘、过敏性鼻炎患者。

（二）体格检查要点

1. 一般情况　可有烦躁不安。

2. 呼吸困难情况　呼吸快而浅，有明显鼻扇及三凹征，严重病例出现苍白或发绀。

3. 肺部特征　叩诊呈过清音，听诊呼气延长，可闻及哮鸣音。喘憋时常听不到湿啰音，趋于缓解时可闻中、小水泡音、捻发音。严重时，毛细支气管接近完全梗阻，呼吸音明显减低甚至听不到。

4. 其他　由于过度换气引起不显性失水增加及液体摄入不足，可伴脱水，酸中毒。严重病例可并发心力衰竭、脑水肿、呼吸暂停及窒息。

（三）门诊资料分析

血常规：白细胞总数及分类大多在正常范围内。

（四）进一步检查项目

1. 病原学检查　采集鼻咽拭子或分泌物，使用免疫荧光技术、EUSA等检测病毒抗原。肺炎支原体可通过检测血肺炎支原体 –IgM确定。

2. CRP　通常在正常范围。

3. 胸部X线检查　可见不同程度肺气肿或肺不张，支气管周围炎及肺纹理增粗。

4. 血总IgE及特异性IgE检查　了解患儿是否为特应性体质。

5. 辅助检查　如PPD皮试、血生化检查等，以利于鉴别诊断和了解是否存在电解质、酸碱平衡紊乱。

6. 血气分析　对存在呼吸困难患儿应行血气分析以了解有无呼吸功能障碍及有无呼吸性 / 代谢性酸中毒等情况。

二、诊断对策

（一）诊断要点

根据患儿主要为小婴儿，冬春季节发病，具有典型的喘憋及呼气相哮鸣音，呼气延长，可考虑诊断。

（二）鉴别诊断要点

1. 支气管哮喘　哮喘患儿常有反复喘息发作，发作前可无前驱感染，对支气管扩张剂反应好，血嗜酸性粒细胞增高。此外，多有哮喘家族史。

2. 呼吸道异物　有异物吸人史及呛咳史。必要时经胸部CT及支气管纤维镜检查可确定。

3. 粟粒型肺结核　可有结核中毒症状，PPD试验阳性，结合胸部X线检查可以鉴别。

4. 其他疾病　如充血性心力衰竭、心内膜弹力纤维增生症等，应结合病史、体征及必要的检查做出鉴别。

三、治疗对策

（一）治疗原则

①对症支持治疗。②控制喘憋。③控制感染。

（二）治疗计划

1. 一般治疗

（1）环境及体位：增加环境空气湿度极为重要，一般保持在 55% ~ 60%。对喘憋较重者应抬高头部及胸部，以减轻呼吸困难。

（2）吸氧：轻症患儿可以不吸氧，有缺氧表现时，可采用鼻导管、面罩或氧帐等方式给氧。

（3）液体疗法：一般先予口服补液，不足时可以静脉补充 1/5 张液体。有代谢性酸中毒时，可以根据血气检查结果补碱。

2. 药物治疗

（1）镇静：由于镇静剂有呼吸抑制作用，是否使用有争议。

（2）平喘：可用异丙嗪，1mg/（kg·次），肌内注射或口服，具有止喘、镇咳和镇静作用，但少数患儿可有烦躁、面部潮红等不良反应。沙丁胺醇加溴化异丙托品气雾吸入治疗也常常使用，对是否有效有不同看法，如果试用后病情改善，则应继续使用。糖皮质激素用于严重的喘憋发作或其他治疗不能控制者，可采用甲基泼尼松龙 1 ~ 2mg/（kg·d）或琥珀酸氢化可的松 5 ~ 10mg/（kg·d），加入 10% GS 中静脉滴注。但有人认为激素对治疗毛细支气管炎无效。

（3）抗病毒治疗：较重者可用利巴韦林、阿昔洛韦等雾化吸入治疗，也有采用雾化吸入 α－干扰素，但疗效均不肯定。

（4）免疫治疗：对于重症病毒感染可考虑应用静脉注射免疫球蛋白（IVIG），400mg/（kg·d），连用 3 ~ 5d。静脉注射抗合胞病毒免疫球蛋白（RSV–IVIG），一般用于 RSV 感染的高危人群。预防方法为在 RSV 流行季节，每月 RSV–IVIG 750mg/kg，约 3 ~ 5 次；治疗方法为每次 1500mg/kg。最近生产的抗 RSV 单克隆抗体多用于高危婴儿（早产儿、支气管肺发育不良、先天性心脏病、免疫缺陷），并对毛细支气管炎后反复喘息发作预防效果确切。用法是每月肌内注射 1 次，每次 15mg/kg，用于 RSV 可能流行的季节。

3. 机械通气　对个别极严重病例，经以上方法处理仍不能纠正呼吸衰竭时，可行机械通气。

四、病程观察及处理

（一）病情观察要点

①密切观察呼吸、心率、鼻扇、三凹征及发绀情况。②观察双肺喘鸣音的变化。③记录经皮测血氧饱和度（TaO_2）的变化。④对病情危重者，应监测血气分析。

（二）疗效判断与处理

1. 疗效判断

（1）治愈：症状体征全部消失，胸部 X 线检查正常。

（2）好转：体温降低，咳嗽、肺部啰音减轻。

（3）未愈：症状体征及 X 线检查无好转或加重者。

2. 处理

（1）有效者应继续按原方案治疗，直至缓解或治愈。

（2）病情无变化或加重应调整治疗方案，必要时采用 IVIG 00mg/（kg·d），连用 3 ~ 5 天。

五、预后

病程一般为 5 ~ 10 天，平均为 10 天。近期预后多数良好。但是，22.1% ~ 53.2% 毛细支气管炎患儿以后会发展为哮喘。影响因素包括：婴儿早期严重 RSV 感染、母亲患哮喘、母亲吸烟。

六、随访

①出院时带药 LP、Meptin 等。②定期呼吸专科门诊随诊。③出院应当注意的问题：避免呼吸道感染，观察日后是否反复喘息发作。

附：闭塞性细支气管炎

闭塞性细支气管炎（BO）是临床上较少见的与小气道炎症性损伤相关的慢性气流阻塞综合征。其病理类型主要分为缩窄性细支气管炎和增殖性细支气管炎两种。

（一）病因与发病机制

BO 可由多种原因引起，包括感染、异体骨髓或心肺移植、吸入有毒气体、自身免疫性疾病和药物不良反应等，也有部分 BO 为特发性。目前认为致 BO 病原体的靶点为呼吸道纤毛细胞，由于免疫反应介导，上皮细胞在修复过程中发生炎症反应和纤维化，从而导致 BO。已有研究发现，BO 与患儿年龄、性别、被动吸烟等因素无关。

1. 感染　BO 通常继发于下呼吸道感染，病毒感染最多见。腺病毒是 BO 的主要病原，病毒（腺病毒 3、7、21 型，呼吸道合胞病毒，副流感染病毒 2 和 3 型，流感病毒 A 和 B 型及麻疹病毒等），细菌（如百日咳杆菌、B 族链球菌和流感嗜血杆菌），支原体均有报道，病毒感染多见，其中腺病毒最常见。

2. 组织器官移植　BO 的发生与异体骨髓、心肺移植有很强相关性。急性移植物抗宿主反应是移植后 BO 发生的高危因素。免疫抑制剂的应用也参与 BO 的形成。

3. 吸入因素　有毒气体（包括氨、氯、氟化氢、硫化氢、二氧化硫等）、异物、胃食管反流等均可损伤气道黏膜，导致慢性气道阻塞性损伤，发展成 BO。

4. 结缔组织疾病　类风湿性关节炎、渗出性多型性红斑（Stevens-Johnson 综合征，SJS）、系统性红斑狼疮、皮肌炎等也与 BO 有关。有研究发现，1/3 的 SJS 患儿有气道上皮受损，可进一步发展成 BO。

（二）目前 BO 的诊断主要依赖于临床表现、肺功能和 HRCT 改变

1. 临床诊断 BO 的条件

（1）急性感染或急性肺损伤后 6 周以上的反复或持续气促、喘息或咳嗽、喘鸣，对支气管扩张剂无反应。

（2）临床表现与 X 线胸片轻重程度不符，临床症状重，X 线胸片多为过度通气。

（3）胸部 HRCT 显示支气管壁增厚、支气管扩张、肺不张、马赛克灌注征。

（4）肺功能示阻塞性通气功能障碍。

（5）X 线胸片为单侧透明肺。

（6）排除其他阻塞性疾病，如哮喘、先天纤毛运动功能障碍、囊性纤维化、异物吸入、先天发育异常、结核、艾滋病和其他免疫功能缺陷等。

2. 临床诊断 BO 条件　如下所述。

（1）急性感染或急性肺损伤后 6 周以上的反复或持续气促、喘息、咳嗽，喘鸣对支气管扩张剂无反应。

（2）肺内可闻及喘鸣音和（或）湿啰音。

（3）临床表现重，胸部 X 线仅表现为过度通气和（或）单侧透明肺，症状与影像表现不符。

（4）肺 CT 示双肺通气不均，支气管壁增厚，支气管扩张，肺不张，马赛克灌注征。

（5）肺 X 线片为单侧透明肺。

（6）肺功能示阻塞性通气功能障碍，可逆试验为阴性。

（7）排除其他阻塞性疾病如先天性纤毛运动不良、哮喘、免疫功能缺陷、胰腺纤维囊性变。

（三）临床表现

BO 为亚急性或慢性起病，进展可迅速，依据细支气管及肺损伤的严重度、广泛度和疾病病程表现各异，病情轻重不一，临床症状和体征呈非特异性，临床表现可从轻微哮喘样症状到快速进行性恶化、死亡。患儿常在急性感染后持续出现慢性咳嗽、喘息和运动不耐受，达数月或数年，逐渐进展，并可因其

后的呼吸道感染而加重，重者可在 1 ~ 2 年内死于呼吸衰竭。

（四）影像学及其他实验室检查

1. 胸部 X 线　BO X 线胸片表现无特异性，对诊断 BO 不敏感，40% BO 患儿 X 胸片正常。部分患儿 X 线胸片表现有肺透亮度增加，磨玻璃样改变，可有弥漫的结节状或网状结节状阴影，无浸润影。X 线胸片表现常与临床不符。

2. 高分辨率 CT（HRCT）　HRCT 的应用提高了儿童 BO 诊断的能力。HRCT 在各种原因引起的 BO 诊断中均有非常重要意义，具有特征性改变，可显示直接征象和间接征象。直接征象为外周细支气管壁增厚，细支气管扩张伴分泌物滞留，表现为小叶中心性支气管结节影；间接征象为外周细支气管扩张、肺膨胀不全、肺密度明显不均匀，高通气与低通气区混合（称马赛克灌注征）、气体滞留征。这些改变主要在双下肺和胸膜下。马赛克征（mosaic 征），即肺密度降低区与密度增高区镶嵌分布，是小气道损伤的最重要征象。马赛克征的出现高度提示 BO 的可能，但马赛克灌注并无特异性，在多种完全不同的弥漫肺部疾病中都是首要的异常征象。CT 呼气相上的气体滞留征诊断 BO 的敏感性及准确率最高，文献报道几乎 100% BO 患者有此征象。有报道，儿童患者可采用侧卧等方式代替动态 CT 扫描。

3. 肺功能　特异性表现为不可逆的阻塞性通气功能障碍，即呼气流量明显降低。气流受限是早期变化，用力肺活量 25% ~ 75% 水平的平均呼气流量（FEF 25% ~ 75%）在检测早期气道阻塞方面比第一秒用力呼气容积（FEV1）更敏感，在 BO 患儿显示明显降低，可小于 30% 预计值。

4. 支气管激发试验　BO 与哮喘一样存在气道高反应性，但二者对醋甲胆碱和腺苷 – 磷酸（AMP）支气管激发试验的反应不同。哮喘对直接刺激剂醋甲胆碱、间接刺激剂 AMP 均阳性，而 BO 对醋甲胆碱只有部分阳性，而且是短暂的，对 AMP 呈阴性反应。

5. 动脉血气　严重者出现低氧血症，血气可用来评估病情的严重程度。

6. 肺通气灌注扫描　BO 患儿肺通气灌注扫描显示斑块状分布的通气、血流灌注减少。王维等对 11 例患儿进行肺通气灌注扫描显示，双肺多发性通气血流灌注受限，以通气功能受限为著，其结果与患儿肺 CT 的马赛克灌注征相对应，且较 CT 敏感，认为该测定是一项对 BO 诊断及病情评估有帮助的检查。

7. 纤维支气管镜及肺泡灌洗液细胞学分析　可利用纤维支气管镜检查除外气道发育畸形，也可进行支气管黏膜活检。有研究提示，BO 与肺泡灌洗液中性粒细胞升高相关，也有学者认为灌洗液中性粒细胞的增加为 BO 的早期标志，但还不能用于诊断 BO。

8. 肺活检　这是 BO 诊断金标准，但由于病变呈斑片状分布，肺活检不但有创而且不一定取到病变部位，故其儿科应用受到限制。

（五）鉴别诊断

1. 哮喘　BO 和哮喘均有喘息表现，且 BO 胸片多无明显异常，易误诊为哮喘。哮喘患儿胸部 HRCT 可出现轻微的磨玻璃样影或马赛克征，易误诊为 BO，故可根据喘息对支气管扩张剂和激素的治疗反应、过敏性疾病史或家族史、HRCT 的表现等对这两种疾病进行综合判断鉴别。

2. 弥漫性泛细支气管炎　绝大多数该病患儿有鼻窦炎，胸部 HRCT 显示双肺弥漫性小叶中心性结节状和支气管扩张，而非马赛克征和气体闭陷征。

3. 特发性肺纤维化　特发性肺纤维化又称 Hamman–Rich 综合征。起病隐匿，多呈慢性经过，临床以呼吸困难、发绀、干咳较为常见，多有杵状指（趾）。X 线胸片呈广泛的颗粒或网点状阴影改变，肺功能为限制性通气障碍伴肺容量减少。

（六）治疗

目前还没有公认的 BO 治疗准则，缺乏特效治疗，主要是对症支持。

1. 糖皮质激素　对激素应用剂量、疗程和方式仍然存在争议。未及时使用激素的 BO 病例几乎均遗留肺过度充气、肺膨胀不全和支气管扩张，并且肺功能逐渐恶化。吸入激素可降低气道高反应，避免全身用药的副反应，但实际上如果出现了严重呼吸道阻塞，则气溶胶无法到达肺周围组织，故有人提议加大吸入剂量（二丙酸倍氯米松 >1 500g），但缺乏安全性依据。针对严重 BO 患儿，有研究静脉应用甲泼尼龙 30mg/（kg · d），连用 3 天，每月 1 次，可减少长期全身用药的副反应。9 例骨髓移植后 BO 患儿接受大剂量甲泼尼龙冲击治疗 10mg/（kg·d），连用 3 天，每月 1 次（平均 4 个月），辅以吸入激素治疗，临床症状消失，肺功能稳定。有学者建议口服泼尼松 1 ~ 2mg/（kg·d），1 ~ 3 个月后逐渐减量，以最小有效量维持治疗；病情较重者在治疗初期予甲泼尼龙 1 ~ 2mg/（kg·d）静脉滴注，3 ~ 5 天后改为口服；同时采用布地奈德雾化液 0.5 ~ 1.0mg/ 次，每日 2 次，或布地奈德气雾剂 200 ~ 400r/d 吸入治疗。

2. 支气管扩张剂　随 BO 病情进展，肺功能可由阻塞性通气功能障碍变为限制性或混合性通气功能障碍，对合并限制性通气功能障碍患儿，支气管扩张剂可部分减少阻塞症状，对肺功能试验有反应和（或）临床评估有反应患儿可应用。长效 β_2 受体激动剂可作为减少吸入或全身激素用量的联合用药，不单独使用。文献提出，对支气管扩张剂有反应是长期应用激素的指标。

3. 其他

（1）抗生素：BO 患儿易合并呼吸道细菌感染，应针对病原选择抗生素。对于伴广泛支气管扩张的 BO 患儿更需要抗生素治疗。大环内酯类抗生素，特别是阿奇霉素在抗菌活性之外，还有抗炎特性，对部分 BO 患者有效，可改善肺功能。

（2）氧疗：吸氧浓度要使氧饱和度维持在 0.94 以上（氧合指数 0.25 ~ 0.40）。

（3）纤支镜灌洗：有研究观察了 8 例 BO 患儿纤支镜灌洗效果，提出纤支镜灌洗对 BO 病情的恢复无帮助。

（4）肺部理疗：主要适应证是支气管扩张和肺不张，可降低支气管扩张相关问题的发生率，避免反复细菌感染。

（5）外科治疗：①肺或肺叶切除：对于伴局部支气管扩张或慢性肺叶萎陷的 BO 患儿，受累肺叶切除可避免肺部感染的频发和加重。文献报道 1 例累及单侧肺的 BO 患儿，在保守治疗无效后行单侧肺切除后效果较好。②肺移植：肺移植为处于终末阶段的 BO 患儿提供了长期存活的机会。持续存在的严重气流阻塞，伴有肺功能降低和越来越需要氧气支持的 BO 患儿可考虑肺移植。

（6）营养支持：提供足够热量和能量的支持疗法，尽可能让患儿身高、体重达到同年龄儿童的水平。

4. 纤支镜灌洗　有人观察了 8 例 130 患儿纤支镜灌洗的效果，提出纤支镜灌洗对 BO 病情的恢复没有帮助。

5. 肺部理疗　肺部理疗对于 BO 患儿主要的适应证是针对支气管扩张和肺不张的治疗。目的是为了减少支气管扩张相关问题的发生率和避免反复的细菌感染。

6. 外科治疗

（1）肺或肺叶切除：对于伴有局部支气管扩张或慢性肺叶萎陷的患儿，受累肺叶切除可避免肺部感染的频发和加重，减少理疗的需求。文献报道 1 例累及单侧肺的 BO，在保守治疗无效后行单侧肺切除后效果较好。

（2）肺移植：儿科肺移植的发展给一些处于终末阶段的肺疾病（包括 BO 在内）患儿提供了长期存活的机会。持续存在的严重的气流阻塞状态，伴有肺功能降低和越来越需要氧气支持的 BO 患儿可考虑肺移植。

第四节　支气管哮喘

支气管哮喘（简称哮喘）是一种常见的全球性小儿呼吸道变态反应性疾病，近年来对其病因、发病机制、病理改变及防治等方面的研究，都取得了较大进展，尤其 GINA 的制定和推广，使哮喘防治进一步规范化，并已见显著成效。但发病率仍呈上升趋势，全球已有 3 亿人患哮喘，死亡率徘徊不降，给儿童健康和社会造成严重危害和负担，成为全球威胁人类健康最常见的慢性肺部疾患之一，已引起社会各界关注。

哮喘是一种以嗜酸性粒细胞、肥大细胞等多种炎症细胞和细胞因子、炎性介质共同参与形成的气道慢性变应性炎症，对易感者，此类炎症使之对各种刺激物具有高度反应性，并可引起气道平滑肌功能障碍，从而出现广泛的不同程度的气流受限。临床表现为反复发作性喘息、呼吸困难、咳嗽、胸闷等，有的以咳嗽为主要或唯一表现，这些症状常在夜间或晨起发生或加剧。可经治疗缓解或自行缓解。

由于地区和年龄的不同及调查方法和诊断标准的差异，世界各地哮喘患病率相差甚大，如新几内亚高原几乎无哮喘，而特里斯坦－达库尼亚岛上的居民则高达50%。从总体患病率来看，发达国家（如欧、美、澳等）患病率高于发展中国家（如中国、印度等）。一般在0.1%～14%之间。据美国心肺血液研究所报道，1987年哮喘的人群患病率较1980年上升了29%，该时期以哮喘为第一诊断的病死率增加了31%。国内20世纪50年代上海和北京的哮喘患病率分别为0.46%和4.59%，至80年代分别增至0.69%和5.29%。90年代初期全国27省市0～14岁儿童哮喘患病率情况抽样调查结果，患病率为0.11%～2.03%，平均1.0%。10年后累计患病率达1.96%（0.5%～3. 33%）增加1倍。山东省调查不同地理环境中984 131名城乡人群，儿童患病率为0.80%，明显高于成人（0.40%），均为农村高于城市，丘陵地区＞内陆平原＞沿海地区，并绘出了山东省哮喘病地图。但10年后济南、青岛两市调查结果显示，患病率也升高1倍多。性别方面，儿童期男＞女，成人则相反。年龄患病率3岁内最高，随年龄增长逐渐降低。首次起病在3岁之内者达75.69%。呼吸道感染是首次发病和复发的第一位原因。

一、病因

哮喘的病因复杂，发病机制迄今未全阐明，不同病因引起哮喘的机制不尽一致，现介绍如下。

（一）内因

哮喘患者多属过敏性体质（旧称泥膏样或渗出性素质），即特应性体质，存在气道高反应性，其特点是：体态肥胖，易患湿疹、过敏性皮炎和药物、食物过敏，婴儿期IgA较低，易患呼吸道感染或顽固性腹泻。血清IgE升高，嗜酸性粒细胞等有较多IgE受体。机体免疫功能，尤其是细胞免疫障碍，Ts细胞减少，Th细胞增多，尤其Th2类细胞因子亢进。抗体水平失衡。微量元素失调，主要是Zn降低，使免疫功能下降。A型血哮喘患儿明显高于其他型血者，乃由于其气道含较多ABH血型物质，易发生Ⅰ型变态反应。此外哮喘患儿内分泌失调，雌二醇升高，皮质醇、孕酮水平下降。有较高的阳性家族过敏史和过敏源皮试阳性率，迷走神经功能亢进，β_2受体反应性下降，数量减少，β/α比例紊乱等，这些内因是可以遗传的，其遗传因素在第6对染色体的HLA附近。近年研究发现尚与其他多种染色体有关。这是发生哮喘的先决条件。有人对985例哮喘儿童进行家系调查，64.68%的患儿有湿疹等变应性疾病史；42.15%有哮喘家族史，而且亲代愈近，患病率愈高，有家族聚集现象，属于多基因遗传病，遗传度80%。此外早期喘息与肺发育较小、肺功能差等有关。

（二）外因

也是哮喘发生的必备条件。

1. 变应原　变态反应学说认为，哮喘是由IgE介导的Ⅰ型变态反应性疾病。变应原作用于机体后，使机体致敏，并产生IgE，当再次接触相应抗原后，便与肥大细胞上的IgE结合，通过“桥联作用”，Ca^{2+}流入细胞内，激活细胞内的酶，溶酶体膜溶解，使其脱颗粒，释放出组胺等过敏介质，发生哮喘。引起哮喘的变应原种类繁多，大体可分为吸入性、食物性和药物性等三类，如屋尘、螨、花粉、真菌、垫料、羽毛等吸入性变应原和奶、鱼、肉、蛋、瓜果、蔬菜等食物性过敏源及阿司匹林类解热镇痛药、青霉素类等药物，此外SO_2、DDV、油漆、烟雾、环氧树脂等亦可诱发哮喘。近年房屋装修，甲醛、油漆等有害物质致空气污染，已成为哮喘发生的又一常见原因。饮食结构的变化、工业污染、汽车废气及生态环境的变化等与哮喘患病率增加也均有关系。

2. 呼吸道感染　这是哮喘的又一重要原因，其发病机制复杂，病原体本身就是一种变应原，并且感染可以因为气道黏膜损伤，免疫功能低下，气道反复感染，形成恶性循环，导致气道反应性增高。据有学者对2 534例哮喘的调查，91.91%的首次病因和74.29%的复发诱因是感染，尤其是呼吸道病毒感染。近年研究业已证明RSV毛支炎患儿，鼻咽部RSV-IgE和组胺水平及嗜碱性粒细胞脱颗粒阳性率均增高，其他如腺病毒、hMPV、麻疹病毒、副流感病毒、百日咳杆菌、肺炎支原体、衣原体、曲菌等真菌感染均可引起哮喘，鼻窦炎与哮喘关系也非常密切。

3. 其他　运动约90%的哮喘患儿由运动而激发，这可能系气道冷却或纤毛周围呈现暂时性高渗状态，促使炎症细胞产生并释放过敏性介质所致。大哭、大笑等剧烈情绪波动，精神过度紧张（如考试）或创伤及冷空气刺激、气候骤变、气压降低等及咸、甜饮食均可诱发哮喘。胃－食管反流是夜间哮喘发作的主要原因之一。

二、临床表现

轻重悬殊。夜间或晨起发作较多或加重。轻者仅咳嗽、喷嚏、流涕，年长儿可诉胸闷。重者则喘息，严重呼气性呼吸困难（婴幼儿呼气相延长可不明显）和哮鸣音。有的只有顽固性咳嗽，久治不愈。并发感染时可有发热，肺部水泡音（但咳黄痰不一定都是细菌感染）。喘息程度与气道梗阻程度并不平行，当严重气道狭窄时，因气流量减少，喘鸣及呼吸音反减弱，此乃危笃征兆，有时易被误认为减轻。

哮喘可分为急性发作期、慢性持续期（指虽无急性发作，但在较长时间内总是不同频度和程度地反复出现喘息、咳嗽、胸闷等症状的状态）和缓解期（即症状体征消失，肺功能正常并维持4周以上）。

1. 典型哮喘　可分为三期。第一期为发作性刺激性干咳，颇似异物所致的咳嗽，但气道内已有黏液分泌物，可闻少量哮鸣音；第二期可见咳出白色胶状黏痰（亦可略稀带泡沫），患儿烦躁不安，面色苍白，大汗淋漓，可有发绀，气喘加重，呼气延长，哮鸣音多，可掩盖心音，远处可闻，三凹征（+）。婴儿喜伏于家长肩头，儿童多喜端坐，胸廓膨满，叩诊过清音，膈肌下降，心浊音界不清；第三期呼吸困难更严重，呼吸运动弱，有奇脉，肝大、水肿，终致急性呼吸衰竭或窒息，甚至猝死，但绝大多数患儿上述三期表现是可逆的。

2. 病情严重程度分级　我们将国内标准略加补充更切实可行，即轻症：仅有哮鸣音且呼吸困难轻，每月发作<1次，摒除变应原或其他激发因素后，喘息可被一般支扩剂控制，不影响正常生活；中症：呼吸困难较重，一月发作1次左右；或轻度发作，但次数较频（几乎每天发作），排除变应原及其他激发因素后，用一般支扩剂喘息部分缓解，活动受限，有时需用激素改善症状；重症：呼吸困难严重，每月发作1次以上，或反复频繁的中度呼吸困难，排除变应原和其他激发因素后，哮喘无明显改善，一般支扩剂无效，严重影响正常生活，需经常住院或使用激素控制症状；危急：哮鸣音明显减少或消失，血压降低，奇脉，意识模糊，精神错乱，体力明显耗竭，有呼酸并代酸，心电图示电轴右偏或P波高尖，需要进行急救治疗。此外，无论发作次数多少，凡依赖激素改善症状者，均为中、重度，每日需泼尼松10mg以上的激素依赖者或发作时有意识障碍者均为重症。

三、诊断与鉴别诊断

（一）诊断

详尽的病史及典型症状不难诊断。轻症及不典型病例，可借助辅助检查确诊。

1. 病史采集　①询问是否有过典型哮喘表现，并除外其他喘息性疾患。问明首次发病的年龄、病情、持续时间、每次复发的诱因和居住环境是否阴暗、潮湿、空气污浊及生活习惯；家中是否养猫、狗、鸟等；发病先兆、起病缓急、持续时间、有无受凉、发热等上感表现；常用治疗措施及缓解方法。②特应症病史及Ⅰ、Ⅱ级亲属中过敏史：如湿疹、皮炎、过敏性鼻炎、咽炎、结膜炎，药物、食物过敏，反复呼吸道感染及慢性腹泻史；家族中有无上述疾病史和哮喘、气管炎史等。③发病诱因：何时、何种环境下发病，寻找环境中可疑变应原；与运动、情绪、劳累、冷空气、烟尘、DDV、油漆、食物及上感等的关系等。

2. 辅助检查　①血液：外源性哮喘血嗜酸性粒细胞数升高，常$>0.3\times10^9$/L，嗜碱性粒细胞$>0.033\times10^9$/L，嗜碱性粒细胞脱颗粒试验阳性，并发感染时可见中性粒细胞数升高。血电解质一般无异常。②痰液及鼻分泌物：多呈白色泡沫状稀黏痰或胶冻状痰，嗜酸性粒细胞明显增多，并发感染时痰成黄或绿色，中性粒细胞为主，大量嗜酸性粒细胞可使痰变棕黄色。显微镜下可见库什曼螺旋体和夏科—

雷登晶体。③X线胸片检查：少数可正常，多有肺纹理粗乱，肺门阴影紊乱、模糊，发作期可有肺不张、肺气肿，右心肥大等表现，并感染时可有点片状阴影。④肺功能：缓解期以小气道病变常见，发作期可见阻塞性通气功能障碍。肺活量降低，残气量增加等。峰流速仪测定PEER简单易行，实用价值大，可估计病情，判定疗效，自我监测，诊断轻型和不典型哮喘。正常或轻症的PEF应 > 预计值或本人最佳值的80%，24h变异率<20%；其PEF为预计值的60% ~ 80%，变异率为20% ~ 30%为中症；PEF和FEV，有高度相关性，可代替后者。⑤血气分析：对估计气道梗阻程度及病情、指导治疗均有重大意义。轻度哮喘：血气正常，每分钟通气量稍增加（Ⅰ级），或$PaCO_2$轻度下降，血pH轻度升高，每分钟通气量增加（Ⅱ级）；中度哮喘（Ⅲ级）：V/Q比例失调，PaO_2下降，$PaCO_2$仍略低；严重哮喘（Ⅳ级）：PaO_2进一步下降，$PaCO_2$“正常或略升高”，提示气道阻塞严重，易误认为病情好转；晚期哮喘（Ⅴ级）：出现Ⅱ型呼衰的血气表现和酸中毒。pH <7.25表示病情危笃，预后不良。⑥支气管激发或扩张试验或运动激发试验的测定。⑦变应原测定；⑧免疫功能检查示总IgE升高或特异性IgE升高；⑨其他：还可根据条件及病情测ECP等炎性介质及CKs、IL-4、IL-5、β_2受体功能、内分泌功能、血清前列腺素水平、微量元素及cAMP/cGMP等。

3. 诊断标准

（1）儿童哮喘：①反复发作喘息、气促、胸闷或咳嗽，多与接触变应原、冷空气、物理或化学刺激、呼吸道感染、运动及甜、咸食物等有关。②发作时双肺闻及弥漫或散在哮鸣音，呼气多延长。③支气管扩张剂有显著疗效。④除外其他引起喘息、胸闷和咳嗽的疾病。

需要说明的是：①喘息是婴幼儿期的一个常见症状，故婴幼儿期是哮喘诊治的重点。但并非婴幼儿喘息都是哮喘。有特应质（如湿疹、过敏性鼻炎等）及家族过敏史阳性的高危喘息儿童，气道已出现变应性炎症，其喘息常持续至整个儿童期，甚至延续至成年后。但是无高危因素者其喘息多与ARI有关，且多在学龄前期消失。②不能确诊的可行：哮喘药物的试验性治疗，这是最可靠的方法；可用运动激发试验，如阳性，支持哮喘诊断；对于无其他健康方面问题的儿童出现夜间反复咳嗽或患儿感冒“反复发展到肺”或持续10天以上或按哮喘药物治疗有效者应考虑哮喘的诊断，而不用其他术语，这种可能的“过度”治疗远比反复或长期应用抗生素好；更要注意病史和X线排除其他原因的喘息，如异物、先天畸形、CHD、囊性纤维性变、先天免疫缺陷、反复牛奶吸入等。

（2）咳嗽变异性哮喘：即没有喘鸣的哮喘：①咳嗽持续或反复发作 >1月，常于夜间或清晨发作，运动、遇冷空气或特殊气味后加重，痰少；临床无感染征象或经较长期抗感染治疗无效。②平喘药可使咳嗽缓解；③有个人或家族过敏史或变应原试验阳性。④气道有高反应性（激发试验阳性）。⑤排除其他引起慢性咳嗽的疾病。

（二）鉴别诊断

1. 毛细支气管炎　又称喘憋性肺炎，是喘息常见病因，可散发或大流行，多见于1岁内尤其2 ~ 6个月小儿，系RSV等病毒引起的首次哮喘发作，中毒症状和喘憋重，易并发心衰、呼衰等，对支扩剂反应差，可资鉴别。但在特应质、病理改变及临床表现方面与哮喘相似，且有30%以上发展为哮喘。

我们曾长期随访RSV毛支炎，约70%发展为喘支，25% ~ 50%变为哮喘，其高危因素为：较强的过敏体质和家族过敏史，血清IgE升高，变应原皮试阳性，细胞免疫低下和反复呼吸道感染等。

2. 喘息性支气管炎　国外多认为喘支属于哮喘范围。其特点是：多见于1 ~ 4岁儿童，是有喘息表现的气道感染，有发热等表现，抗感染治疗有效，病情较轻，无明显呼吸困难，预后良好，多于4 ~ 5岁后发作减少，症状减轻而愈。因此与过敏性哮喘有显著区别。但在临床症状、气道高反应性、特应性及病理变化等多方面与哮喘，尤其感染性哮喘有共同之处，且有40%以上的患儿移行为哮喘。新近有人指出：3岁内小儿感染后喘息，排除其他原因的喘息后，就是哮喘，是同一疾病在不同年龄阶段的表现形式。

3. 心源性哮喘　小儿较少见。常有心脏病史，除哮鸣音外，双肺大量水泡音，咳出泡沫样血痰及心脏病体征，平喘药效果差，吗啡、哌替啶治疗有效。心电图、心脏彩色多普勒超声检查有的发现心脏异常。当鉴别困难时可试用氨茶碱治疗，禁用肾上腺素和吗啡等。

4. 支气管狭窄或软化　多为先天性，常为出生后出现症状，持续存在，每于感冒后加重，喘鸣为双相性。CT、气道造影或纤支镜检查有助诊断。

5. 异物吸入　好发于幼儿或学龄前儿童，无反复喘息史，有吸入史；呛咳重，亦可无，有持续或阵发性哮喘样呼吸困难，随体位而变化，以吸气困难和吸气性喘鸣为主。多为右侧，可听到拍击音，X线可见纵隔摆动或肺气肿、肺不张等，若阴性可行纤支镜检查确诊。

6. 先天性喉喘鸣　系喉软骨软化所致。生后7～14天出现症状，哭闹或呼吸道感染时加重，俯卧或抱起时可减轻或消失，随年龄增大而减轻，一般2岁左右消失。

7. 其他　凡由支气管内阻塞或气管外压迫致气道狭窄者，均可引起喘鸣，如支气管淋巴结核、支气管内膜结核、胃食管反流、囊性纤维性变、肺嗜酸细胞浸润症、嗜酸细胞性支气管炎、原发性纤毛运动障碍综合征、支气管肺曲菌病、肉芽肿性肺疾病、气管食管瘘、原发免疫缺陷病、纵隔或肺内肿瘤、肿大淋巴结、血管环等。可通过病史、X线、CT等检查予以鉴别。

四、治疗

1. 治疗目的　缓解症状，改善生活质量，保证儿童正常身心发育，防止并发症，避免治疗后的不良反应。

2. 防治原则　去除诱（病）因，控制急性发作，预防复发，防止并发症和药物不良反应以及早诊断和规范治疗等。

3. 治疗目标　①尽可能控制哮喘症状（包括夜间症状）。②使哮喘发作次数减少，甚至不发作。③维持肺功能正常或接近正常。④ β_2受体激动剂用量减至最少，乃至不用。⑤药物不良反应减至最少，甚至没有。⑥能参加正常活动，包括体育锻炼。⑦预防发展为不可逆气道阻塞。⑧预防哮喘引起的死亡。因此哮喘治疗必须坚持“长期、持续、规范和个体化”原则。

（一）急性发作期的治疗

主要是抗感染治疗和控制症状。

1. 治疗目标　①尽快缓解气道阻塞。②纠正低氧血症。③合适的通气量。④恢复肺功能，达到完全缓解。⑤预防进一步恶化和再次发作。⑥防止并发症。⑦制定长期系统的治疗方案，达到长期控制。

2. 治疗措施

（1）一般措施：①保持气道通畅，湿化气道，吸氧使 SaO_2 达92%以上，纠正低氧血症。②补液：糖皮质激素和 β_2受体激动剂均可致使低钾，不能进食可致酸中毒、脱水等，是哮喘发作不缓解的重要原因，必须及时补充和纠正。

（2）迅速缓解气道痉挛：①首选氧或压缩空气驱动的雾化吸入，0.5%万托林每次0.5～1mL/kg（特布他林每次300μg/kg），每次最高量可达5mg和10mg。加生理盐水至3mL，初30min～1h 1次，病情改善后改为q6h。无此条件的可用定量气雾剂加储雾罐代替，每次2喷，每日3～4次。亦可用呼吸机的雾化装置。无储雾罐时可用一次性纸杯代替。②当病情危重，呼吸浅慢，甚至昏迷，呼吸心跳微弱或骤停时或雾化吸入足量 β_2受体激动剂＋抗胆碱能药物＋全身用皮质激素未控制喘息时，可静滴沙丁胺醇[0.1～0.2μg/（kg·min）]，或用异丙肾上腺素代替。③全身用激素：应用指征是中、重度哮喘发作，对吸入 β_2激动剂反应欠佳；长期吸激素患者病情恶化或有因哮喘发作致呼衰或为口服激素者，应及时、足量、短期用，一般3～4天，不超过7天，至病情稳定后以吸入激素维持。④中重度哮喘：用 β_2激动剂+0.025%的异丙托品（每次<4岁0.5mL，≥4岁1.0mL），q4～6h。⑤氨茶碱，3～4mg/kg，≯每次250mg，加入10%葡萄糖中缓慢静脉注射（≮20min），以0.5～1mg/（kg·h）的速度维持，每天≯24mg/kg，亦可将总量分4次，q6h，静脉注射，应注意既往用药史，最好检测血药浓度，以策安全。⑥还可用 $MgSO_4$、维生素 K_1、雾化吸入呋塞米、利多卡因、普鲁卡因、硝普钠等治疗。

（3）人工通气。

（4）其他：①抗感染药仅在有感染证据时用。②及时发现和治疗呼衰、心衰等并发症。③慎用或禁用镇静剂。④抗组胺药及祛痰药无确切疗效。

（5）中医药：可配合中医辨证论治，如射干麻黄汤、麻地定喘汤等加减或用蛤蚧定喘汤、桂龙咳喘宁等。

（二）慢性持续期的治疗

按 GINA 治疗方案进行。①首先根据病情判定患者所处的级别，选用哪级治疗。②各级均应按需吸入速效 β_2 受体激动剂。③表中 ICS 量为每日 BDP 量，与其他 ICS 的等效剂量为：BDP 250μg ≈ BUD 200μg ≈ FP 125μg。④起始 ICS 剂量宜偏大些。⑤每级、每期都要重视避免变应原等诱因。

1. 升级　如按某级治疗中遇变应原或呼吸道感染等原因，病情加重或恶化，经积极治疗病因，仍不见轻时，应立即升级至相应级别治疗。

2. 降级　如按某级治疗后病情减轻达到轻的一级时要经至少 3 个月维持并评估后（一般 4 ~ 6 个月），再降为轻一级的治疗。

（三）缓解期的防治（预防发作）

1. 避免接触变应原和刺激因素　对空气和食物中的变应原和刺激因素，一旦明确应尽力避免接触，如对屋尘过敏时可认真清理环境，避开有尘土的环境，忌食某些过敏的食物。对螨过敏者除注意卫生清扫外，可用杀螨剂、防螨床罩或核糖霉素喷洒居室。阿司匹林等药物过敏者可用其他药物代替。对猫、狗、鸟等宠物或花草、家具过敏的，可将其移开或异地治疗。

2. 保护性措施　患儿应生活有规律，避免过劳、精神紧张和剧烈活动，进行三浴锻炼，尤其耐寒锻炼，积极防治呼吸道感染，游泳、哮喘体操、跳绳、散步等运动有利于增强体质和哮喘的康复，但运动量以不引起咳、喘为限，循序渐进，持之以恒。

3. 提高机体免疫力　根据免疫功能检查结果选用增强细胞、体液和非特异性免疫功能的药物，如普利莫（即万适宁）、斯奇康、乌体林斯、气管炎菌苗片、静注用丙种球蛋白、转移因子、胸腺素、核酪、多抗甲素、复合蛋白锌等锌剂、胎盘脂多糖及玉屏风颗粒、黄芪颗粒、还尔金、儿康宁、固本咳喘片、组胺球蛋白（亦称抗过敏球蛋白）等。

4. 减敏疗法

（1）特异减敏疗法：旧称脱敏疗法，通过小剂量抗原反复注射而使机体对变应原的敏感性降低。需先进行皮试，根据阳性抗原种类及强度确定减敏液起始浓度。该疗法疗效肯定，但影响因素较多，且疗效长，痛苦大，有时难以坚持到底。目前已有进口皮试抗原和脱敏液，安全、有效可应用，但价格较贵。新近还从国外引进百康生物共振变应原检测治疗仪，对哮喘等过敏性疾病有良好疗效。

（2）非特异减敏疗法：所用方法不针对某些具体抗原，但起到抗炎和改善过敏体质作用，常用的如细胞膜稳定剂色甘酸钠、尼多酸钠、曲尼斯特及抗组胺药氯雷他定（开瑞坦）、西替利嗪（仙特明）、阿伐斯汀（新敏乐）等及酮替芬、赛庚啶、特非那定等。甲氨蝶呤、雷公藤总甙、环胞素 A 对防治哮喘亦有较好效果，但因不良反应大，不常规应用。最重要和最常用的药物当属肾上腺皮质激素。主要是吸入给药。

五、预后

多数患儿经正规合理治疗可完全控制，像健康儿童一样生活。大部分婴幼儿哮喘随年龄增长逐渐减轻，至 4 ~ 5 岁后不再发作，其他患儿在青春期前后随着内分泌的剧烈变化，呈现一种易愈倾向，尤以男孩为著，故至成人期，两性差异不大或女多于男，因此总的预后是好的，但仍有部分患儿治疗无效或死亡。其病死率在日本为 1.3% ~ 6.5%，美国儿童哮喘的死亡率为 1.1/10 万（1972 年），国内 10 年住院儿童哮喘病死率为 0.13% ~ 0.44%。山东省儿童哮喘死亡率为 0.33/10 万。治疗失败的原因为：①医生及家长对哮喘的严重性估计不足，缺乏有效的监测措施。②肾上腺皮质激素用量不足或应用过晚。③治疗不当，如滥用 β_2 受体激动剂等。因此死亡中的多数是可避免的。总之不积极治疗、等待自愈和悲观失望、放弃治疗的想法都是不可取的。

第五节　细菌性肺炎

一、肺炎链球菌肺炎

肺炎链球菌常引起以肺大叶或肺节段为单位的炎症，但在年幼儿童，由于免疫功能尚不成熟，病菌沿支气管播散形成以小气道周围实变为特征的病变（支气管肺炎）。

年长儿童肺炎链球菌肺炎（pneumococcal pneumonia）的临床表现与成人相似。可先有短暂轻微的上呼吸道感染症状，继而寒战、高热，伴烦躁或嗜睡、干咳、气急、发绀及鼻扇、锁骨上、肋间隙及肋弓下凹陷等。可伴有铁锈色痰。早期常缺乏体征，多在 2 ~ 3d 后出现肺部实变体征。重症患儿可并发感染性休克、中毒脑病、脑水肿甚至脑疝。

婴儿肺炎链球菌肺炎的临床表现多变。常先有鼻塞、厌食等先驱症状，数天后突然发热、烦躁不安、呼吸困难、发绀，伴气急、心动过速、三凹征等。体格检查常无特征性，实变区域可表现叩诊浊音、管性呼吸音，有时可闻啰音。肺部体征在整个病程中变化较少，但恢复期湿啰音增多。右上叶累及时可出现颈强直。

外周血白细胞计数常增高，达 15×10^9 ~ 40×10^9/L，以中性粒细胞为主。多数患儿鼻咽分泌物中可培养出肺炎链球菌，但其致病意义无法肯定。如能在抗生素应用前进行血培养或胸水培养，具有一定的诊断意义。X 线改变与临床过程不一定平行，实变病灶出现较肺部体征早，但在临床缓解后数周仍未完全消散。年幼儿童实变病灶并不常见。可有胸膜反应伴渗出。

肺炎链球菌肺炎患儿 10% ~ 30% 存在菌血症，但由于抗生素的早期应用，国内血培养阳性率甚低。血清学方法，如测定患儿血清、尿液或唾液中的肺炎链球菌抗原可协助诊断，但也有研究者认为此法无法区别肺炎链球菌的感染和定植。最近有报道通过测定血清 Pneumolysin，抗体，或含有针对肺炎链球菌种特异荚膜多糖、型特异荚膜多糖复合物、蛋白抗原 Pneumolysin 抗体的循环免疫复合物进行诊断，但在婴儿，其敏感性尚嫌不足。亦可通过聚合酶链反应检测胸水或血中的肺炎链球菌 DNA 协助诊断。肺炎链球菌肺炎的临床表现无法与其他病原引起的肺炎相鉴别。此外，年长儿右下叶肺炎常由于刺激横膈引起腹痛，需与急性阑尾炎鉴别。

肺炎链球菌耐药性问题已引起普遍关注。在一些国家及我国台湾地区耐青霉素菌株已高达 50% ~ 80%。我国内陆各地区肺炎链球菌耐药情况有较大差异，2000 年监测资料表明，北京为 14%，上海 35.7%，而广州高达 60%。对青霉素敏感株仍可选用青霉素 G 10 万 U/（kg · d）治疗，但青霉素低度耐药株（MIC 为 2.0 ~ 4.0 μg/mL）应加大青霉素剂量至 10 万 ~ 30 万 U/（kg · d），以上治疗无效、病情危重或高度耐药者（MIC>4.0 μg/mL）应选用第三代头孢霉素，如头孢噻肟、头孢曲松或万古霉素。

二、流感嗜血杆菌肺炎

流感嗜血杆菌（Hi）肺炎（hemophilus influenzae pneumonia）常见于 5 岁以下婴儿和年幼儿童。应用特异性免疫血清可将 Hi 分为 a ~ f 6 型，其中以 b 型（Hib）致病力最强。由于 Hib 疫苗的接种，20 世纪 90 年代以后美国等发达国家 Hib 所致肺炎下降了 95%。近年来也有较多非 b 型 Hi 感染的报道。

本病临床表现无特异性。但起病多较缓慢，病程可长达数周之久。幼婴常伴有菌血症，易出现脓胸、心包炎等化脓性并发症。外周血白细胞计数常中度升高。多数患儿 X 线表现为大叶性或节段性病灶，下叶多受累。幼婴常伴胸膜受累。本病诊断有赖于从血、胸水或肺穿刺液中分离到病菌。由于 Hi 在正常人群的咽部中有一定的携带率，托幼机构中更高，因而呼吸道标本诊断价值不大。

治疗时必须注意 Hi 的耐药问题。目前分离的 Hi 主要耐药机制是产生 β－内酰胺酶，美国、我国香港等地 Hi 菌株产酶率已高达 30% 以上。国内各地关于氨苄西林耐药率和产酶率差异较大。如对病菌不产酶，可使用氨苄西林，如不能明确其是否产酶，首选头孢噻肟、头孢曲松等。如最初反应良好，可改为口服，疗程为 10 ~ 14d。在大环内酯类中，阿奇霉素、克拉霉素对 Hi 有较好的敏感性。

三、葡萄球菌肺炎

葡萄球菌肺炎（staphylococcal pneumonia）多发生于新生儿和婴儿。Goel 等报道 100 例患儿中，1 岁以内占 78%，平均年龄 5 个月。金黄色葡萄球（金葡菌）和表皮葡萄球菌均可致病，但以前者致病最强。由于金葡菌可产生多种毒素和酶，具有高度组织破坏性和化脓趋势，因而金葡菌肺炎以广泛出血性坏死、多发性小脓肿形成特点。

临床上以起病急、发展快、变化大、化脓性并发症多为特征。一开始可有 1 ~ 2 天的上呼吸道感染症状，或皮肤疖肿史，病情迅速恶化，出现高热、咳嗽、呻吟、喘憋、气急、发绀，肺部体征出现较早。易出现脓胸、脓气胸、肺大疱等并发症。外周血白细胞计数常明显升高，以中性粒细胞为主。可伴轻至中度贫血。胸片改变特点：发展快、变化多、吸收慢。肺部病灶可在数小时内发展成为多发性小脓肿或肺大疱，并出现脓胸、脓气胸等并发症。X 线改变吸收缓慢，可持续 2 个月或更久。

1 岁以下尤其是 3 月龄以内的小婴儿，如肺炎病情发展迅速，伴肺大疱、脓胸或肺脓肿形成者应高度怀疑本病。在抗生素使用前必须进行痰、鼻咽拭子、浆膜腔液、血液或肺穿刺物的培养。痰或胸水涂片染色可发现中性粒细胞和革兰阳性球菌呈葡萄串链状排列。血清中磷壁酸抗体测定可作为病原学诊断的补充。

合适的抗生素治疗和脓液的引流是治疗的关键。在获取培养标本后应立即给予敏感的杀菌药物，并足量、联合、静脉用药。疗程不少于 4 ~ 6 周，有并发症者适当延长。宜首选耐青霉素酶窄谱青霉素类，如苯唑西林等，可联合头孢霉素类使用。如为耐甲氧西林金葡菌（MRSA）引起，应选用万古霉素治疗。

四、链球菌性肺炎

A 组链球菌（group A streptococcus，GAS）主要引起咽炎等上呼吸道感染，但在出疹性疾病、流感病毒感染等情况下可发生链球菌肺炎（streptococcal pneumonia），多发生于 3 ~ 5 岁的儿童。B 组链球菌（GBS）则是新生儿肺炎的主要病原。

GAS 所致肺炎与肺炎链球菌肺炎的症状体征相似。常起病突然，以高热、寒战、呼吸困难为特点，也可表现为隐袭起病，过程轻微，表现咳嗽、低热等。

外周血白细胞计数常升高，血抗 O 抗体滴度升高有助于诊断。确定诊断有赖于从胸水、血或肺穿刺物中分离出链球菌。

首选青霉素 G 治疗，临床改善后改口服，疗程 2 ~ 3 周。

五、其他革兰阴性杆菌肺炎

常见的革兰阴性杆菌包括大肠埃希菌、肺炎克雷白杆菌、铜绿假单胞菌等。主要见于新生儿和小婴儿，常有以下诱因：①广谱抗生素的大量应用或联合应用。②医源性因素如气管插管、血管插管、人工呼吸机等的应用。③先天性或获得性免疫功能缺陷，如营养不良、白血病、恶性淋巴瘤、长期使用皮质激素或免疫抑制剂等。因而本病多为院内感染。

本病临床过程难以与其他细菌性肺炎鉴别。原有肺炎经适当治疗好转后又见恶化，或原发病迁延不愈，应怀疑此类肺部感染。诊断主要依靠气管吸出物、血或胸水培养结果。

多数革兰阴性杆菌耐药率较高，一旦诊断此类感染，宜首选第三代头孢霉素或复合 β－内酰胺类（含 β－内酰胺酶抑制剂）。如致病菌株产生超广谱 β－内酰胺酶（ESBL），应选用头孢霉素类、复合 β－内酰胺类，严重者选用碳青霉烯类抗生素如亚胺培南。

六、沙门菌肺炎

由伤寒、副伤寒、鼠伤寒或其他非伤寒沙门菌引起，发生于沙门菌感染的病程中，较为少见。多发于幼小婴儿。可表现为大叶性肺炎或支气管肺炎症状。较为特殊的表现为痰常呈血性或带血丝。在沙门菌感染的病程中，如发生呼吸道症状如咳嗽、气急，即使无肺部体征，也应进行摄片。如有肺炎改变应考虑为沙门菌肺炎（salmonella pneumonia）。

在美国，约 20% 沙门菌株对氨苄西林耐药。如病情严重、耐药情况不明，宜首选第三代头孢霉素，如头孢曲松、头孢噻肟等，如为敏感株感染则可用氨苄西林，或 SMZ–TMP 治疗。

七、百日咳肺炎

百日咳肺炎（pertussis pneumonia）由百日咳杆菌引起，多为间质性肺炎，亦可因继发细菌感染而引起支气管肺炎。患儿在百日咳病程中突然发热、气急，呼吸增快与体温不成比例，严重者可出现呼吸困难、发绀。肺部可闻及细湿啰音，或出现实变体征。剧烈咳嗽有时可造成肺泡破裂引起气胸、纵隔气肿或皮下气肿。

有原发病者出现肺炎症状较易诊断。继发细菌感染者应送检痰培养及血培养。

治疗首选红霉素，10 ~ 14d 为一疗程。必要时加用氨苄西林或利福平等。有报道用阿奇霉素 10mg/（kg · d）5d 或克拉霉素 10mg/（kg · d）7d 亦取得了良好疗效。百日咳高价免疫球蛋白正处于研究阶段，常规免疫球蛋白不推荐使用。

八、军团菌肺炎

军团菌病可暴发流行，散发病例则以机会感染或院内感染为主。多见于中老年人，但年幼儿也可发生。

军团菌肺炎（legionaire disease）是一种严重的多系统损害性疾病，主要表现为发热和呼吸道症状。外周血白细胞计数常明显升高，伴核左移。但由于其临床表现错综复杂，缺乏特异性，与其他肺炎难以区别。确诊必须依靠特殊的化验检查，如应用特殊培养基从呼吸道标本或血、胸水中分离出病菌；应用免疫荧光或免疫酶法测定上述标本中的军团菌抗原或血清标本中的特异抗体。β – 内酰胺类抗生素治疗无效有助于本病的诊断。

首选大环内酯类，如红霉素及阿奇霉素、克拉霉素、罗红霉素等，疗程为 2 ~ 3 周。可加用利福平。喹诺酮类和氨基糖苷类虽有较好的抗菌活性，但儿童期尤其是年幼儿童禁用。

九、厌氧菌肺炎

厌氧菌肺炎（anaerobic pneumonia）主要为吸入性肺炎，多发生于小婴儿，或昏迷患者。起病大多缓慢，表现为发热，咳嗽、进行性呼吸困难、胸痛，咳恶臭痰是本病的特征。也可有寒战、消瘦、贫血、黄疸等。本病表现为坏死性肺炎，常发生肺脓肿和脓胸、脓气胸。当患儿咳恶臭痰、X 线有肺炎或肺脓肿或脓胸时应考虑到本病可能。化验检查常有外周血白细胞计数和中性粒细胞比例的升高。确诊需傲气管吸出物厌氧菌培养。

抗生素可选用青霉素 G、克林霉素、甲硝唑等。应加强支持治疗。脓胸者需及时开放引流。

十、L 型菌肺炎

L 型菌肺炎是临床上难治性呼吸道感染的病原体之一。患儿常有肺炎不能解释的迁延发热，或原发病已愈，找不到继续发热的原因。病情多不重，β – 内酰胺类抗生素治疗无效。外周血白细胞计数大多正常。X 线改变无特异性，多呈间质性肺炎改变。普通培养阴性，L 型高渗培养基上培养阳性可确诊。治疗应采用兼治原型和 L 型菌的抗生素，如氨苄西林或头孢霉素类加大环内酯类。一般需治疗至体温正常后 10 ~ 14d，培养阴性为止。

十一、肺脓肿

肺脓肿（lung abscess）又称肺化脓症，由多种病原菌引起。常继发于细菌性肺炎，亦可为吸入性或血源性感染。由于抗生素的广泛应用，目前已较少见。起病急剧，有畏寒、高热，伴阵咳、咳出大量脓痰，病程长者可反复咯血、贫血、消瘦等。外周血白细胞计数和中性粒细胞升高，结合 X 线后前位及侧位胸片，诊断多不困难。痰培养、血培养可明确病原。怀疑金葡菌者宜首选苯唑西林或万古霉素；厌氧菌感染给予青霉素 G、克林霉素、哌拉西林钠、甲硝唑等。最好根据细菌培养和药物敏感试验结果选用。疗程要足，一般需 1 ~ 2 个月。

第六节　病毒性肺炎

一、呼吸道合胞病毒性肺炎

呼吸道合胞病毒（RSV）是婴儿下呼吸道感染的主要病原，尤其易发生于 2 ~ 4 月龄的小婴儿。一般以冬季多见，持续 4 ~ 5 个月。据观察，冬春季节 RSV 感染占 3 岁以下婴幼儿肺炎的 35% 左右。RSV 毛细支气管炎的发病机制尚不明确，但有证据表明，免疫损伤可能参与了其发病过程。

初期上呼吸道感染症状突出，如鼻塞、流涕，继而咳嗽、低热、喘鸣。随病情进展，出现呼吸困难、鼻扇、呼气延长、呼吸时呻吟和三凹征等。易并发急性心力衰竭。年龄小于 2 个月的患儿、低体温、高碳酸血症者易发生呼吸暂停。初期听诊呼吸音减弱、哮鸣音为主，而后可闻细湿啰音。X 线检查见肺纹理增粗或点片状阴影，部分见肺不张或以肺气肿为主要表现。外周血白细胞计数和分类一般无异常。鼻咽部脱落细胞病毒免疫荧光或免疫酶检查，均可在数小时内获得结果。急性期可有 RSV 特异 IgM 升高。年龄小、喘憋出现早是本病的特点，但确诊要靠血清学和病毒学检查。

二、腺病毒肺炎

腺病毒肺炎（adenoviral pneumonia）以腺病毒 3 型和 7 型为主。多发生于 6 个月至 2 岁的婴幼儿。近年来发病率已明显降低，病情减轻。起病大多急骤，先有上呼吸道感染症状。随后出现持续高热，咳嗽出现早，呈单声咳、频咳或阵咳，继而出现呼吸困难。肺部体征出现迟，多在高热 3 ~ 4d 后出现湿啰音。早期可出现中毒症状和多系统受累表现，如肝、脾肿大、嗜睡或烦躁不安，甚至中毒性脑病。外周血白细胞计数大多轻度减少。X 线改变以肺实变阴影及病灶融合为特点，其范围不受肺叶的限制。约 1/6 的病例可有胸膜炎，病灶吸收较慢，一般要 1 个月或更久。

根据上述临床表现，结合 X 线特点，诊断不难。根据血清学和病毒学检查结果可确诊。

三、流感病毒性肺炎

流感病毒性肺炎（influenza pneumonia）大多骤起高热，伴明显咳嗽、呼吸困难，肺部可闻细湿啰音。多数患儿有呕吐、腹泻，严重者可出现胃肠道出血、腹胀、甚至神经系统症状。X 线检查肺部可有斑片状或大片状阴影。

流行性感冒流行期间，有呼吸道症状和体征；非流行期间持续高热、抗生素治疗无效的肺炎均应考虑到本病可能。确诊有赖于血清学和病毒学检查。

四、副流感病毒性肺炎

副流感病毒性肺炎（para influenza pneumonia）易感对象为 3 个月至 1 岁的婴儿，其发病率仅次于 RSV。多有 3 ~ 5d 的中等程度发热或高热及呼吸困难、哮吼样咳嗽、三凹征、肺部干湿啰音等，但多数患儿表现较轻，一般无中毒症状，病程较短。X 线检查肺野可有小片状阴影。临床上无法与其他病毒性肺炎相区别，根据血清学和病毒学检查结果确定诊断。

五、巨细胞病毒性肺炎

巨细胞病毒（CMV）感染各年龄组均可发生，但巨细胞病毒性肺炎（cytomegalovirus pneumonia）以小婴儿居多。因属全身性感染，呼吸道症状常被掩盖。临床上常以呼吸、消化和神经系统症状为主。可有发热、气急、咳喘、腹泻、拒奶、烦躁等，伴肝、脾肿大，重者及新生儿患者可有黄疸、细小出血性皮疹、溶血性贫血等表现。肺部 X 线改变以间质性和小叶性病变为主。可通过测定呼吸道标本中的

CMV、血清中的 CMV 抗原或特异 IgM 确诊。

六、麻疹病毒性肺炎

在麻疹过程中多数患儿存在不同程度的肺炎改变。可由麻疹病毒本身引起，常表现为间质性肺炎。在麻疹极期病情很快加重，出现频繁咳嗽、高热、肺部细湿啰音等。在出疹及体温下降后消退。如继发细菌感染，多表现为支气管肺炎。常见致病菌为肺炎链球菌、金黄色葡萄球菌、流感嗜血杆菌等，易并发脓胸或脓气胸。

麻疹发病初期和出疹前出现的肺炎多为麻疹病毒引起，以后则多为继发感染引起的细菌性肺炎。有报道，麻疹相关肺炎中混合感染者占 53%。麻疹流行期间，麻疹易感儿具有肺炎的症状和体征，不管有无皮疹，均应考虑到本病可能。确诊有赖于病毒分离、免疫荧光或免疫酶检测、双份血清抗体测定等方法。

七、腮腺炎病毒性肺炎

腮腺炎病毒性肺炎（mumps pneumonia）常因其呼吸道症状不明显，易为腮腺肿大及其并发症所掩盖，以及极少进行 X 线肺部检查而漏诊。临床表现大多较轻，一般无呼吸困难和发绀。肺部呈局限性呼吸音粗糙，少数可闻水泡音。外周血白细胞计数多不升高。X 线表现肺野斑片状或大片状阴影，或呈毛玻璃样改变。根据典型腮腺炎表现，加上述 X 线改变，可考虑本病。

八、EB 病毒性肺炎

3 ~ 5 岁为感染高峰年龄。EB 病毒感染后可累及全身各系统。在呼吸系统可表现为反复间质性肺炎、持续性咽峡炎等。除一般肺炎的症状和体征外，可有时隐时现的咳嗽和反复发热，常伴有肝、脾和淋巴结肿大。胸部 X 线检查以间质性病变为主。急性期外周血白细胞计数常明显增高，以淋巴细胞为主，并出现异常淋巴细胞。确诊常需依赖特异性抗体测定。

九、水痘肺炎

水痘肺炎（varicella pneumonia）由水痘 – 带状疱疹病毒引起，为全身性疾病，可发生支气管炎和间质性肺炎。年龄越小越易发生肺炎。多在水痘发生 1 周内，表现咳嗽，肺部有湿性啰音，X 线检查呈现双肺野结节性浸润阴影。水痘患儿如出现呼吸道症状和体征，应考虑本病。部分年幼婴儿，水痘肺炎可出现在皮疹之前，极易误诊和漏诊。因而有明确水痘接触史者，如发生肺炎，亦应考虑本病，并予以隔离。

十、肠道病毒所致下呼吸道感染

主要由柯萨奇病毒 B 组和埃可病毒引起。多见于夏秋季，呼吸道症状一般较轻，但婴幼儿肠道病毒感染大多较重，年龄愈小，病情愈重。常并发其他系统的症状，如腹泻、疱疹性咽炎、皮疹等。

十一、轮状病毒性下呼吸道感染

多见于秋冬季寒冷季节。好发于婴幼儿，其呼吸道症状体征常较轻。在轮状病毒感染流行期间，如患儿具有典型秋季腹泻特点，同时有呼吸道症状和体征，应考虑到本病可能。

十二、病毒性肺炎的药物治疗

目前尚缺乏理想的抗病毒药物。对呼吸道病毒治疗功效较肯定的仅限于流感病毒神经氨酸酶抑制剂和 M2 蛋白抑制剂（金刚烷胺、金刚乙胺）及雾化吸入利巴韦林。

1. 利巴韦林　为广谱抗病毒剂，已广泛用于各类病毒性感染。早期应用雾化吸入或静脉给药，有一定疗效，但对重症病毒性肺炎单独使用作用尚不可靠。10 ~ 15mg/（kg・d），必要时 30 ~ 40mg/（kg・d），分 2 次静脉滴注，也可肌内注射，或 0.1% 溶液喷雾吸入，国外主要通过雾化吸入治疗严重 RSV 感染。

2. 金刚烷胺或金刚乙胺　可用于流感病毒 A 感染的防治。后者活性比前者强，呼吸道药物浓度亦较高。但由于神经系统不良反应、对 B 型流感病毒无效及耐药株的出现，限制了其在临床的应用。

3. 神经氨酸酶抑制剂　这是一类新型的抗流感病毒药物。目前已用于临床的神经氨酸酶抑制剂包括扎那米韦、奥司他韦（达菲），可选择性抑制 A 型和 B 型流感病毒的神经氨酸酶活性，从而改变病毒正常的凝集和释放功能，减轻受感染的程度，缩短病程。前者只能吸入给药，因而婴幼儿患者常无法使用。奥司他韦则口服给药，每次儿童 2mg/kg，2 次 / 天。

4. 免疫球蛋白　近年来有报道 RSV 免疫球蛋白静脉使用可显著减轻病情、缩短住院时间，取得较好疗效。

5. 干扰素　可使受感染细胞转化为抗病毒状态，不断生成具有高度抗病毒活性的蛋白质，从而发挥抗病毒作用。可肌内注射、静脉注射或静脉滴注，也可滴鼻或喷雾吸入。

6. 阿昔洛韦（无环鸟苷）　主要适用于单纯疱疹病毒、水痘 – 带状疱疹病毒及 CMV 感染者。一般情况下每次 5mg/kg，静脉滴注，3 次 / 天，疗程 7d。

7. 更昔洛韦（丙氟鸟苷）　这是抑制 CMV 作用较强的药物。诱导期 10mg/（kg · d），2 次 / 天，连用 14 ~ 21d，静脉滴注；维持量 5 ~ 7.5mg/（kg · d），1 次 / 天，每周 5 ~ 7 次，静脉滴注，或每次 5 ~ 10mg/kg，2 次 / 天，口服。

8. 其他　白细胞介素 –2（IL–2）、胸腺素、阿糖腺苷、双嘧达莫、聚肌胞、泰瑞宁和丙基乙磺酸及中药制剂。

第六章 消化系统疾病

第一节 新生儿呕吐

呕吐通常是指由于某种原因，胃内容物甚至部分肠内容物在消化道内逆行而上，自口腔排出的反射性动作，是消化道功能障碍的一种表现。新生儿由于宫内外环境的巨大变化、器官发育不完全成熟、对外界抵抗力差以及可能存在的各种畸形，更加容易出现呕吐症状。

一、病因

新生儿比儿童更容易发生呕吐，主要与新生儿的特点有关，其常见原因如下。

（1）新生儿食管较松弛，胃容量小，呈水平位，幽门括约肌发育较好而贲门括约肌发育差，肠道蠕动的神经调节功能较差，腹腔压力较高等，均为新生儿容易出现呕吐的解剖生理原因。

（2）胚胎时期各脏器分化和发育的异常，尤其是前、中、后肠的异常，容易造成消化道的畸形，使摄入的食物或消化道分泌物不能顺利通过肠道，逆行从口腔排出，形成呕吐。

（3）胎儿出生时的刺激，如吞咽了大量的羊水、血液，以及出生后内外环境的急剧变化，也容易诱发新生儿呕吐。

（4）新生儿呕吐中枢发育不完善，容易受全身炎症或代谢障碍产生的毒素刺激引起呕吐。

二、临床表现

1. 窒息与猝死　新生儿呕吐会使呕吐物进入呼吸道，发生窒息，如呕吐物多、没有及时发现可导致猝死。

2. 吸入综合征　呕吐物进入气道可发生吸入性肺炎，出现咳嗽、呼吸困难，长时间反复吸入可使吸入性肺炎迁延不愈。

3. 呼吸暂停　早产儿呕吐可发生呼吸暂停。

4. 出血　剧烈呕吐可导致胃黏膜损伤，发生出血，呕吐物呈血性。

5. 水、电解质紊乱　呕吐较频繁者，因丧失大量水分和电解质，导致水、电解质平衡紊乱，患儿出现脱水、酸中毒、低钠血症等。

三、诊断

新生儿呕吐的诊断主要是病因诊断，确定有无急需手术治疗的消化道畸形。根据呕吐的频率、性状、量的多少、发病时间、发展趋势、伴随症状以及有无并发症等，结合X线摄片，消化道造影等辅助检查做出诊断。

1. 症状　呕吐发作的频率较低，呕吐量较少且以胃内容为主，不含胆汁或粪样物，无明显的营养不良和发育障碍，不伴有腹胀以及便秘等，随着时间推移和内科治疗逐渐好转的多为内科原因所致，常见的生理性胃食管反流、喂养不当、胃黏膜受刺激、胃肠道功能失调、肠道内外感染性疾病、中枢神经系统疾病等。发作频繁、呕吐物量多影响营养状态和生长发育，胆汁性、咖啡样或粪样呕吐，伴有腹胀、便秘、腹痛，经内科和体位治疗并正确喂养仍不见好转者，多为消化道畸形所致，常见原因有先天性食管闭锁、膈疝、幽门肥厚性狭窄、幽门瓣膜或闭锁、环状胰腺、肠旋转不良、肠闭锁或狭窄、先天性巨结肠、肛门直肠畸形等，少见的还有新生儿坏死性小肠结肠炎、胎粪性腹膜炎、胃肌层发育不良胃破裂等。

2. 辅助检查　以 X 线摄片和消化道造影为主。X 线摄片提示肠梗阻或消化道结构异常并经消化道造影证实梗阻存在的位置可以做出相应诊断。

四、鉴别诊断

1. 溢乳　溢乳在出生后不久即可出现，主要表现为喂奶后即有 1 ~ 2 口乳水反流入口腔或吐出，喂奶后改变体位也容易引起溢乳。溢出的成分主要为白色奶水，如果奶水在胃内停留时间较长，可以含有乳凝块。溢乳不影响新生儿的生长发育，随着年龄的增长逐渐减少，出生后 6 个月左右消失。

2. 吞咽动作不协调　主要见于早产儿，或见于有颅脑和脑神经病变的患儿，是咽部神经肌肉功能障碍，吞咽动作不协调所致，表现为经常有分泌物在咽部潴留，吞咽时部分乳汁进入食管，部分从鼻腔和口腔流出，部分流入呼吸道，引起新生儿肺炎。早产儿数周或数月后功能逐渐成熟，可以自行恢复，神经系统损伤引起者的预后，取决于神经系统本身的恢复。

3. 喂养不当　约占新生儿呕吐的 1/4。喂奶次数过频、喂奶量过多；乳头孔过大或过小、乳头下陷，致使吸入大量空气；奶头放入口腔过多，刺激了咽部；牛奶太热或太凉，奶方变更和浓度不合适；喂奶后剧烈哭闹，喂奶后过多过早地翻动小儿等，都容易引起新生儿呕吐。呕吐可以时轻时重，并非每次奶后都吐。呕吐物为奶水或奶块，不含胆汁。改进喂养方法则可防止呕吐。

4. 咽下综合征　约占新生儿呕吐的 1/6。正常情况下，胎龄 4 个月时消化道已经完全形成，胎儿吞咽羊水到胃肠道，对胎儿胃黏膜没有明显的刺激。在分娩过程中，如有过期产、难产、宫内窘迫或窒息，胎儿吞入过多的羊水、污染的羊水、产道中的分泌物或血液，可以刺激胃黏膜引起呕吐。

呕吐可以表现为生后即吐，喂奶后呕吐加重，为非喷射性呕吐。呕吐物为泡沫黏液样，含血液者则为咖啡色液体。多发生于出生后 1 ~ 2 天，将吞入的羊水及产道内容物吐尽后，呕吐即消失。如无其他并发症，小儿一般情况正常，不伴有发绀和呛咳，轻者不需特殊处理，重者用 1% 碳酸氢钠洗胃 1 ~ 2 次即可痊愈。

5. 胃内出血　新生儿出血症、应激性消化道溃疡、弥散性血管内凝血等引起的胃肠道出血时，血液刺激胃黏膜可以引起新生儿呕吐。呕吐时往往伴有原发病的症状和体征，选择适当的实验室检查，可以做出明确诊断。

6. 药物作用　苦味药物可以刺激胃黏膜引起新生儿呕吐，如某些中药制剂。有些药物如红霉素、氯霉素、两性霉素 B、吐根糖浆、氯化钙等本身就可以引起呕吐，一般停用后自然缓解。孕妇或乳母应用洋地黄、依米丁等时，药物可以通过胎盘血行或乳汁进入新生儿体内，引起新生儿呕吐。

7. 感染　感染引起的呕吐是新生儿内科最常遇到的情况，感染可以来自胃肠道内或胃肠道外，以胃肠道内感染多见。胃肠道内的几乎所有感染都可以引起新生儿肠炎，呕吐为新生儿肠炎的早期症状，呕吐物为胃内容物，少数含有胆汁。随后出现腹泻，容易并发水、电解质紊乱。经治疗后呕吐多先消失。胃肠道外感染引起的呕吐也很常见，凡上呼吸道感染，支气管炎，肺炎，脐炎，皮肤、黏膜、软组织感染，心肌炎，脑膜炎，泌尿系统感染和败血症等都可以引起呕吐。呕吐轻重不等，呕吐物为胃内容物，一般无胆汁，感染被控制后呕吐即消失。

8. 新生儿坏死性小肠结肠炎　目前认为感染在本病发病过程中起主要作用。多见于早产儿和低出生体重儿，以腹胀、腹泻、呕吐和便血为主要表现，感染中毒症状严重，重者常并发败血症、休克、腹膜炎、肠穿孔等。X 线平片检查可见肠道普遍胀气、肠管外形僵硬、肠壁囊样积气、门静脉积气等特征征象。近年认为超声检查对门静脉积气、肝内血管积气、腹腔积液、气腹等都比 X 线敏感，已经成为本病的重要诊断手段。

9. 胃食管反流　很多新生儿都出现过反流现象，但有明显征象的占 1/（300 ~ 1 000），其原因可能与食管神经肌肉发育不全有关，有时和食管裂孔疝并存。90% 以上的患儿出生后第 1 周内即可出现呕吐，常在平卧时发生，呕吐物为乳汁，不含胆汁，呕吐物内可混有血液。长期胃食管反流，可以引起反流性食管炎和食管溃疡。如果没有解剖结构上的异常，出生后数月可以自愈。

10. 幽门痉挛　为幽门的暂时性功能失调所致。多在生后1周内发病，呈间歇性喷射性呕吐，并非每次奶后都吐。呕吐物为奶水，可有奶块，不含胆汁。对全身营养影响较小。查体较少见到胃型和蠕动液，触诊摸不到增大的幽门括约肌。用阿托品治疗有效。

11. 胎粪性便秘　正常新生儿98%在生后24小时内开始排胎粪，约48小时后排尽，如出生后数日内不排便或排便很少，就会引起烦躁不安、腹胀、拒奶和呕吐，呕吐物含有胆汁。全腹膨隆，有时可见肠型，可触及干硬的粪块，肠鸣音活跃。腹部X线片全腹肠管扩张，可见液平和颗粒状胎粪影。肛查时可触及干结的胎粪，生理盐水灌肠使大量黏稠的胎粪排出后，症状即可缓解。

12. 新生儿便秘　多为肠道蠕动功能不良所致。少数新生儿3～5天才排便1次，以牛奶喂养儿多见。便秘时间延长，则出现腹胀和呕吐，呕吐特点与胎粪性便秘相似，通便后症状解除，不久后又出现，大多数于满月后自然缓解。

13. 颅内压升高　新生儿较多见，新生儿颅内出血、颅内血肿、缺氧缺血性脑病、各种感染引起的脑膜炎、脑炎等，均可以引起颅内压增高。颅内压增高时的呕吐呈喷射状，呕吐物为乳汁或乳块，一般不含胆汁，有时带咖啡色血样物。患儿往往伴有烦躁不安或嗜睡、昏迷、尖叫、前囟饱满、颅缝开裂等神经系统症状和体征。给予脱水降颅压后呕吐减轻。

14. 遗传代谢病　大多数有家族史。

（1）氨基酸代谢障碍：包括许多疾病，如苯丙酮酸尿症、胱氨酸血症、先天性赖氨酸不耐受症、甘氨酸血症、缬氨酸血症等均有呕吐现象，另外还有各种疾病特有的症状，如皮肤毛发颜色淡、尿有特殊霉味、生长不良、昏迷、酸中毒、眼球震颤等，做血液检查可以确诊。

（2）糖代谢障碍：如半乳糖血症、枫糖血症等，出生时正常，进食后不久出现呕吐、腹泻等，以后出现黄疸、肝大、白内障等。

（3）先天性肾上腺皮质增生症：有很多种类型，如21-羟化酶缺乏、11β-羟化酶缺乏、18-羟化酶缺乏、18-氧化酶缺乏、3β-羟脱氢酶缺乏、17α-羟化酶缺乏、17、20裂解酶缺乏等。其中以21-羟化酶缺乏最为典型。出生后不久出现嗜睡、呕吐、脱水、电解质紊乱、酸中毒等。外生殖器性别不清，男性阴茎大或尿道下裂、隐睾，女婴出现阴蒂肥大，大阴唇部分融合似男婴尿道下裂或隐睾的阴囊等。检查血浆皮质激素及其前体类固醇，如皮质醇、17-羟孕酮、脱氢异雄酮、雄烯二酮可以协助诊断。

15. 过敏性疾病　小儿对药物、牛奶蛋白、豆类蛋白过敏时可以出现呕吐，新生儿比较常见的是对牛奶蛋白过敏，常在生后2～6周发病，主要表现为喂给牛奶后24～48h出现呕吐、腹胀、腹泻，大便中含有大量奶块和少量黏液，可以出现脱水、营养不良等。停用牛奶后呕吐消失。

16. 食管闭锁及食管气管瘘　由于胎儿食管闭锁，不能吞咽羊水，母亲孕期常有羊水过多，患儿常有呛咳、青紫及吸入性肺炎，甚至发生窒息。下鼻胃管时受阻或由口腔内折回，X线检查可以清楚观察到鼻胃管受阻情况，同时可以了解盲端位置。进一步检查可经导管注入1～2mL碘油造影，可以更清楚地显示闭锁部位，同时观察有无瘘管。

17. 膈疝　临床分为后外侧膈疝、胸骨后疝和食管裂孔疝。后外侧膈疝又称胸腹裂孔疝，占所有膈疝的70%～90%，多发生在左侧。出生后出现阵发性呼吸急促和发绀，如伴有肠旋转不良或进入胸腔的肠曲发生嵌顿，表现为剧烈呕吐，重者全身状况迅速恶化，病死率很高。查体上腹部凹陷呈舟状，可见到反常呼吸。X线检查可以确诊，胸腔内见到充气的肠曲和胃泡影、肺不张、纵隔向对侧移位，腹部充气影减少或缺如。

18. 食管裂孔疝　它是一种先天性膈肌发育缺陷，使部分胃通过食管裂孔进入胸腔。食管裂孔疝分为食管裂孔滑动疝、食管旁疝和混合型。85%患儿出生后第1周内出现呕吐，10%在出生后6周内发病。立位时不吐，卧位时呕吐明显，可呈喷射性呕吐，呕吐物为乳汁，可含有棕色或咖啡色血液。有的患儿可引起继发性幽门痉挛，临床极似幽门肥厚性狭窄。1/3婴儿可以出现吸入性肺炎。食管旁疝可发生胃溃疡，偶尔可以出现胃坏死，需要急诊手术处理。呕吐可持续 12 ~ 18 个月，多数患儿待身体直立时可以消失。诊断主要依靠 X 线检查，钡剂发现膈上胃泡影或胃黏膜影可以诊断。

19. 肥厚性幽门狭窄　男婴发病高，男女之比 4 ： 1，多见于足月儿。呕吐始于生后第 2 周左右，呕吐呈持续性、进行性，逐渐发展为喷射性呕吐。呕吐物为奶水和奶块，量多，有酸臭味。每次喂奶后不久或喂奶过程中呕吐，患儿食欲好。饥饿感强，反复呕吐后，患儿体重不增，大小便减少。腹部检查可见到明显的胃型和顺、逆两个方向的胃蠕动波。在右肋缘下腹直肌外侧可触橄榄大小的坚硬肿物，为肥厚的幽门括约肌。钡剂检查可见胃扩大、胃排空时间延长、幽门部呈典型的鸟嘴样改变及狭窄而延长的幽门管。超声检查可以直接看到肥厚的幽门括约肌，诊断的标准为幽门肌厚度超过 4mm 或幽门管的长度超过 14mm 即可诊断。

20. 幽门前瓣膜致闭锁或狭窄　为较少的先天发育异常，多数瓣膜中央有孔。无孔瓣膜生后即出现上消化道完全梗阻的症状，瓣膜孔较小时在新生儿期就可发病，表现为进食后呕吐，常呈喷射状，呕吐性状和内容物类似肥厚性幽门狭窄，但腹部触诊摸不到肿物。钡剂检查见不到幽门管延长、弯曲及十二指肠球压迹等肥厚性幽门狭窄的特点，可以幽门前 1 ~ 2cm 处见到狭窄处的缺损。本病需手术切除隔膜。

21. 胃扭转　胃扭转分为两型：器官轴型扭转和系膜轴型扭转。以器官轴型多见，约占 85%。新生儿因胃的韧带松弛，胃呈水平位，故容易发生胃扭转。多于出生后即有吐奶或溢奶史，也可以在生后数周内开始呕吐，呕吐轻重不一，呈喷射状呕吐或非喷射状呕吐，多在奶后呕吐，奶后移动患儿时更为明显，呕吐物不含胆汁。钡剂造影可以确诊。

22. 先天性肠闭锁和肠狭窄　闭锁可发生于肠管的任何部位，以回肠最多，占 50%，十二指肠占 25%，空肠较少，结肠罕见。发生在十二指肠和空肠上段的称为高位肠闭锁。高位时常常有羊水过多史，闭锁部位越高，呕吐出现得越早，十二指肠闭锁时生后第 1 次喂奶即发生呕吐，呕吐物为胃内容物及十二指肠分泌液，除少数闭锁发生在壶腹部近端者外，大多数呕吐物内均含有胆汁，随着喂奶次数的增多，患儿呕吐逐渐加重，呈持续性反复呕吐。可有少量的胎便排出，腹不胀或轻度膨隆。发生于空肠下段、回肠和结肠时称为低位肠闭锁。低位肠闭锁主要表现为腹胀，常在出生后 1 ~ 2 天开始呕吐，呕吐物呈粪便样，带臭味，无胎粪或仅有黏液样胎粪。高位肠闭锁时，腹部立位 X 线透视或摄片可见 2 ~ 3 个液平面，称为二泡征或三泡征，低位肠闭锁时可见多个扩大的肠襻和液平面，闭锁下端肠道不充气，钡灌肠可见胎儿型结肠。

23. 肠旋转不良　一般在出生后 3 ~ 5 天开始呕吐，呕吐可为间歇性，时轻时重，呕吐物为乳汁，含有胆汁，生后有胎便排出。如发生胃肠道出血，提示肠坏死，继之可出现肠穿孔和腹膜炎，腹膜刺激征阳性，中毒性休克等。X 线立位片可见胃和十二指肠扩张，有双泡征，空肠、回肠内少气或无气，钡灌肠显示大部分结肠位于左腹部，盲肠位于左上腹或中腹即可确诊。

24. 胎粪性腹膜炎　胎儿时期肠道穿孔导致胎粪流入腹腔，引起腹膜无菌性、化学性炎症，称为胎粪性腹膜炎。临床表现因肠穿孔发生的时间不同而异，结合 X 线特点，通常分为 3 型。①肠梗阻型：出生后即可见到梗阻症状，如呕吐、拒奶、腹胀、便秘等，X 线立位片可见肠曲扩大，伴有多个液平面，可见明显的钙化斑片影。②腹膜炎型：由于肠穿孔到出生时仍然开放，出生后迅速引起化脓性腹膜炎或气腹，根据气腹的类型有可分为两种，一种是游离气腹，肠穿孔为开放性，患儿一般状况差，可伴有呼吸困难和发绀，腹胀显著，腹壁发红，发亮，腹壁静脉曲张，有时腹腔积液可引流到阴囊，引起阴囊红肿。腹部叩诊呈鼓音和移动性浊音。肠鸣音减少或消失。腹部 X 线片可见钙化影，有时阴囊内也见钙化点。另一种是局限性气腹，肠穿孔被纤维素粘连包裹，形成假面具性囊肿，囊内含有积液和气体，假性囊肿的壁上或腹腔内其他部位可见钙化点。此型可以发展为弥漫性腹膜炎或局限性腹腔脓肿。③潜伏性肠梗阻型：出生时肠穿孔已经闭合，但腹腔内存在着肠粘连，表现为出生后反复发作的肠梗阻，腹部 X 线片可见钙化影。轻症经禁食、胃肠减压、灌肠等处理，可以缓解。如果已经有气腹或肠梗阻症状不能缓解，应尽早手术治疗。

25. 先天性巨结肠　这是一种常见的消化道畸形，是由于结肠末端肠壁肌间神经丛发育不全，无神经节细胞，受累肠段经常处于痉挛状态而狭窄，近端结肠粪便堆积继发肠壁扩张、增厚，造成巨大结肠。

本病主要症状包括胎粪排出延迟、便秘，约 90% 病例生后 24 小时内无胎便排出。逐渐加重的低位肠梗阻症状，出现呕吐，次数逐渐增多，呕吐物含胆汁或粪便样物质，腹部膨隆，皮肤发亮，静脉怒张，可见肠型及蠕动波，肠鸣音亢进。肛门指检直肠壶腹部空虚，并能感到一缩窄环，拔指后有大量粪便和气体爆破式排出，腹胀症状随之缓解。此后便秘、呕吐、腹胀反复出现。晚期可并发小肠结肠炎、肠穿孔等。X 线立位腹部检查可见肠腔普遍胀气，直肠不充气。钡灌肠是主要的诊断方法，可见到直肠、乙状结肠远端细窄，乙状结肠近端和降结肠明显扩张，蠕动减弱。24 小时后复查，结肠内常有钡剂存留。

直肠测压检查显示直肠肛管抑制反射阴性。直肠活检和肌电图检查也有助于临床诊断，但在新生儿使用较少。

26. 肛门及直肠畸形　主要指肛门及直肠的闭锁或狭窄，是新生儿期发生率最高的消化道畸形。临床可分为：①肛门狭窄；②肛门闭锁；③直肠闭锁：肛门直肠闭锁者生后无胎便排出，以后逐渐出现低位肠梗阻的症状，如腹胀、呕吐、呕吐物含胆汁和粪便样物质，症状逐渐加重。大多数患儿通过仔细查体都可以发现无肛门或肛门异常，临床可疑病例可以在出生 24 小时以后，将患儿进行倒立位侧位摄片检查，可以确定闭锁的类型和闭锁位置的高低，超声检查也可以准确测出直肠盲端与肛门皮肤的距离。

五、治疗

新生儿呕吐的诊断和治疗过程是相互交叉的，其治疗原则主要包括防止并发症和病因治疗两个方面，包括防止误吸，改善喂养习惯，控制感染，手术纠正消化道畸形等。

第二节　新生儿腹泻

由于新生儿免疫系统发育不完善，肠道内缺乏分泌型 IgA，防御感染的功能低下；加之新生儿从宫内无菌环境到出生后处于各种细菌存在的环境中，故易患感染性腹泻。该病由多种细菌、病毒、真菌或寄生虫引起。感染可由母亲阴道或经被污染的乳品或食具等直接进入消化道，或经成人带菌者传染。新生儿体液量占体重的比比成人高，体液不够稳定，肾脏维持水电解质平衡功能较差，发生腹泻时易致水电解质及酸碱紊乱，造成脱水及代谢性酸中毒，严重危害新生儿的健康。新生儿腹泻常导致水电解质紊乱及酸碱平衡失调。

一、诊断要点

询问有无不洁食物的进食史，有无进食过多或饮食骤然改变史，有无受寒或过热病史，家属中（尤其是母亲）有无腹泻或病毒性感冒史，并应询问腹泻时大便性状及伴同症状。新生儿腹泻的临床表现由于病因不同，病情表现轻重程度不一。轻型的病例主要表现为腹泻，大便为黄色或绿色的水样便，有时带有黏液，大便在 10 次 / 天以下，可有轻度脱水及酸中毒，伴吃奶少、呕吐、腹胀、体重下降。重型消化道症状明显，大便 10 次 / 天以上，全身症状较重，体温升高或不升，伴有中重度脱水及严重的酸中毒。严重者出现周围循环衰竭、肠麻痹、昏迷及惊厥等严重症状。

1. 肠毒素型细菌　如产毒性大肠埃希菌（enterotoxigenic E. Coli，ETEC）、致病性大肠埃希菌（enteropathogenic E. Coli，EPEC）本身并不侵犯肠壁黏膜组织，但产生肠毒素，可激活上皮细胞中的腺苷环化酶促使 cAMP 或 cGMP 增高，从而引起钠、氯、水的分泌增加，产生腹泻，大便为绿色水样或蛋花汤样，无脓血、腥臭，易出现脱水，酸中毒。

2. 肠侵袭型细菌　如侵袭性大肠埃希杆菌（entero invasive E. Coli，EIEC）、痢疾杆菌、沙门菌、空肠弯曲菌、耶尔森菌和假单胞菌等直接侵袭结肠黏膜，导致广泛炎症而发生腹泻，大便为黏液、脓血样，水分不多，常可同时并发全身性感染，如败血症、脑膜炎、肺炎、骨髓炎等。

3. 轮状病毒所致腹泻　起病较急，有发热，多有上呼吸道症状，有呕吐，大便水样，色淡稀薄或呈米汤样，次数多，无黏液，腥臭不明显。轮状病毒肠炎发病以每年 12 月至次年 2 月为多，其中 12 月至次年 1 月最多，也有报道每年 6 ～ 8 月为轮状病毒肠炎发病的小高峰。轮状病毒肠炎患者 2 岁以下占

95%；轮状病毒分 A ～ G 7 个组，引起人致病者为 A 组和 B 组，其中 A 组轮状病毒主要引起婴幼儿腹泻，但各年份流行的主流基因型有所不同。轮状病毒肠炎好发季节，除应对肠炎患儿进行隔离和大便轮状病毒检测外，对呼吸系统感染并腹泻患儿也要采取上述措施，并应加强环境消毒等，杜绝轮状病毒肠炎在病区内流行。

4. 真菌性腹泻　多继发于长期应用大量抗生素后，大便呈黄色或绿色稀水便，有时呈豆腐渣样，有较多泡沫和黏液。

5. 抗生素相关性腹泻（antibiotic-associated diarrhea，AAD）　近年来，由于大量广谱抗生素在儿科的应用，严重破坏了正常菌群内各种微生物之间的相互制约关系，使其失去平衡，严重影响患儿的身体健康。本病诊断标准：①入院时大便外观及常规检查正常，在使用抗生素的过程中发生腹泻。②原发病改善而腹泻无好转。③大便每日 $\geqslant 6$ 次，水样便或稀便。④大便常规培养无特异致病菌生长。

6. 喂养不当及肠道外感染所致的腹泻　大多程度较轻，无明显失水及酸中毒，且有喂养不当或其他部位感染的病史。

7. 吸收不良所导致的腹泻　多为顽固性迁延性腹泻，可有电解质紊乱和生长发育迟缓。

8. 碳水化合物吸收不良　大便为泡沫样发酵酸臭的水样便，当给予不含乳糖（或其他双糖）的奶方时，症状可以缓解。

9. 牛乳蛋白过敏　主要累及小肠和（或）结肠，大便为黏液血性，隐血阳性和镜检可有白细胞；乙状结肠镜检可见黏膜极为脆弱，易出血；直肠活检可见炎性改变，有多形核粒细胞和嗜酸性粒细胞浸润。患儿除腹泻外，常有呕吐、激惹、贫血及其他过敏表现，停止牛乳后症状缓解，再次喂给牛乳，症状可重新发作。

10. 先天性失氯性腹泻　有家族史，由于大便中丢失大量水及氯、钾、钠，患儿可有水泻、腹胀及代谢性碱中毒，大便中氯排出量增多，而尿氯含量甚低是此病诊断依据。

二、治疗措施

1. 加强护理　维持营养供给。

2. 饮食　轻症患儿应喂以稀释奶液和减少喂奶次数及奶量。消化道症状较重者需先禁食 8 ～ 12 小时，然后喂以母乳或稀释奶方，从少量开始逐步增加浓度和奶量，切勿操之过急。

3. 注意纠正水及电解质紊乱，维持酸碱平衡　临床表现为不同的脱水与酸中毒状态。除针对不同病因进行有效的抗感染治疗外，液体治疗亦十分重要。新生儿脱水程度较难估计，尤其对早产儿，因缺乏皮下脂肪，用皮肤弹性估计脱水并不准确，故最好有连续的体重测量资料。输液内容为先盐后糖，输液速度为先快后慢，钾的补充为见尿补钾，酸中毒纠正为宁稍酸勿过碱。输液旨在矫正失水时，既不增加心脏负担，又能改善肾血流量及恢复肾功能。新生儿腹泻所致脱水，一般不采用口服补液而用静脉补液。

4. 合理选用抗生素　细菌性感染应用抗生素，应根据病原学及药敏试验结果选用抗菌药物，症状轻的可选用口服给药，如新霉素、多黏菌素 B、阿莫西林等。症状重者可选用静脉给药，如头孢菌素第三代等。要避免长期用药，以免扰乱正常菌群。病毒感染不用抗生素。

5. 微生态疗法　可调节重建肠道菌生态平衡，起到生物屏障作用，并产生有机酸降低肠道 pH 值及氧化还原电位，抑制致病菌，常用含双歧杆菌的药物。AAD 应用微生态制剂是基于抗生素应用导致正常肠道菌群失调，并且是 AAD 发病机制关键因素。临床研究发现微生态制剂预防新生儿 AAD 效果明显，安全性可能较高，有利于减少 AAD 的发生。

6. 肠黏膜保护剂　对病毒、细菌及其毒素有吸附作用，可加强肠黏膜屏障作用，常用药有双八面体蒙脱石，近年有报道用双八面体蒙脱石治疗病毒性腹泻效果良好。

第三节　新生儿坏死性小肠结肠炎

新生儿坏死性小肠结肠炎是由于多种引起肠黏膜损害，使之缺血、缺氧的因素，导致小肠、结肠发生弥漫性或局部坏死的一种疾病。

一、病因

本病的病因：①肠道供血不足：如新生儿窒息、肺透明膜病、脐动脉插管、红细胞增多症、低血压、休克等。②饮食因素：如高渗乳汁或高渗药物溶液可损伤肠黏膜，食物中的营养物质有利于细菌生长和碳水化合物发酵产生氢气。③细菌感染：如大肠杆菌、克雷白杆菌、绿脓杆菌、沙门氏菌、梭状芽孢杆菌等过度繁殖，侵入肠黏膜造成损伤，或引起败血症及感染中毒性休克加重肠道损伤。

二、诊断

1. 病史　常发生于生后 3 ~ 10 天。

2. 症状

（1）腹胀：常为首发症状，伴肠鸣音减弱或消失。

（2）呕吐：呕吐物带胆汁或咖啡样物。无呕吐的患儿常可自胃中抽出含胆汁或带咖啡样胃内容物。

（3）便血：轻者仅为大便潜血阳性，重者则为果酱样或鲜血便。

（4）全身症状：早期可有反应差、嗜睡、体温不稳、呼吸暂停、心动过缓等。大多数病儿病情进展快，很快出现较重的感染中毒症状，精神萎靡、体温不升、青紫或苍白、四肢凉、休克、酸中毒，甚至频繁呼吸暂停、呼吸衰竭、DIC、败血症及肠穿孔而死亡。

3. 影像诊断 X 线检查　以小肠扩张为主要表现，伴多个细小液平面，肠曲排列紊乱，肠壁间隔增宽。肠壁间积气，呈多囊状、细条状或环状透亮影。胃壁和结肠壁也可有积气。门静脉积气，自肝门向肝内呈树枝样充气影。肠穿孔时出现气腹。

三、实验室诊断

（1）血白细胞计数可正常、升高或减低。

（2）血气分析可有代谢性酸中毒。

（3）便隐血试验阳性。

（4）粪便和血培养可阳性，以杆菌多见。

四、鉴别诊断

1. 中毒性肠麻痹　当原发病为腹泻或败血症时，易将坏死性小肠结肠炎误诊为中毒性肠麻痹，但后者无便血，X 线片上无肠壁间积气等。

2. 机械性肠梗阻　X 线腹平片上液平面的跨度较大，肠壁较薄，无肠壁间隙增宽模糊，无肠壁积气，再结合临床不难区别。

3. 肠扭转　此时机械性肠梗阻症状重，呕吐频繁，腹部 X 线平片示十二指肠梗阻影像，腹部阴影密度均匀增深，并存在不规则多形气体影，无明显充气扩张的肠曲。

4. 先天性巨结肠　有腹胀，X 线片上有小肠、结肠充气影，需与早期坏死性小肠结肠炎鉴别。前者有便秘史，无血便，X 线片动态观察无肠壁积气征。

5. 新生儿出血症　生后 2 ~ 5 天出现，可以胃肠道出血为主，需鉴别。本病有生后未给予维生素 K 注射史，无腹胀，X 线片也无肠道充气和肠壁积气，维生素 K 治疗有效。

6. 自发性胃穿孔　多由于先天性胃壁肌层缺损引起，常见于胃大弯近贲门处。病儿生后 3 ~ 5 天突然进行性腹胀，伴呕吐、呼吸困难和发绀，X 线平片腹部仅见气腹，无肠壁积气或肠管胀气。

五、治疗

治疗上以禁食、维持水电解质和酸碱平衡、供给营养及对症为主。近年来由于广泛应用全静脉营养，加强支持疗法，使本病的预后大大改善。

（一）禁食

1. 禁食时间　一旦确诊应立即禁食，轻者 5 ~ 10 天，重者 10 ~ 15 天或更长。腹胀明显时给予胃肠减压。

2. 恢复进食标准　腹胀消失，大便潜血转阴，腹部 X 线平片正常，一般状况明显好转。如进食后患儿又出现腹胀、呕吐等症状，则需再次禁食。

3. 喂养食品　开始进食时，先试喂 5% 糖水 3 ~ 5mL，2 ~ 3 次后如无呕吐及腹胀，可改喂稀释的乳汁，从每次 3 ~ 5mL 开始，逐渐加量，每次增加 1 ~ 2mL，以母乳最好，切忌用高渗乳汁。

（二）静脉补充液体及维持营养

禁食期间必须静脉补液，维持水电解质及酸碱平衡，供给营养。

1. 液量　根据日龄每日总液量为 100 ~ 150mL/kg。

2. 热卡　病初保证每日 209.2kJ/kg（50kcal/kg），以后逐渐增加至 418.4 ~ 502.1kJ/kg（100 ~ 120kcal/kg）。其中 40% ~ 50% 由碳水化合物提供，45% ~ 50% 由脂肪提供，10% ~ 15% 由氨基酸提供。

（三）抗感染

常用氨苄西林及阿米卡星，也可根据培养药敏选择抗生素。

（四）对症治疗

病情严重伴休克者应及时治疗，扩容除用 2∶1 含钠液外，还可用血浆、白蛋白、10% 低分子右旋糖酐。血管活性药物可选用多巴胺、酚妥拉明等，并可给氢化可的松每次 10 ~ 20mg/kg，每 6 小时 1 次。缺氧时应面罩吸氧。

（五）外科治疗指征

肠穿孔、腹膜炎症状体征明显，腹壁明显红肿或经内科治疗无效者应行手术治疗。

第四节　小儿厌食症

厌食，是指小儿长时期见食不贪，食欲减退或缺乏，甚至拒食，医学上称之为“小儿厌食症”。据调查资料表明，城镇中 60% 的学龄前儿童均有不同程度的厌食。随着独生子女的增多，小儿厌食症有增无减。究其原因，与饮食习惯和饮食方式有密切的关系。同时，与缺少某些微量元素也有一定的关系。

一、诊断

（一）病史

喂养不当，嗜食高蛋白高糖饮食史。

（二）症状及体征

（1）不思纳食，食之无味，甚或拒食，大便正常或干结。食量明显少于同年龄正常儿童。

（2）病程持续 2 个月以上。

（3）体重下降不增，毛发稀黄、干枯。

（4）并发症：严重者可并发中度以上贫血、营养不良、维生素 D 缺乏病、智力发育障碍、机体抗病能力降低而反复感染。

（5）排除其他外感染、内伤慢性疾病。

（三）辅助检查

D- 木糖吸收排泄率降低；尿淀粉酶降低；血、头发的锌、铜、铁等多种微量元素含量低。

二、治疗

（一）一般治疗

改变不规律的生活，尽可能改善或酌情改换生活环境。

（二）消化酶制剂

多酶片，每次 0.3 ~ 0.6g，3 次 /d，饭后服。含淀粉酶、胰酶、胃蛋白酶，可促进糖类的消化。

（三）锌制剂

1. 葡萄糖酸锌　儿童服用量为，3 岁以下 5 ~ 10mg，4 ~ 6 岁 10 ~ 15mg，6 岁以上 15 ~ 20mg。以上均为锌的剂量，1d 只需服 1 次，亦可以将 1d 量分 2 ~ 3 次服用。口服液：每瓶 10mL，含锌 10mg；冲剂：每袋 10g，含葡萄糖酸锌 70mg，相当于含锌 10mg。

2. 甘草锌　儿童服用量按锌元素计算，1d 每千克体重 0.5 ~ 1.5mg，相当于 80mg 规格片剂的 1/8 ~ 1/3。一般常用量为（80mg 片剂）1 ~ 2 片。

（四）维生素

复合 B 族维生素，每次 1 片，2 ~ 3 次 /d，饭后服。

第五节　功能性消化不良

功能性消化不良（functional dyspepsia，FD）是指有持续存在或反复发作的上腹痛、腹胀、早饱、嗳气、厌食、胃灼热、泛酸、恶心及呕吐等消化功能障碍症状，经各项检查排除器质性疾病的一组小儿消化内科最常见的临床综合征。功能性消化不良的患儿主诉各异，又缺乏肯定的特异病理生理基础，因此，对这一部分患者，曾有许多命名，主要有功能性消化不良、非溃疡性消化不良（non ulcer dyspepsia，NUD）、特发性消化不良（idiopathic dyspepsia）、原发性消化不良（essential　dyspepsia）、胀气性消化不良（flatulent dyspepsia）以及上腹不适综合征（epigastric distress syndrome）等。目前国际上多采用前三种命名，而“功能性消化不良”尤为大多数学者所接受。

一、流行病学

FD 发病十分普遍，美国东北部郊区 507 名社区青少年调查发现，5% ~ 10% 的受调查者具有典型的消化不良症状。西伯利亚青少年消化不良调查表明，女性患病率为 27%，男性为 16%。意大利北部校园儿童研究表明 3.5% 存在溃疡样消化不良的表现，3.7% 存在动力障碍样消化不良，但本研究中未纳入 12 岁以上的青少年，所以患病率低。一项在儿科消化专科门诊进行的研究表明，4 ~ 9 岁功能性胃肠病患儿中，13.5% 被诊断为消化不良，10 ~ 18 岁中有 10.2% 有消化不良。

在我国此病有逐年上升的趋势，以消化不良为主诉的成人患者约占普通内科门诊的 11%、占消化专科门诊的 53%。国内儿科患者中功能性消化不良的发病率尚无规范的统计。

二、病因及发病机制

FD 的病因不明，其发病机制亦不清楚。目前认为是多种因素综合作用的结果。这些因素包括了饮食和环境、胃酸分泌、幽门螺旋杆菌感染、消化道运动功能异常、心理因素以及一些其他胃肠功能紊乱性疾病，如胃食管反流性疾病（GERD）、吞气症及肠易激综合征等。

1. 饮食与环境因素　FD 患者的症状往往与饮食有关，许多患者常常主诉一些含气饮料、咖啡、柠檬或其他水果以及油炸类食物会加重消化不良。虽然双盲法食物诱发试验对食物诱因的意义提出了质疑，但许多患儿仍在避免上述食物并平衡了膳食结构后感到症状有所减轻。

2. 胃酸　部分 FD 的患者会出现溃疡样症状，如饥饿痛，在进食后渐缓解，腹部有指点压痛，当给予制酸剂或抑酸药物症状可在短期内缓解。这些都提示这类患者的发病与胃酸有关。然而绝大多数研究证实 FD 患者基础胃酸和最大胃酸分泌量没有增加，胃酸分泌与溃疡样症状无关，症状程度与最大胃酸分泌也无相关性。所以，胃酸在功能性消化不良发病中的作用仍需进一步研究。

3. 慢性胃炎与十二指肠炎　功能性消化不良患者中大约有 30% ~ 50%经组织学检查证实为胃窦胃炎，欧洲不少国家将慢性胃炎视为功能性消化不良，认为慢性胃炎可能通过神经及体液因素影响胃的运动功能，也有作者认为非糜烂性十二指肠炎也属于功能性消化不良。应当指出的是，功能性消化不良症状的轻重并不与胃黏膜炎症病变相互平行。

4. 幽门螺杆菌感染　幽门螺杆菌是一种革兰阴性细菌，一般定植于胃的黏液层表面。幽门螺杆菌感染与功能性消化不良关系的研究结果差异很大，有些研究认为幽门螺杆菌感染是 FD 的病理生理因素之一，因为在成人中，功能性消化不良患者的胃黏膜内常可发现幽门螺杆菌，检出率在 40% ~ 70%之间。但大量的研究却表明：FD 患者的幽门螺杆菌感染率并不高于正常健康人，阳性幽门螺杆菌和阴性幽门螺杆菌者的胃肠运动和胃排空功能无明显差异，且幽门螺杆菌阳性的 FD 患者经根除幽门螺杆菌治疗后其消化不良症状并不一定随之消失，进一步研究证实幽门螺杆菌特异性抗原与 FD 无相关性，甚至其特异血清型 CagA 与任何消化不良症状或任何原发性功能性上腹不适症状均无关系。目前国内学者的共识意见为幽门螺杆菌感染为慢性活动性胃炎的主要病因，有消化不良症状的幽门螺杆菌感染者可归属于 FD 范畴。

5. 胃肠运动功能障碍　许多的研究都认为 FD 其实是胃肠道功能紊乱的一种。它与其他胃肠功能紊乱性疾病有着相似的发病机制。近年来随着对胃肠功能疾病在生理学（运动 – 感觉）、基础学（脑 – 肠作用）及精神社会学等方面的进一步了解，并基于其所表现的症状及解剖位置，罗马委员会制定了新的标准，即罗马Ⅲ标准。罗马Ⅲ标准不仅包括诊断标准，亦对胃肠功能紊乱的基础生理、病理、神经支配及胃肠激素、免疫系统做了详尽的叙述，同时在治疗方面也提出了指导性意见。因此罗马Ⅲ标准是目前世界各国用于功能性胃肠疾病诊断、治疗的一个共识文件。

该标准认为：胃肠道运动在消化期与消化间期有不同的形式和特点。消化间期运动的特点则是呈现周期性移行性综合运动。空腹状态下由胃至末端回肠存在一种周期性运动形式，称为消化间期移行性综合运动（MMC）。大约在正常餐后 4 ~ 6 小时，这种周期性、特征性的运动起于近端胃，并缓慢传导到整个小肠。每个 MMC 由 4 个连续时相组成：I 相为运动不活跃期；Ⅱ相的特征是间断性蠕动收缩；Ⅲ相时胃发生连续性蠕动收缩，每个慢波上伴有快速发生的动作电位（峰电位），收缩环中心闭合而幽门基础压力却不高，处于开放状态，故能清除胃内残留食物；Ⅳ相是Ⅲ相结束回到 I 相的恢复期。与之相对应，在Ⅲ期还伴有胃酸分泌、胰腺和胆汁分泌。在消化间期，这种特征性运动有规则地重复出现，每一周期约 90 分钟左右。空腹状态下，十二指肠最大收缩频率为 12 次 / 分，从十二指肠开始 MMC 向远端移动速度为 5 ~ 10cm/min，90 分钟后达末端回肠，其作用是清除肠腔内不被消化的颗粒。

消化期的运动形式比较复杂。进餐打乱了消化间期的活动，出现一种特殊的运动类型：胃窦 – 十二指肠协调收缩。胃底出现容受性舒张，远端胃出现不规则时相性收缩，持续数分钟后进入较稳定的运动模式，即 3 次 / 分的节律性蠕动性收缩，并与幽门括约肌的开放和十二指肠协调运动，推动食物进入十二指肠。此时小肠出现不规则、随机的收缩运动，并根据食物的大小和性质，使得这种运动模式可维持 2.5 ~ 8 小时。此后当食物从小肠排空后，又恢复消化间期模式。

在长期的对 FD 患者的研究中发现：约 50% FD 患者存在餐后胃排空延迟，可以是液体或（和）固体排空障碍。小儿 FD 中有 61.53% 胃排空迟缓。这可能是胃运动异常的综合表现，胃近端张力减低、胃窦运动减弱以及胃电紊乱等都可以影响胃排空功能。胃内压力测定发现，25% 功能性消化不良胃窦运动功能减弱，尤其餐后明显低于健康人，甚至胃窦无收缩。儿童中，FD 患儿胃窦收缩幅度明显低于健康儿。胃容量 – 压力关系曲线和电子恒压器检查发现患者胃近端容纳舒张功能受损，胃顺应性降低，近端胃壁张力下降。

部分 FD 患者有小肠运动障碍，以近端小肠为主，胃窦 – 十二指肠测压发现胃窦 – 十二指肠运动不协调，主要是十二指肠运动紊乱，约有 1/3 的 FD 存在肠易激综合征。

6. 内脏感觉异常　许多功能性消化不良的患者对生理或轻微有害刺激的感受异常或过于敏感。一些患者对灌注酸和盐水的敏感性提高；一些患者即使在使用了 H_2 受体拮抗剂阻断酸分泌的情况下，静脉注射五肽胃泌素仍会发生疼痛。一些研究报道，球囊在近端胃膨胀时，功能性消化不良患者的疼痛往往会加重，他们疼痛发作时球囊膨胀的水平显著低于对照组。因此，内脏感觉的异常在功能性消化不良中可能起到了一定作用，但这种感觉异常的基础尚不清楚，初步研究证实功能性消化不良患者存在两种内脏传入功能障碍，一种是不被察觉的反射传入信号，另一种为感知信号。两种异常可单独存在，也可以同时出现于同一患者。当胃肠道机械感受器感受扩张刺激后，受试者会因扩张容量的逐渐增加而产生感知、不适及疼痛，从而获得不同状态的扩张容量，功能性消化不良患者感知阈明显低于正常人，表明患者感觉过敏。

7. 心理－社会因素　心理学因素是否与功能性消化不良的发病有关一直存在着争议。国内有学者曾对 186 名 FD 患者的年龄、性别、生活习惯以及文化程度等进行了解，并做了焦虑及抑郁程度的评定，结果发现 FD 患者以年龄偏大的女性多见，它的发生与焦虑及抑郁有较明显的关系。但目前尚无确切的证据表明功能性消化不良症状与精神异常或慢性应激有关。功能性消化不良患者重大生活应激事件的数量也不一定高于其他人群，但很可能这些患者对应激的感受程度要更高。所以作为医生，要了解患者的疾病就需要了解患者的性格特征及生活习惯等，这可能对治疗非常重要。

8. 其他胃肠功能紊乱性疾病

（1）胃食管反流性疾病（GERD）：胃灼热和反流是胃食管反流的特异性症状，但是许多 GERD 患者并无此明显症状，有些患者主诉既有胃灼热又有消化不良。目前有许多学者已接受了以下看法：有少数 GERD 患者并无食管炎，许多 GERD 患者具有复杂的消化不良病史，而不仅是单纯胃灼热与酸反流症状。用食管 24 小时 pH 监测研究发现：约有 20% 的功能性消化不良患者和反流性疾病有关。最近 SandLu 等报告，20 例小儿厌食中，12 例（60%）有胃食管反流。因此，有充分的理由认为胃食管反流性疾病和某些功能性消化不良的病例有关。

（2）吞气症：许多患者常下意识地吞入过量的空气，导致腹胀、饱胀和嗳气，这种情况也常继发于应激或焦虑。对于此类患者，治疗中进行适当的行为调适往往非常有效。

（3）肠易激综合征（IBS）：功能性消化不良与其他胃肠道紊乱之间常常有许多重叠。约有 1/3 的 IBS 患者有消化不良症状；功能性消化不良患者中有 IBS 症状的比例也近似。

三、临床表现及分型

临床症状主要包括上腹痛、腹胀、早饱、嗳气、厌食、胃灼热、泛酸、恶心和呕吐。病程多在 2 年内，症状可反复发作，也可在相当一段时间内无症状。可以某一症状为主，也可有多个症状的叠加。多数难以明确引起或加重病情的诱因。

1989 年，美国芝加哥 FD 专题会议将功能性消化不良分为 5 个亚型：反流样消化不良（reflux like dyspepsia）、运动障碍样消化不良（dysmotility like dyspepsia）、溃疡样消化不良（ulcer like dyspepsia）、吞气症（aerophagia）及特发性消化不良（idiopathic dyspepsia）。目前采用较多的是 4 型分类：①运动障碍样型；②反流样型；③溃疡样型；④非特异型。

1. 运动障碍样消化不良　此型患者的表现以腹胀、早饱及嗳气为主。症状多在进食后加重。过饱时会出现腹痛、恶心，甚至呕吐。动力学检查约 50% ~ 60% 患者存在胃近端和远端收缩和舒张障碍。

2. 反流样消化不良　突出的表现是胸骨后痛，胃灼热，反流。内镜检查未发现食管炎，但 24 小时 pH 监测可发现部分患者有胃食管酸反流。对于无酸反流者出现此类症状，认为与食管对酸敏感性增加有关。

3. 溃疡样消化不良　主要表现与十二指肠溃疡特点相同，夜间痛，饥饿痛，进食或服抗酸剂能缓解，可伴有反酸，少数患者伴胃灼热，症状呈慢性周期性。内镜检查未发现溃疡和糜烂性炎症。

4. 非特异型消化不良　消化不良表现不能归入上述类型者。常并发肠易激综合征。但是，2006 年颁布的罗马Ⅲ标准对 FD 的诊断更加明确及细化：指经排除器质性疾病、反复发生上腹痛、烧灼感、餐后饱胀或早饱半年以上且近 3 个月有症状，成人根据主要症状的不同还将 FD 分为餐后不适综合征（postprandial distress syndrome，PDS，表现为餐后饱胀或早饱）和腹痛综合征（epigastric pain syndrome，EPS，表现为上腹痛或烧灼感）两个亚型。

四、诊断及鉴别诊断

（一）诊断

对于功能性消化不良的诊断，首先应排除器质性消化不良。除了仔细询问病史及全面体检，应进行以下的器械及实验室检查：①血常规；②粪隐血试验；③上消化道内镜；④肝胆胰超声；⑤肝肾功能；⑥血糖；⑦甲状腺功能；⑧胸部 X 检查。其中①～④为第一线检查，⑤～⑧为可选择性检查，多数根据第一线检查即可基本确定功能性消化不良的诊断。此外，近年来开展的胃食管 24 小时 pH 监测、超声或放射性核素胃排空检查以及胃肠道压力测定等多种胃肠道动力检查手段，在 FD 的诊断与鉴别诊断上也起到了十分重要的作用。许多原因不明的腹痛、恶心及呕吐患者往往经胃肠道压力检查找到了病因，这些检查也逐渐开始应用于儿科患者。

（二）功能性消化不良通用的诊断标准

（1）慢性上腹痛、腹胀、早饱、嗳气、泛酸、胃灼热、恶心、呕吐、喂养困难等上消化道症状，持续至少 4 周。

（2）内镜检查未发现胃及十二指肠溃疡、糜烂和肿瘤等器质性病变，未发现食管炎，也无上述疾病史。

（3）实验室、B 超及 X 线检查排除肝、胆、胰疾病。

（4）无糖尿病、结缔组织病、肾脏疾病及精神病史。

（5）无腹部手术史。

（三）儿童功能性消化不良的罗马Ⅲ诊断标准

必须包括以下所有项：

（1）持续或反复发作的上腹部（脐上）疼痛或不适。

（2）排便后不能缓解，或症状发作与排便频率或粪便性状的改变无关（即除外肠易激综合征）。

（3）无炎症性、解剖学、代谢性或肿瘤性疾病的证据可以解释患儿的症状。诊断前至少 2 个月内，症状出现至少每周 1 次，符合上述标准。

（四）鉴别诊断

1. 胃食管反流　胃食管反流性疾病功能性消化不良中的反流亚型与其鉴别困难。胃食管反流性疾病具有典型或不典型反流症状，内镜证实有不同程度的食管炎症改变，24 小时食管 pH 监测有酸反应，无内镜下食管炎表现的患者属于反流样消化不良或胃食管反流性疾病不易确定，但两者在治疗上是相同的。

2. 具有溃疡样症状的器质性消化不良　包括：十二指肠溃疡、十二指肠炎、幽门管溃疡、幽门前区溃疡、糜烂性胃窦炎。在诊断功能性消化不良溃疡亚型前，必须进行内镜检查以排除以上器质性病变。

3. 胃轻瘫　许多全身性的或消化道疾病均可引起胃排空功能的障碍，造成胃轻瘫。较常见的原因有糖尿病、尿毒症及结缔组织病。在诊断功能性消化不良运动障碍亚型时，应仔细排除其他原因所致的胃轻瘫。

4. 慢性难治性腹痛（CIPA）　CIPA 患者 70% 为女性，多有身体或心理创伤史。患者常常主诉有长期腹痛（超过 6 个月），且腹痛弥漫，多伴有腹部以外的症状。大多数患者经过广泛的检查而结果均为阴性。这类患者多数有严重的潜在的心理疾患，包括抑郁、焦虑和躯体形态的紊乱。他们常坚持自己有严重的疾病并要求进一步检查。对这类患者应提供多种方式的心理、行为和药物联合治疗。

五、预防

并非所有的功能性消化不良的患儿均需接受药物治疗。有些患儿根据医生诊断得知无病及检查结果亦属正常后，可通过改变生活方式与调整食物种类来预防。如建立良好的生活习惯，避免心理紧张因素和刺激性食物，避免服用非甾体类消炎药。对于无法停药者应同时应用胃黏膜保护剂或 H_2 受体拮抗剂。

六、治疗

（一）一般治疗

一般说来，治疗中最重要的是在医生和患者之间建立一种牢固的治疗关系。医生应通过详细询问病史和全面细致的体格检查取得患者的信赖。经过初步检查之后，应与患者讨论鉴别诊断，包括功能性消化不良的可能。应向患者推荐合理的诊断和检查步骤，并向患者解释他们所关心的问题。经过诊断性检查之后，应告诉患者功能性消化不良的诊断，同时向他们进行宣教、消除疑虑，抑制“过分检查”的趋势，将重点从寻找症状的原因转移到帮助患者克服这些症状。

医生应该探究患者的生活应激情况，包括患者与家庭、学校、人际关系及生活环境有关的事物。改变他们的生活环境是不太可能的，应指导患者减轻应激反应的措施，如体育锻炼和良好的饮食睡眠习惯。

还应了解患者近期的饮食或用药的改变。要仔细了解可能使患者症状加重的食物和药物，并停止使用。

（二）药物治疗

对于功能性消化不良，药物治疗的效果不太令人满意。目前为止没有任何一种特效的药物可以使症状完全缓解。而且，症状的改善也可能与自然病程中症状的时轻时重有关，或者是安慰剂的作用。所以治疗的重点应放在生活习惯的改变和采取积极的克服策略上，而非一味地依赖于药物。在症状加重时，药物治疗可能会有帮助，但应尽量减少用量，只有在有明确益处时才可长期使用。

下面介绍一下治疗功能性消化不良的常用药物：

1. 抗酸剂和制酸剂

（1）抗酸剂：在消化不良的治疗用药中，抗酸剂是应用最广泛的一种。在西方国家这是一种非处方药，部分患者服用抗酸剂后症状缓解，但也有报告抗酸剂与安慰剂在治疗功能性消化不良方面疗效相近。

抗酸剂（碳酸氢钠、氢氧化铝、氧化镁、三硅酸镁）：在我国常用的有碳酸钙口服液、复方氢氧化铝片及胃达。这类药物对于缓解饥饿痛、反酸及胃灼热等症状有较明显效果。但药物作用时间短，须多次服用，而长期服用易引起不良反应。

（2）抑酸剂：抑酸剂主要指 H_2 受体拮抗剂和质子泵抑制剂。

H_2 受体拮抗剂治疗功能性消化不良的报道很多，药物的疗效在统计学上显著优于安慰剂。主要有西咪替丁、雷尼替丁及法莫替丁等。它们抑制胃酸的分泌，无论对溃疡亚型和反流亚型都有明显的效果。

质子泵抑制剂奥美拉唑，可抑制壁细胞 H^+-K^+-ATP 酶，抑制酸分泌作用强，持续时间长，适用于 H_2 受体拮抗剂治疗无效的患者。

2. 促动力药物　根据有对照组的临床验证，现已肯定甲氧氯普胺（胃复安）、多潘立酮（吗丁啉）及西沙比利对消除功能性消化不良诸症状确有疗效。儿科多潘立酮应用较多。

（1）甲氧氯普胺：有抗中枢和外周多巴胺作用，同时兴奋 5-HT_4 受体，促进内源性乙酰胆碱释放，增加胃窦－十二指肠协调运动，促进胃排空。儿童剂量每次 0.2mg/kg，3 ~ 4 次 / 日，餐前 15 ~ 20 分钟服用。因不良反应较多，故临床应用逐渐减少。

（2）多潘立酮：为外周多巴胺受体阻抗剂，可促进固体和液体胃排空，抑制胃容纳舒张，协调胃窦－十二指肠运动，松弛幽门，从而缓解消化不良症状。儿童剂量每次 0.3mg/kg，3 ~ 4 次 / 日，餐前 15 ~ 30 分钟服用。1 岁以下儿童由于血脑屏障功能发育尚未完全，故不宜服用。

（3）西沙比利：通过促进胃肠道肌层神经丛副交感神经节后纤维末梢乙酰胆碱的释放，增强食管下端括约肌张力，加强食管、胃、小肠和结肠的推进性运动。对胃的作用主要有增加胃窦收缩，改善胃窦－十二指肠协调运动。降低幽门时相性收缩频率，使胃电活动趋于正常，从而加速胃排空。儿童剂量每次 0.2mg/kg，3 ~ 4 次 / 日，餐前 15 ~ 30 分钟服用。临床研究发现该药能明显改善消化不良症状，但因心脏的不良反应，故应用受到限制。

（4）红霉素：虽为抗生素，也是胃动素激动剂，可增加胃近端和远端收缩活力，促进胃推进性蠕动，加速空腹和餐后胃排空，可用于 FD 小儿。

3. 胃黏膜保护剂　这类药物主要有硫糖铝、米索前列醇、恩前列素及蒙脱石散等。临床上这类药物的应用主要是由于功能性消化不良的发病可能与慢性胃炎有关，患者可能存在胃黏膜屏障功能的减弱。

4. 5-HT_3　受体拮抗剂和阿片类受体激动剂这两类药物促进胃排空的作用很弱，用于治疗功能性消化不良患者的原理是调节内脏感觉阈。但此类药在儿科中尚无用药经验。

5. 抗焦虑药　国内有人使用小剂量多塞平和多潘立酮结合心理疏导治疗功能性消化不良患者，发现对上腹痛及嗳气等症状有明显的缓解作用，较之不使用多塞平的患者有明显提高。因此，在对 FD 的治疗中，利用药物对心理障碍进行治疗有一定的临床意义。

第六节　胃食管反流

胃食管反流病（gastroesophageal reflux disease，CERD）是最常见的食管疾病，是因食管下端括约肌的机能缺陷，引起胃液或胆汁从胃反流人食管，是婴幼儿顽固性呕吐和生长发育迟缓的重要原因。

一、病因及发病机制

病因与发病机制有：①食管下端括约肌抗反流屏障破坏：食管下端环状肌有括约肌功能，因此能防止胃食管反流发生，其抗反流功能受神经及消化道激素的调节，如胃泌素、前列腺素等，当其抗反流因素受到破坏时，反流量增加，因此产生胃食管反流。②食管酸廓清延缓：正常情况下，食管本身具有以下防御功能——食管下端括约肌能阻止反流作用；食管的蠕动向远端清除进入食管的反流液；吞咽含碳酸氢钠的唾液、中和酸度及清洗刺激物。当上述功能受到损伤时，使酸清除延缓。

二、诊断

（一）病史采集要点

1. 婴儿　婴儿胃食管反流症有四大症状，即吐奶、体重不增、出血和肺部症状，其中以吐奶最常见。正常情况下，食管下端括约肌保持一定的张力，形成一个高压带，将胃和食管分隔开来，阻止胃内容物反流人食管，而且食管的蠕动波还能将反流物推回胃中。刚出生不久的婴儿食管下端括约肌还未发育完善，张力较低，5 ~ 7 周后才能建立起有效的抗反流屏障，并随年龄增长逐渐完善。此外，婴儿的食管下端括约肌到咽部的距离相对成人为短，卧位时间较长，哭闹时腹压升高。如果喂养不当，吞气过多，引起胃扩张，就容易发生胃食管反流。患儿出生后不久即出现反复呕吐，随年龄增大而加重，严重者甚至每次喂奶后均呕吐。呕吐多不费力，非喷射性，但也有部分为喷射性呕吐，平卧位和嗳气时更易出现。也有患儿不喂奶时也常呕吐。反复呕吐引起营养不良、体重不增或下降。由于胃食管反流，胃酸等腐蚀食管黏膜，还可造成食管炎，甚至引起食管黏膜血管破损、出血。此外，胃食管反流时，若胃内容物误入气管则可引起肺部反复感染。

（1）呕吐：新生儿及婴儿患者 85%生后第 1 周即呕吐，逐渐成为食后呕吐，呈喷射状，吐出物为胃内容物，偶有呕血。

（2）生长发育落后：由于呕吐造成长期热量摄入不足而致营养不良、生长发育缓慢、消瘦。亦可因反流性食管炎引起痉挛与狭窄，少数病儿有贫血症状。

（3）其他：呕吐物或反流物如吸入肺部可致肺部感染，久之形成肺纤维化，产生原发性肺间质纤维化。个别患儿对酸性反流液高度敏感，可诱发支气管痉挛，引起哮喘发作。反流液刺激咽喉者，反射性喉痉挛，可造成窒息，甚至猝死。

2. 较大儿童　年长儿可诉胸骨后烧灼痛、嗳气、上腹部不适。胃灼热、反流、非心源性胸痛和吞咽困难及一些肺部症状是 GERD 的常见表现。一旦出现上述症状时应首先想到 GERD 的可能，但 GERD 有时可有完全不同的临床表现。患儿有食管症状可伴或不伴食管黏膜损害，有或未证实病理性酸反流的量；另一些患儿有食管黏膜损害但不一定伴有反流症状；还有患儿表现为各种各样食管外表现，可无或很少伴有食管症状，因而给 GERD 的诊断带来一定的困难。在较大儿童直至成人患者，胃灼热和反流是 GERD 的主要症状，这 2 个症状对于 GERD 有很高的特异性。

（1）胃灼热：胃灼热伴或不伴有胃内容物反流至口腔是最突出的症状。胃灼热典型者为胸骨后烧灼感，向咽喉或口放射，最常见于餐后，由于平躺、躯体弯曲过度或猛烈的抬举而发生，常因急剧进餐、吃柑橘、辛辣食品、高脂肪餐和饮酒而诱发。胃灼热的严重性与食管炎的严重度无关。在 Barrett's 食管或有食管外表现的 GRED 患者，胃灼热可能很轻或缺如。

（2）反流：反流是指胃内容物反流入食管，且常反流入口，应与呕吐相区别。反流常伴有胃灼热，反流物为典型的酸性物，更为重要的是反流可引起食管外表现。

（3）吞咽困难：是 CERD 的常见症状，若患者尚能吞咽肉食（肉片、牛排）、带皮的蔬菜和硬面食品等，吞咽困难的存在将被怀疑。吞咽困难可为机械性梗阻或非机械性梗阻引起。机械性梗阻可能继发于与反流有关的狭窄、癌（如 Barrett's 食管引起腺癌或鳞状上皮癌）或食管环；非机械性梗阻吞咽困难可继发于蠕动功能障碍含有低幅度收缩和传递不良，或继发于反流引起敏感性蠕动收缩和食管痉挛，糜烂性食管炎的存在和严重性也是重要的决定因素，糜烂性或溃疡性食管炎患者进硬食常有吞咽困难，给充分治疗后 GERD 可消失。

（4）非器质性上消化道症状表现：如消化不良、腹胀、嗳气或不消化，当缺乏胃灼热或酸反流主要症状时，上述症状对 GERD 无特异性，有些患者仅诉胃灼热。

（5）食管外表现：①哮喘最为常见，抗反流治疗可改善哮喘症状。虽 1/3 哮喘患者有食管功能障碍而无食管症状，但询问有关反流和胃灼热史在哮喘患者是重要的。哮喘时存在 GERD 的线索包括缺乏过敏源、哮喘开始在少年、哮喘前存在反流症状、夜间咳嗽、肥胖、哮喘发作前有胃灼热或激烈进食后胃灼热、对常用的哮喘治疗有对抗。②心绞痛样胸痛：又称为非心源性胸痛，是 GERD 的另一个突出表现。为位于胸骨下方烧灼样或压榨样痛，以下几点应考虑源于食管引起的胸痛：A. 伴有食管症状，如胃灼热、吞咽困难或反流；B. 疾病发生在餐后或仰卧位置；C. 用抗酸剂疼痛减轻；D. 疼痛持续几小时或几天而无心肺恶化。但值得注意的是不少冠心病和心源性胸痛患者常并存有食管症状，因此建议诊断食管源性胸痛时应首先排除心源性胸痛。③耳鼻喉疾病：有喉症状而缺乏典型食管症状或症状轻微的患者，内镜检查有低的食管炎检出率，少量的酸即可引起喉病理改变。牙糜烂是 GERD 最流行的口表现，牙糜烂和齿质丢失可引起颞下肌筋膜疼痛综合征，也可有口臭、口烧灼、舌过敏等表现。

3. 并发症　胃食管反流病的并发症包括食管炎、消化性食管狭窄、食管溃疡及 Barrett 化生。食管炎常可引起吞咽痛及大量出血；消化性食管狭窄可出现对固体食物的进行性吞咽困难；食管消化性溃疡可发生与胃或十二指肠溃疡同样的疼痛，但其部位常局限于剑突区或高位胸骨后区，这些溃疡愈合慢，易复发，在愈合后常遗留狭窄。

（二）体格检查要点

胃食管反流时由于酸性胃液反流，食管长期处于酸性环境中，可发生食管炎、食管溃疡、食管狭窄、反流物吸入气管可引起反复发作的支气管肺炎、肺不张，也可引起窒息、猝死综合征等。患儿常呕吐可出现体重不增、食管炎、食管糜烂或溃疡，表现为不安、激惹、拒食，重者呕血或便血，导致缺铁性贫血。反流物吸入后可有吸入症状，肺部并发症，呛咳、窒息、呼吸暂停、吸入肺炎，并伴精神运动发育迟缓。体格检查可见相应的体征。

（三）门诊资料分析

1. 食管测压　食管测压仅用于对可疑 GERD 的开始评价，不用于 CERD 的肯定诊断，反流食管炎往往伴有 LES 压力降低（正常 15 ~ 30mmHg），LES 松弛时间也较正常明显延长（正常 2 ~ 7 秒），胃食管屏降压（正常 11 ~ 19mmHg）明显降低，因此 LES 低压可作为 GERD 严重度的评价指标。

2. 放射线检查　患者垂头仰卧位所做的 X 线钡餐检查可显示钡剂从胃反流至食管，也可采取腹部加压法。但 X 线照相的方法通常不能敏感地诊断胃食管反流病。吞钡后所做的 X 线检查很容易显示食管溃疡和消化性狭窄，但对因食管炎所致的出血患者则诊断价值不大。上消化道吞钡检查可提供食管蠕动情况，并可发现憩室、裂孔疝和肿瘤等病变；气钡双重对比检查，食管炎时可见黏膜粗糙、溃疡等病变。为了评价 GERD 及其并发症，临床用食管钡造影和同位素检查，钡检查对于评价有吞咽困难的 GERD 以及准确地诊断裂孔疝、食管狭窄、食管环等极有价值。放射线检查证实黏膜呈网状改变可提出存在 Barrett's 食管。但与 pH 监测相比，钡检查对 GERD 诊断的敏感性低，居于这个原因吞钡检查用于评价 GERD 患者受到限制。

（四）进一步检查项目

1. 食管镜检查　可对伴或不伴有出血的食管炎做出准确的诊断。食管镜结合细胞刷洗和直视下活检对鉴别食管的良性消化性狭窄和癌肿是必需的。疑有 GERD 患者一般进行内镜评价，检查指征包括：

（1）患者症状不明朗或有警报症状如出血、体重下降、吞咽困难征象，目的为排除其他疾病或并发病。

（2）有长期症状的患者，目的为排除 Barrett's 食管的筛选。

（3）用于食管炎的诊断和其严重度的评估。

（4）治疗目的：直接内镜治疗和预防慢性化。如果发现糜烂性食管炎或 Barrett' 食管，大部分 GERD 可通过内镜得到诊断，虽然糜烂性食管炎也可由感染或药物引起损伤所致。

内镜检查对于 GERD 的诊断缺乏可靠的敏感性，胃灼热患者内镜检查时仅 30% ~ 40% 证实有黏膜破坏，包括黏膜红斑、组织脆和柱状鳞状上皮联节损害等。内镜检查提示严重食管炎的存在可指导治疗，且有助于预报对治疗的反应、复发率和慢性化。内镜检查阴性患者食管黏膜活检病理改变有助于 CERD 的诊断。反流症状持续久的患者可通过内镜筛选 Barrett's 食管，如果看不到 Barrett's 食管化生，将来患者不再需要用内镜筛选；而内镜发现有 Barrett's 食管者建议患者首选质子泵抑制剂治疗直至症状消失、食管糜烂或溃疡改变轻微。

2. 食管测压法　是在下食管括约肌处测定压力，并显示其强度，可区分正常与闭锁功能不全的括约肌。

3. 24 小时食管 pH 监测　24 小时食管 pH 监测是当前一个广为应用的研究和临床工具，对食管暴露酸量的判定、对 GERD 的认识有很大提高，可提供胃食管反流病的直接证据，了解反流的病因和异常程度，有助于肯定 GERD 诊断。24 小时 pH 监测能很好地区别正常对照组和食管炎患者，pH 监测也有助于提高诊断有食管外表现存在的 GERD 患者。pH 监测受到各种限制，所有证实食管炎患者，25% 患者 24 小时 pH 监测在正常范围内，正常对照组与有反流症状的患者也有很大的重叠。一般以 pH<4（正常食管 pH 为 5.0 ~ 7.0）至少持续 5 ~ 10 秒作为胃食管反流发生指标。现在国内多采用便携式食管 24 小时连续 pH 监测，监测期间一般规定 pH<4 持续 5 秒或 10 秒以上判定为有胃食管反流，一般采用 6 个参数：①总 pH <4 的时间百分率（%）（正常人为 1.2% ~ 5%）；②直立位 pH<4 的时间百分率（%）；③卧位 pH<4 的时间百分率（%）；④反流次数；⑤ pH<4 长于 5 分钟的次数；⑥最长反流持续时间。有认为正常人 pH<4 长于 5 分钟的次数大于 3 次，而反流发作长时间大于 9 分钟即为病理性反流。24 小时 pH 监测表明，每天站立位有反流者食管炎较轻，夜间卧位有反流者食管炎较重，而白天、夜间均有反流者食管炎最重。反流和症状之间的相互关系对于决定症状由反流引起是有帮助的。相互关系是通过统计学处理得出的。此相互关系可能决定于总酸暴露时间，严格的反流和症状间隔时间是不明了，多数作者认为出现间隔时间为 2 ~ 5 分钟。反流和症状之间相互关系特别用于评价患者有不能解释的胸痛。

4. 双探针 pH 监测法　将一个探针（Probe）置于食管下端括约肌上 5cm 处，另一个探针置于近端食管或咽下部，此种方法有助于评价 GERD 患者的食管外表现。有各种各样耳鼻喉症状的患者食管近端 pH 监测常有异常，如喉痛、声嘶表现反流性喉炎或酸后喉炎患者，双探针 pH 监测也用于检查大多数有发作性喉痉挛的反流异常者，有些患者有反流性咽炎而远端食管总酸暴露时间正常，在评价哮喘或慢性咳嗽患者近端食管 pH 监测的重要性很少建立，研究仍有矛盾的结果。

5. Bemstein 试验　与症状性胃食管反流的存在密切相关，灌酸可使症状迅速出现，但可被灌注盐水所缓解。

6. 食管活检　显示鳞状黏膜层变薄，基底细胞增生，这些组织学变化可见于内镜下肉眼见不到食管炎的患者。

内镜或 X 线检查的结果如何，活检或 Bemstein 试验的阳性结果与反流所致的食管炎症状具有密切关系。内镜下活检还是能连续观察 Barrett 化生柱状黏膜改变的唯一方法。

7. 试验治疗　试验治疗在 GERD 评价上是有吸引力的。OmePrazole 试验开始用于 1992 年。英国胃肠学会资料显示其敏感性 81%，特异性 85%。尤其是对 pH 监测（-）或内镜（-）的患者若用试验治疗症状改善时也可考虑 GERD 的诊断。应当指出，单纯试验治疗也可能造成误诊，如消化性溃疡、卓一艾综合征用强酸抑制剂治疗症状也明显减轻。目前临床上普遍认为用质子泵抑制剂（PPI）试验诊断反流病准确性高，实用于临床。最近美国胃肠学会推荐凡有典型 GERD 症状的患者，在行内镜检查之前，应接受 PPI 治疗。另一些专家推荐在大多数病例中，将 PPI 试验放在 24 小时食管内 pH 监测之前进行，或者用其作为替代试验。

（五）临床类型

胃食管反流病可有典型表现（如上述）和食管外表现，其食管外表现尤应重视胃食管反流病常可伴有呼吸系统症状与疾病（如哮喘、咳嗽和纤维化），耳鼻喉科症状和体征，其他食管外症状和体征（如非心源性胸痛、牙腐蚀、鼻窦炎和睡眠呼吸暂停）等。

1. 呼吸系统表现　GERD 的食管外表现，以呼吸系统为最多见。由于反流的轻重、持续时间长短、反流物的刺激性以及个人致反流因素等具体情况不同，可有不同的表现。

（1）夜间阵咳及支气管炎：为反流物进入气道直接刺激所致。轻者，患者常于夜间或熟睡中突然出现阵咳或呛咳，需立即坐起。若长期反流、持续刺激，则可引起支气管炎，咳嗽增重，但以夜间为主。如引致气管炎的其他病因因素不明显，或抗菌治疗效果不好，要想到有 GERD 的可能。

（2）反复发作性肺炎及肺间质纤维化：反流较重、反复吸入，可导致反复发作的肺炎。患者可有反复发作的咳嗽、咳痰、气喘，尤以夜间为著，有的伴有夜间阵发性呛咳。有的患者可有胸闷、胸痛、发热等症状。胸部 X 线检查，可提示炎症征象。虽经正规抗生素治疗，症状及、X 线表现常无明显改善，或易于复发。极少数患者可并发肺脓肿或肺不张。长期、反复吸入刺激，个别患者可进一步发展为肺间质纤维化。

（3）支气管哮喘：有学者证实，高酸反流物进入气道，可引起支气管痉挛。食管滴酸试验阳性者，也能引起支气管痉挛，食管酸刺激传入神经感觉机制触发呼吸道反应，因此在食管少量酸即可引起支气管痉挛。咽喉部存在着对酸超敏感的丰富的化学感受器，受反流酸刺激，亦能引起支气管痉挛，出现哮喘。GERD 所的致哮喘，多于夜间发作，无季节性，常伴反流症状，亦可伴咳嗽、呛咳、声嘶，咽喉酸辣等症状。但约 1/3 的患者可无反流症状或不明显。解痉剂的应用常难奏效，甚至加重。此夜间哮喘须与心源性哮喘相鉴别。反过来，支气管哮喘也易诱发 GERD，这是因为：①支气管痉挛时，肺充气过度，使膈肌下降，致 LES 功能减低，抗反流作用减弱；②哮喘发作时，胸内负压增大，腹内压增高，胸膜压差增长，更利于胃食管反流；③支气管扩张剂的应用，可降低 LES 张力。如原有 GERD 者，支气管哮喘可使其加重。④夜间睡眠呼吸暂停：反流性食管炎可能是夜间睡眠呼吸暂停的原因之一。反流物吸入的主要机制是膈和腹部呼吸肌的突发收缩，胃压突然增高，使胃内容物通过食管进入气管引起。呼吸暂停发生在睡眠时，少数发生在白天饭后 1 小时。

2. 非心源性胸痛　反流性食管炎或 GERD 是非心源性胸痛的主要原因。非心源性胸痛 80% 的患者是由胃食管反流引起。患者除了胸骨后、剑下疼痛的典型症状，还可向胸骨两例、上胸、后背放射，甚至有的放射至颈部、耳部，个别还有表现为牙痛。易与心绞痛、胸膜炎、肺炎、肋软骨炎等相混。GERD 所致胸痛也可间歇发作，有的呈剧烈刺痛，酷似心绞痛。

3. 慢性咽喉炎　为反流物刺激咽喉所致的化学性炎症。患者常有咽喉部不适，疼痛、咳嗽、喉部异物感或堵塞感，亦可有声音嘶哑。咽部检查可见充血、肿胀、淋巴滤泡增生，偶尔可见溃疡形成。喉部检查可见喉部、声带水肿，偶见溃疡或声带结节形成，病变常限于声带后 1/3 和舌状软骨间区域。咽喉炎是夜间食管喉反流的结果。喉咽与胃液接触引起水肿和炎症。

4. 口腔表现　反流物刺激，可有唇舌烧灼感，个别患者出现口腔溃疡。有的患者可有口酸、口苦、口臭及味觉损害等。有的患者唾液分泌增多，可能是酸刺激食管，反射引起的酸清除的保护性反应。与此相关，干燥综合征时，由于唾液分泌减少，对食管酸的中和清除能力减低，易诱发或加重反流物对黏膜的损害。

5. 婴儿食管外表现　婴儿食管短，LES 尚未发育好，张力低下，且以流食为主，又多采取卧位，因而较易出现胃食管反流，也更易累及食管邻近器官，食管外表现更为突出。由于小儿不能主诉，如警惕性不高，易被忽略或误诊。常见表现为呼吸道症状，如夜间阵咳、哮喘、肺炎等。由于反流的痛苦，食管炎及食管外并发症的折磨，患儿亦可表现为哭闹、睡眠不好、拒食等。久之，可出现缺铁性贫血、营养不良及发育障碍。偶尔，患儿可出现间歇性斜颈或姿势怪异（Sandifer 综合征）。

（六）鉴别诊断要点

1. 婴儿溢奶　婴儿在吃完奶后，变动体位或刚躺下，就会马上吐奶，这种情况为溢奶，是一种生理现象。这是因为婴儿的胃成水平状，一变动体位，使胃无法保持水平位置，就会发生溢奶现象。待婴儿长到 6 个月以后，会自然好转。

2. 幽门痉挛　婴儿不论躺着或抱着，每次吃奶以后 10 分钟左右就会呕吐，这种现象大多由于幽门痉挛引起。幽门痉挛使乳汁不能顺利地流入十二指肠，就会出现呕吐。

3. 先天性幽门肥厚性狭窄　婴儿每次吃完奶，马上就呕吐，而且不论是改变体位，改变饮食，还是使用药物都不能使其症状得到缓解。体格检查在婴儿胃上中部偏右处，摸到像红枣大小的硬块，则可能是先天性幽门肥厚性狭窄，必须手术治疗。

4. 其他　GERD 所致非心源性胸痛易与心绞痛、胸膜炎、肺炎、肋软骨炎等相混。食管源性心绞痛样胸痛，多与体位有关，仰卧、弯腰易发生，坐起站立可缓解；冷饮或刺激性饮料食物亦可诱发等可资鉴别。

三、治疗

（一）治疗原则

首选非手术疗法包括饮食控制、体位疗法和药物疗法，新生儿、婴儿胃食管反流经内科治疗绝大部分数月后可明显改善。若经上述治疗 6 个月后仍有吐奶或其他症状，可考虑手术治疗。

（二）治疗计划

应根据婴儿胃食管反流的不同程度采取相应措施，无并发症者的治疗包括：

1. 饮食控制　饮食宜少量多次，选择质地柔软而营养丰富的食物，避免吃过热或过冷的食物。由于胃食管反流与胃的充盈度关系较大，因此，食品应稠厚，以减少容量。

2. 体位疗法　对轻、中度的胃食管反流婴儿，喂奶时应将婴儿抱在半直立位，喂奶后维持半卧位 1 小时左右，睡眠时床头抬高 20 ~ 30 厘米，保持头高脚低位。通常在 2 周内就可使呕吐减轻。重度患儿应 24 小时持续维持体位治疗，可让患儿睡在倾斜 30° 的床板上（头高脚低），取俯卧位（趴着睡），以背带固定，或抬高床头 20 ~ 30 厘米。

3. 药物治疗　目前用于胃食管反流的药物主要有两大类，一是抗酸剂，不仅能中和胃酸，还可促进幽门窦胃泌素的产生，升高血清胃泌素的浓度，从而增加食管下端括约肌的压力；另一种是 H_2 受体拮抗剂如西咪替丁，其机制是抑制胃酸分泌，减少胃酸反流至食管，从而减轻症状。具体用药包括：

（1）餐后 1 小时和临睡时予以制酸剂：可中和胃酸，并可能增加食管下段括约肌张力。

（2）应用 H_2 阻滞剂以降低胃液酸度（有时合并应用其他药物）。

（3）应用胆碱能激动剂如氯贝胆碱、甲氧氯普胺餐前 30 分钟和临睡前口服。

（4）西沙比利。

（5）质子泵抑制剂：如奥美拉唑或兰索拉唑，是促进消化性食管炎快速愈合的最有效药物。研究证实有严重食管炎患者用质子泵抑制剂治疗可预防黏膜并发症尤其是狭窄的发生。奥美拉唑已被获准长期应用于腐蚀性食管炎再复发的预防。

4. 其他

（1）避免应用引起胃酸分泌的强刺激剂：如咖啡、酒精。

（2）避免应用降低下食管括约肌张力的药物：如抗胆碱能药物、食物（脂肪、巧克力）和吸烟（被动）。

5. 并发症的治疗　除大量出血外，由食管炎引起的出血无须紧急手术，但可复发。食管狭窄应采用积极的内科治疗，并反复扩张（如在内镜下采用气囊或探条）以达到和维持食管的畅通，若扩张恰当，不会严重影响患者的进食。奥美拉唑、兰索拉唑或抗反流手术（如 Belsey、Hill、Nissen 等）常用于有严重食管炎、出血、狭窄、溃疡或难治性症状的患者，而不管是否有裂孔疝的存在。该类手术也可应用电视辅助下的腹腔镜进行。内科或外科治疗对 Barrett 化生的效果并不一致，目前推荐内镜检查（每 1 ~ 2 年一次）以监视这种化生恶变的可能。

（三）治疗方案的选择

1. 内科治疗

（1）体位：使病儿处于 45° ~ 60° 半坐位，有的主张至少应保持在 60°，多数病儿呕吐即可消失。对较大儿童，轻者进食后 1 小时保持直立位；严重者可用 30° 倾斜的床上俯卧位，或 50° 角仰卧。

（2）喂养：饮食以少量多餐为主，喂稠厚乳汁防止呕吐。治疗期禁食酸果汁，食物用米糊调稠喂饲。

（3）药物：药物治疗主要是应用 H_2 受体拮抗剂来抑制胃酸分泌。一般 1 ~ 2 周可缓解症状。并发有食管炎时，予西咪替丁每日 30 ~ 40mg/kg，分 4 次口服；可在食后 15 ~ 30 分钟加服抗酸药，同时用甲氧氯普胺每次 0.1mg/kg，每日 4 次。多潘立酮可使胃肠道上部的蠕动和张力恢复正常，促进胃排空，增强胃窦和十二指肠运动，协调幽门的收缩，还可增强食管的蠕动和食管下部括约肌的张力，因此对本病有较好疗效。儿童每次 0.6mg/kg，每日 3 ~ 4 次；不能口服者，可使用栓剂，6 个月以下小儿用时需密切监护。十六角蒙脱石可保护食管黏膜，促进受损上皮修复与再生，还因其对 H^+ 的缓冲作用，对胃蛋白酶的抵抗作用及对胆盐、胆酸的鳌合作用等，亦可用于本病的治疗。

2. 外科治疗　经内科治疗 6 ~ 8 周无效者，有严重并发症、严重食管炎或缩窄形成的，可考虑手术治疗，一般采用胃底折叠术，效果良好。

四。预后

当没有食管炎或呼吸道并发症的胃食管反流，一般预后是良好的。抗反流手术对缓解症状以及食管黏膜损伤的愈合有效率达 85%，但长期随访发现有 10% 的复发率。抗反流手术的并发症是食管狭窄。

第七章 泌尿系统疾病

第一节 急性肾小球肾炎

急性肾小球肾炎（acute glomerulonephritis，AGN）简称急性肾炎，广义上包括了一组以急性起病，表现为血尿和（或）蛋白尿、高血压、水肿，并常伴有少尿为特点的肾小球疾病，所以，又称之为急性肾炎综合征。在儿童时期绝大多数属急性链球菌感染后肾小球肾炎（acute post streptococcal glomerulonephritis，APSGN）。

本病为儿科最常见的肾小球疾病，居我国儿童泌尿系统疾病住院患儿的首位。但近年国内外流行病学资料均呈现发病率下降的趋势，北美、西欧等地报道1979—1988年内较1961—1970年减少2/3，我国亦呈类似改变，1982年6 947例泌尿系住院患儿中本病占53.7%，1992年则占11 531例泌尿系住院患儿的37.1%。

一、病因

概括而言可分为感染性和非感染性两大类。

（一）感染性

1. 急性链球菌感染后肾小球肾炎　本病是由A族B溶血性链球菌感染后引起的免疫性肾小球肾炎。链球菌中仅部分“致肾炎菌株”感染后引发肾炎，继发于呼吸道、咽部感染者常由2、49、50、55、60型引起，继发于皮肤感染者常由1、3、4、12、25、49型引起。

2. 非链球菌感染后肾小球肾炎

（1）细菌性感染：葡萄球菌、肺炎球菌、感染性心内膜炎、伤寒等。

（2）病毒感染：乙型肝炎、巨细胞病毒、水痘、EB病毒等。

（3）其他：梅毒、毒浆病、疟疾等。

（二）非感染性

（1）多系统疾病：系统性红斑狼疮、过敏性紫癜、血管炎、肺出血肾炎综合征等。

（2）原发性肾小球疾病：IgA肾病、系膜增生性肾炎、膜增生性肾炎等。

二、发病机制

有关急性链球菌感染后肾小球肾炎的发病机制，目前认为所有链球菌致肾炎菌株均有共同的致肾炎抗原性，机体对链球菌的某些抗原成分（包括菌壁上的M蛋白内链球菌素和“肾炎菌株协同蛋白”）产生抗体，抗原抗体复合物引起肾小球毛细血管炎症病变，包括循环免疫复合物和原位免疫复合物形成学说。此外，某些链球菌株可通过神经氨酸苷酶的作用或其产物，如某些菌株产生的唾液酸酶，与机体的免疫球蛋白结合，改变其免疫原性，产生自身抗体和免疫复合物而致病。另有人认为链球菌抗原与肾小球基膜糖蛋白间具有交叉抗原性，可使少数病例呈现抗肾抗体型肾炎。

三、病理

在疾病早期，肾病变典型，呈毛细血管内增生性肾小球肾炎改变。光镜下肾小球表现为程度不等的弥漫性增生性炎症及渗出性病变。部分患者中可见到新月体。肾小管病变较轻，呈上皮细胞变性，间质水肿及炎症细胞浸润。电镜检查可见电子致密物在上皮细胞下沉积，呈散在的圆顶状驼峰样分布。免疫荧光检查在急性期可见 IgG、C3 于肾小球基膜及系膜区颗粒状沉积，有时还伴有 IgM、IgA 沉积，此多见于重度蛋白尿者。

四、临床表现

90% 病例有链球菌的前驱感染，以呼吸道及皮肤感染为主。在前驱感染后经 1 ~ 3 周无症状的间歇期而急性起病。咽炎为诱因者病前 6 ~ 12d（平均 10d）多有发热、颈淋巴结大及咽部渗出。皮肤感染见于病前 14 ~ 28d（平均 20d）。

（一）典型表现

急性期常有全身不适、乏力、食欲缺乏、发热、头痛、头晕、咳嗽、气急、恶心、呕吐、腹痛及鼻出血等。50% ~ 70% 患儿为肉眼血尿，持续 1 ~ 2 周即转镜下血尿，肉眼血尿严重者可伴有排尿困难。蛋白尿程度不等，约 20% 达肾病水平。70% 患儿有非凹陷性水肿，通常累及眼睑、颜面，偶及全身。30% ~ 80% 有血压升高，主因水钠潴留、血容量过大所致。通常尿量减少，但真正达少尿者不多。大部分患儿 2 ~ 4 周利尿消肿，血压也恢复正常。轻症临床表现不明显，仅表现为镜下血尿，重症则可呈急进性肾炎经过，短期内出现肾功能不全。

（二）非典型表现

1. 亚临床病例　既无临床表现的病例，多见于致肾炎链球菌菌株感染患儿的密切接触者，对流行病学有意义。患儿临床无症状，但呈现血补体下降或轻度尿改变或二者兼具。肾活检有轻度局灶增生病变或弥漫性典型病变。

2. 肾外症状性急性肾炎　易于误诊，临床有水肿、高血压，甚至有严重循环充血及高血压脑病，但尿改变轻微或尿常规检查正常，有链球菌前驱感染和血中补体于 6 ~ 8 周内呈典型的下降继而恢复的过程。

3. 尿中蛋白排出明显　少数病儿以急性肾炎起病，但水肿和蛋白尿突出，伴轻度高胆固醇血症和低白蛋白血症，临床表现似肾病综合征，占儿童肾炎的 5%，其恢复过程也较典型表现者迟缓，少数进入慢性肾炎过程。

（三）急性期并发症

1. 严重循环充血　常发生在起病 1 周内，由于水钠潴留，血浆容量增加而出现循环充血。当肾炎患儿出现呼吸急促和肺部出现湿啰音时，应警惕循环充血的可能性，严重者可出现呼吸困难、端坐呼吸、颈静脉怒张、频咳、吐粉红色泡沫痰、两肺满布湿啰音、心脏扩大、甚至出现奔马律、肝大而硬、水肿加剧。此与经典的因心肌泵功能减退的充血性心力衰竭不同。

2. 高血压脑病　此指由于血压急剧增高时伴发神经系统症状而言。常发生在疾病早期，血压突然上升之后，血压往往在 150 ~ 160/100 ~ 110mmHg。年长患儿会主诉剧烈头痛、呕吐、复视或一过性失明，严重者突然出现惊厥、昏迷。

3. 急性肾功能不全　急性肾炎早期相当一部分患儿有不同程度的尿量减少及氮质血症，但真正发生急性肾衰竭者仅为少数。常发生于疾病初期，出现尿少、严重氮质血症、电解质紊乱（高钾、高磷、低钠、低钙血症）、水潴留、代谢性酸中毒等症状，一般持续 3 ~ 5d，不超过 10d。

五、实验室检查

1. 尿液检查　血尿见于所有的患儿，早期多为肉眼血尿，后转为镜下血尿。60% ~ 85% 的患儿尿中可检到红细胞管型，其他尚可有透明或颗粒管型。疾病早期可见较多的白细胞和上皮细胞，并非感染，一般于数日内消失。尿蛋白可为 + ～ +++，且与血尿的程度相平行，仅少数达肾病水平，蛋白尿一般属非选择性者。

2. 血常规检查　外周血白细胞一般轻度升高或正常，此与原发感染灶是否存在有关。轻度贫血常见，此与血容量增大血液稀释有关。血沉大多加快。

3. 血生化及肾功能　肾小球滤过率降低，但一般不低于 50%。部分患儿有短暂的血尿素氮、肌酐升高。尿浓缩功能完好，可有轻度的高氯酸血症和轻度的高血钾，因血液稀释可有低钠血症。

4. 链球菌感染的细菌免疫学检查　患儿肾炎起病时，前驱的链球菌感染多已经过抗菌治疗，故病灶处细菌培养阳性率不高。在链球菌感染后机体对菌体的抗原物质常产生抗体反应，咽炎病例抗链球菌溶血素 O（ASO）往往增加，10 ～ 14d 开始升高，3 ～ 5 周达高峰，3 ～ 6 个月恢复正常。另外咽炎后 APSGN 者抗双磷酸吡啶核苷酸酶（ADPNase）滴度升高。皮肤感染后 APSGN 者 ASO 升高者不多，抗链球菌 DNA 酶（ADNAse-1）和抗透明质酸酶（AHase）滴度升高。上述血清学检查在急性期经有效抗感染治疗后阳性率低。

5. 血补体测定　90% 以上的患儿病程早期血中总补体和血清 C3 显著下降，94% 的病例至第 8 周恢复正常，补体下降程度虽与疾病严重性及预后无关，但持续低下 6 ～ 8 周尚不恢复常提示为非链球菌感染后肾小球疾患，应注意查找导致补体低下的病因。

六、诊断及鉴别诊断

典型病例往往起病 1 ～ 3 周前有链球菌感染史，出现血尿、水肿、血压高，尿液检查有肾小球源性血尿，不同程度的蛋白尿，血清有链球菌感染的免疫学改变及动态的血补体变化（早期下降，6 ～ 8 周恢复）即可诊断为急性链球菌感染后肾炎。

应与下列情况鉴别：

（1）注意肾炎的不典型表现，避免漏诊或误诊，尤其注意以循环充血、高血压脑病为首发症状或突出表现者应及时尿检以免误诊。

（2）急性链球菌感染后肾炎注意和非链球菌感染后肾炎相鉴别。

（3）与以急性肾炎综合征为表现的其他原发性肾小球疾病或全身性疾病相鉴别，前者如 IgA 肾病、膜增生性肾炎等，后者如狼疮性肾炎、过敏性紫癜性肾炎、血管炎等。

（4）与慢性肾炎病程中因某些诱因（如感染）呈急性发作者相鉴别。

（5）本病中尿蛋白显著者常需与肾病综合征鉴别。

一般情况下急性链球菌感染后肾炎不需行肾活检，下列情况可视为肾活检指征：①不典型表现：如严重蛋白尿、显著氮质血症、少尿持续存在但无链球菌感染证据。②显著血压增高：肉眼血尿持续 2 ～ 3 周以上或持续蛋白尿伴或不伴血尿持续 6 个月以上。③持续低补体血症。

七、治疗

本病主要为对症治疗，治疗原则为纠正病理生理变化及生化异常，防治急性期并发症，保护肾功能，以利其恢复。

1. 一般治疗　急性期需卧床 2 ～ 3 周，直到肉眼血尿消失，水肿减退，血压正常。对有水肿高血压者应限盐及水，有氮质血症者应限蛋白。

2. 抗感染治疗　有感染灶时用青霉素 10 ～ 14d。

3. 对症治疗

（1）利尿：经控制水盐入量仍水肿、高血压、少尿者可予利尿药。一般口服氢氯噻嗪，无效时需用呋塞米口服或注射，呋塞米静脉注射剂量过大时可有一过性耳聋。

（2）降压：凡经休息，控制水盐摄入、利尿而血压仍高者均应给予降压药。常选硝苯地平，在成年人此药有增加心肌梗死发生率和死亡率的危险，一般不单独使用。还可选用血管紧张素转化酶抑制药（如卡托普利），与硝苯地平交替使用降压效果更佳，但肾功能下降者慎用。

4. 严重循环充血的治疗　纠正水钠潴留，恢复正常血容量，可使用呋塞米注射。表现有肺水肿者除一般对症治疗外可加用硝普钠。对难治病例可采用腹膜透析或血液滤过治疗。

5. 高血压脑病的治疗　原则为选用降压效力强而迅速的药物。首选硝普钠，有惊厥者应及时止痉，对有脑水肿者需脱水、供氧。

八、预后

急性肾炎的预后与病因有关。病毒所致者预后良好，多数随感染痊愈而愈；95% 急性链球菌感染后肾炎的患儿预后良好，可完全康复，及时控制严重症状可显著降低急性期死亡率。

第二节　急进性肾小球肾炎

急进性肾小球肾炎（rapidly progressive glomerulonephritis，RPGN）简称急进性肾炎，是一组以少尿、血尿、蛋白尿、水肿和高血压等急性肾炎综合征为临床表现，肾功能急剧恶化，多早期出现少尿性急性肾衰竭的临床综合征。病理特点为肾小球囊腔内广泛新月体形成，故又称为新月体肾炎。

一、病因及发病机制

本病是多种原因所致的一组疾病，包括：①原发性急进性肾小球肾炎。②继发于某些原发性肾小球疾病，如链球菌感染后肾炎、膜增生性肾炎、膜性肾病、IgA 肾病等。③继发于全身性疾病，如系统性红斑狼疮、过敏性紫癜、坏死性肉芽肿等。④继发于感染性疾病，如败血症、感染性心内膜炎等。⑤继发于某些药物或毒物，如利福平、别嘌醇、肼屈嗪、D- 青霉胺等。

根据免疫病理可以分为 3 型：① I 型为抗肾小球基底膜抗体型：是由于抗肾小球基底膜抗体与肾小球基底膜（GBM）抗原相结合激活补体而致病。② Ⅱ 型为免疫复合物型：是因肾小球内循环免疫复合物的沉积或原位免疫复合物的形成，激活补体所致。③ Ⅲ 型为非免疫复合物型：肾小球内无免疫复合物沉积或呈不规则的局灶性沉积，血中常有抗中性粒细胞质抗体（ANCA）。

二、病理

肾体积常较正常增大，典型病理改变为新月体肾炎。

1. 光镜　为弥漫性病变，50% 以上的肾小球内有占肾小球囊腔 50% 以上面积的大新月体形成。

2. 免疫荧光　I 型可见 IgG、C3 沿肾小球基膜内侧呈线状沉积；Ⅱ 型 IgG、C3 在肾小球基底膜及系膜区呈颗粒状沉积；Ⅲ 型无或仅有微量免疫沉积。

3. 电镜　Ⅱ 型电子致密物在系膜区或内皮下沉积，I 型和 Ⅲ 型无电子致密物。

三、临床表现

本病常见于较大儿童及青春期，年龄最小者 5 岁，男多于女。病前 2 ~ 3 周内可有疲乏、无力、发热、关节痛等症状。约 50% 的患者可有上呼吸道感染前驱史。起病多与急性肾小球肾炎相似（起病急，血尿、蛋白尿、尿少、水肿、高血压），多早期出现少尿（即尿量 < 400mL/d）或无尿（即尿量 <50mL/d），进行性肾功能减退并发展成为尿毒症，为其临床特点。患者常伴有贫血，少数可具备肾病综合征特征。继发性者除上述表现外，还有其原发病的相应表现。

四、实验室检查

1. 尿常规　除不同程度的蛋白尿外，血尿持续是本病重要特点，肉眼血尿较常见。尿沉渣可见红细胞、白细胞、玻璃样管型及颗粒管型。

2. 血常规　常见明显贫血，属正色素性、正细胞性贫血。

3. 肾功能　发病后数日即可发现血尿素氮、血肌酐进行性上升。

4. 免疫学检查　主要有抗 GBM 抗体阳性（Ⅰ型），ANCA 阳性（Ⅲ型）。Ⅱ型患者血循环免疫复合物及冷球蛋白可阳性，并可伴有补体 C3 的降低。

5. B 超　显示双肾增大，呈弥漫性肾实质病变，皮髓质界限不清。

6. 肾活检　有利于确立诊断、制定治疗方案及评估预后等。如情况允许，应尽早进行。但在本症做肾活检风险较大，应严格选择适应证。

五、诊断与鉴别诊断

（一）诊断

凡急性肾炎综合征伴肾功能急剧恶化，无论是否已达到少尿性急性肾衰竭，均应疑及本病并及时行肾活检。若病理显示 50% 以上肾小球有新月体形成，并依据临床和实验室检查除外系统性疾病，诊断即可成立。

（二）鉴别诊断

（1）急性链球菌感染后肾炎：本病多数有链球菌前驱感染史，少尿和肾功能损害持续时间短，肾功能一般在病程 2 ～ 3 周后有望恢复，预后良好，肾活检或动态病程观察有助于两者鉴别。

（2）溶血性尿毒症综合征：多见于婴幼儿，贫血多较严重，为微血管溶血性贫血。血小板及凝血因子减少，出血倾向明显，有助于鉴别。

（3）继发于全身性疾病　如系统性红斑狼疮、过敏性紫癜等。

（4）注意是否在原有肾小球疾病基础上又发生新月体病变，导致病情急剧恶化，如 IgA 肾病、膜增生性肾炎。⑤尽可能区分原发 RPGN 的 3 种类型，因其预后和治疗有所差别。

六、治疗

1. 一般治疗　对肾衰竭及其并发症的治疗，其处理同一般肾衰竭，详见有关章节。

2. 肾上腺皮质激素　目前首选大剂量激素冲击疗法：甲泼尼龙 15 ～ 30mg/kg（最大 1 次量 1g）溶于 5% 葡萄糖溶液 100 ～ 200mL 中静脉滴注，每天或隔天 1 次，3 次为 1 个疗程，必要时间隔 3 ～ 5d 可进行下 1 个疗程，一般不超过 3 个疗程，冲击期间注意监测血压。继以口服泼尼松 1mg/（kg · d），至少 4 周，然后逐步减量维持。

3. 细胞毒药物　常与激素同时使用，可用环磷酰胺或硫唑嘌呤。环磷酰胺 0.2g，加入生理盐水 20mL，近年有报道，甲泼尼龙冲击加用环磷酰胺冲击疗法，每月 1 次，每次 0.5 ～ 1g，连用 6 个月，环磷酰胺配合甲泼尼龙冲击治疗取得疗效者。

4. 抗凝疗法　在人类疗效尚有争议。在抗凝同时，可加用抗血小板聚集药如双嘧达莫，并与泼尼松、免疫抑制药联用，称四联疗法，有一定疗效。肝素用量，每次 100 ～ 150U/kg，每 4 ～ 6h 1 次静脉滴注，疗程 5 ～ 10d。如病情好转可改用皮下注射或华法林口服，持续较长时间。双嘧达莫 5 ～ 10mg/（kg · d），分 3 次口服或静脉滴注。

5. 血浆置换疗法　可有效清除血浆中免疫复合物及抗肾抗体，阻止和减少免疫反应。早期应用可使病情缓解。该疗法需配合糖皮质激素及细胞毒药物，以防止在机体大量丢失免疫球蛋白后大量合成造成反跳。

6. 透析疗法　本病临床突出表现为进行性肾衰竭，故主张早期进行透析治疗。透析指征同一般急性肾衰竭。通常可先做腹膜透析，不满意时考虑血液透析。

7. 肾移植　肾功能不恢复者待病情稳定后可行肾移植，须等待至血中抗肾抗体阴转后才能进行。

七、预后

本症预后严重，如未能及时有效治疗，几乎均于数周至半年内进展至不可逆肾衰竭。影响预后的主要因素有以下几种。①病因：继发于链球菌感染者预后较好。②治疗是否及时：临床有少尿、肾功能差需行透析者，病理上显示广泛不可逆病变（纤维性新月体、肾小球硬化或间质纤维化），预后差。③免疫病理类型：Ⅲ型较好，I 型差，Ⅱ型居中。

第三节　原发性肾病综合征

肾病综合征（nephrotic syndrome，NS）是一组由多种原因引起的肾小球滤过膜通透性增加，导致血浆内大量蛋白质从尿中丢失的临床综合征。临床有以下 4 大特点：①大量蛋白尿；②低清蛋白血症；③高脂血症；④明显水肿。以上第①、②两项为必备条件。

肾病综合征在儿童肾病中的发病率仅次于急性肾炎。1982 年我国的调查结果显示，肾病综合征占同期住院泌尿系疾病患儿的 21%。男女比例为（1.5 ~ 3.7）：1。发病年龄多为学龄前儿童，3 ~ 5 岁为发病高峰，单纯型发病偏早，肾炎型偏迟。按病因可分为原发性、继发性和先天性 3 种类型。本节主要叙述原发性肾病综合征（primary nephrotic syndrome，PNS）。

一、病因及发病机制

原发性肾病综合征约占儿童时期肾病综合征总数的 90%，目前病因尚未明确。微小病变者主要是滤过膜电荷屏障的丧失，致分子量较小、带负电荷的清蛋白自尿中丢失，表现为高选择性蛋白尿，可能与 T 细胞功能紊乱有关。非微小病变者可能还有滤过膜结构屏障的改变，在非微小病变者的肾组织内常可检到免疫球蛋白和（或）补体成分的沉着，故提示有免疫复合物，局部免疫病理过程而损伤滤过膜的结构屏障而引发蛋白漏出。

近年发现肾病综合征的发病具有遗传基础。国内报道，糖皮质激素敏感患儿 HLA-DR_7 抗原频率高达 38%，频复发患儿则与 HLA-DR_9 相关。另外还有家族性表现，且绝大多数是同胞患病。在流行病学调查发现，黑人症状表现重，对糖皮质激素反应差，提示发病与人种及环境有关。

自 1998 年以来，对足细胞及裂孔隔膜的认识从超微结构跃升到细胞分子水平提示“足细胞分子”nephron、CD2AP、podocin actinin-4 等是肾病综合征发生蛋白尿的关键分子。

二、病理生理

（一）大量蛋白尿

此为本病最基本的病理生理改变，是导致本病其他三大临床特点的基本原因，也是诊断本病的必需条件。当肾小球滤过膜受免疫或其他病因损伤后，其电荷屏障和（或）结构屏障减弱，血浆蛋白漏入尿中，蛋白尿的直接后果是低清蛋白血症。此外其他蛋白的丢失也可造成相应的后果。患儿体液免疫功能降低与血清 IgG 和补体系统 B、D 因子从尿中大量丢失有关，也与 T 淋巴细胞抑制 B 淋巴细胞 IgG 合成转换有关。抗凝血酶Ⅲ丢失，而Ⅳ、Ⅴ、Ⅶ因子和纤维蛋白原增多，使患儿处于高凝状态。由于钙结合蛋白降低，血清结合钙可以降低；当 25（OH）D_3 结合蛋白同时丢失时，使游离钙也降低。另一些结合蛋白降低，可使结合型甲状腺素（T_3、T_4）、血清铁、锌和铜等微量元素降低；转铁蛋白减少则可发生低色素小细胞性贫血。

（二）低蛋白血症

血浆蛋白由尿中大量丢失和从肾小球滤出后被肾小管吸收分解是造成低蛋白血症的主要原因；肝合成蛋白的速度和蛋白分解代谢率的改变也使血浆蛋白降低。患儿胃肠道也可有少量蛋白丢失，但并非低蛋白血症的主要原因。

（三）高脂血症

患儿血清总胆固醇、三酰甘油和低密度、极低密度脂蛋白增高，其主要机制是低蛋白血症促进肝合成脂蛋白增加，其中的大分子脂蛋白难以从肾排出而蓄积于体内，加之脂蛋白清除率下降，如脂蛋白脂酶活性下降 30% ~ 60%、卵磷脂转酰酶活性降低且酶自尿中丢失，导致了高脂血症。血中胆固醇和低密度脂蛋白，尤其脂蛋白持续升高，而高密度脂蛋白却正常或降低，促进了动脉硬化的形成；持续高脂血症，脂质从肾小球滤出，可导致以下不利影响：肾小球滤出的脂蛋白对系膜细胞具有毒性作用，可能导致肾小球硬化；增加血小板的聚集，促发高凝及血栓栓塞；产生动脉粥样硬化性冠心病的可能性。

（四）水肿

水肿的产生机制主要有两种理论。

1. 充盈不足学说　大量蛋白尿导致血浆白蛋白下降、血浆胶体渗透压下降，血浆中的水分自血管内区转入组织间隙，直接造成局部水肿。血浆容量下降通过容量和压力感受器使肾保留水钠有关的神经体液因子活化，如抗利尿激素增加、肾素－血管紧张素－醛固酮系统活化、交感神经活性增强等，从而引起水钠潴留，导致全身水肿。

2. 过度充盈学说　有些研究注意到患者并不都伴有血容量下降，血浆肾素－血管紧张素水平亦不一定升高，故提出本病中存在肾原发的水钠潴留，由于原发水钠潴留甚至可见血容量扩张。

三、病理

原发性肾病综合征可见于各种病理类型。

1. 微小病变（MCNS）　光镜下无改变或极轻微病变，电镜示弥漫性肾小球脏层上皮细胞足突融合，免疫荧光阴性。临床男孩多见，发病高峰为 3 ～ 4 岁，多表现为单纯型肾病、激素敏感。

2. 系膜性增生性肾小球肾炎（MSPGN）　系膜细胞和（或）系膜基质弥漫增生，光镜下基膜正常，系膜区有 Ig（IgG、IgM）和（或）补体沉积。我国患儿常见此改变，多具有血尿，部分伴血压增高，1/2 ～ 2/3 对激素治疗不敏感，但延长隔日用药疗程，又有一部分获得缓解。当肾病状态持续并逐渐出现肾功能减退时，再次活检时常又兼有局灶节段性硬化。

3. 局灶节段性肾小球硬化（FSGS）　以始自近髓肾单位肾小球局灶节段性玻璃样变和硬化为特点，硬化处有大块电子致密物（IgM、C3）沉积。临床常见两种情况：一是肾病起病即非选择性蛋白尿，常有镜下血尿及血压高，激素耐药，常呈持续肾病状态及逐渐进展的肾功能减退。二是起病类似 MCNS，但多次反复后发展为典型的 FSGS。

4. 膜增生性肾小球肾炎（MPGN）　系膜细胞和其基质重度弥漫性增生，广泛的系膜内皮下插入，基膜增厚及双轨形成。免疫荧光可见 IgG、C3 沿毛细血管壁及系膜区粗颗粒沉积。临床以伴有低补体血症为特点，常以急性肾炎综合征起病，肾功能受损较多，且常呈慢性进展过程。

5. 膜性肾病　以不连续的颗粒状上皮下沉积物、基膜弥漫增厚、钉突改变为特点，免疫荧光以 IgG、C3 沿毛细血管襻细颗粒状沉积为特点。儿童原发性者少见，多继发于狼疮肾或乙肝肾。

6. 其他　如毛细血管内增生性肾小球肾炎、IgA 肾病、IgM 肾病等也可表现为肾病综合征。

四、临床表现

一般起病隐匿，常无明显诱因。约 30% 有病毒感染或细菌感染发病史，70% 肾病复发与病毒感染有关。水肿最常见，开始见于眼睑，以后逐渐遍及全身，呈凹陷，男孩常有阴囊水肿，水肿重者可出现体腔积液即腹腔积液、胸腔积液或心包积液。常伴有尿量减少，颜色变深，无并发症的患者无肉眼血尿，而短暂的镜下血尿可见于约 15% 的患者。大多数血压正常，但轻度高血压也见于约 15% 的患者，约 30% 病例因血容量减少而出现短暂肌酐清除率下降，一般肾功能正常，急性肾衰竭少见。部分晚期病例可有肾小管功能障碍，出现低血磷性佝偻病、肾性糖尿、氨基酸尿和酸中毒等。由于长期蛋白自尿中丢失，患儿可有蛋白质营养不良。病程久或反复发作、长期应用皮质激素者还有生长落后。

五、实验室检查

（一）尿液分析

大量蛋白尿为本病主要化验所见，24h 尿蛋白定量超过每平方米体表面积 40mg/h 或 >50mg/kg 为肾病范围的蛋白尿，尿蛋白 / 尿肌酐（mg/mg），正常儿童上限为 0.2，肾病 >3.5。尿沉渣可见透明管型、颗粒管型和卵圆脂肪小体。

（二）血常规检查

可见血红蛋白和血细胞比容增加，此常见于初发或复发时或循环血容量下降的患儿。长期慢性过程的患儿有时可见小细胞性贫血，此可能由尿中丢失转铁蛋白所致。血小板往往增加。

（三）其他检查

血浆总蛋白含量降低，清蛋白降低尤为显著，并伴有清蛋白、球蛋白比值倒置。α_2、β 球蛋白浓度增高，IgG 减低，IgM、lgE 可增加，纤维蛋白原增高。血脂增高，胆固醇增高显著，在清蛋白显著下降者三酰甘油也可明显升高。LDL 和 VLDL 增高，HDL 多正常。电解质一般正常，有时可见低钠血症，血钙有下降趋势。肾功能常在正常范围，但也可因低血容量而肾小球滤过率下降，或因肾小球足突融合滤过面积减少和（或）对水和小的溶质的通透性改变而出现 BUN 增高，但多属暂时性。晚期患儿可有肾小管功能损害。MCNS 或单纯型患儿血清补体水平正常，肾炎型患儿补体可下降。

肾活检指征：①对糖皮质激素治疗耐药或频繁复发者。②对临床或实验室证据支持肾炎型肾病或慢性肾小球肾炎者。

六、并发症

1. 感染

最常见的并发症，也是本病死亡的主要原因。本病易发感染的原因如下：①体液免疫功能低下。②常有细胞免疫功能异常。③补体系统改变，尤其是 B 因子自尿中丢失而影响调理功能。④转铁蛋白和锌结合蛋白自尿中丢失而影响免疫调节及淋巴细胞功能改变。⑤蛋白质营养不良。⑥水肿致局部循环障碍，易发生皮肤感染。⑦应用糖皮质激素和免疫抑制药。

2. 电解质紊乱和低血容量

常见的电解质紊乱有低钠、低钾、低钙血症。由于低蛋白血症、血浆胶体渗透压下降、显著水肿，而常有血容量不足，尤在各种诱因引起低钠血症时易出现低血容量性休克。由于清蛋白下降致总钙水平下降，而血中维生素 D 结合蛋白自尿中漏出，体内维生素 D 不足，还可造成游离钙下降。

3. 高凝状态及血栓、栓塞

高凝状态易致各种动、静脉血栓形成，以肾静脉血栓形成常见，表现为突发腰痛、出现血尿或血尿加重，少尿甚至发生肾衰竭。但临床以不同部位血管血栓形成的亚临床型则更多见。并发此类并发症是由于：①肝合成有关凝血的物质增加。②抗凝血酶Ⅲ自尿中丢失。③血浆纤溶酶原活性下降。④血液黏稠度增加，血小板聚集加强。⑤应用糖皮质激素促进高凝；⑥应用利尿药使血液浓缩。

4. 肾功能不全

急性肾功能不全可由以下原因引起：①急性间质性肾炎。②部分 MCNS 可因严重的肾间质水肿和（或）大量蛋白管型阻于亨利襻导致近端肾小管和鲍氏囊中静水压力增高、肾小球滤过压下降而致。③原病理改变基础上又附加了严重的肾小球病变。④血容量减少致肾前性氮质血症或合并肾静脉血栓形成而导致短期内肾功能减退。

慢性肾功能不全伴有或不伴有高血压时，应考虑为 FSGS 或原病变基础上向 FSGS 或增生硬化性转变或合并间质、血管病变。

七、诊断

中华医学会儿科学分会肾脏病学组于 2009 年制定了我国儿童常见肾病诊治循证指南，其中确定了原发性肾病综合征的诊断标准和临床分型。凡临床表现符合前述肾病综合征四大特点者，即可诊断为肾病综合征。再结合病史、体检、辅助检查除外继发者即诊为原发性肾病综合征。根据临床表现可分为单纯型肾病和肾炎型肾病。按糖皮质激素反应可分为激素敏感型、激素耐药型和激素依赖型肾病。2009 年指南中有关激素敏感性的界定是以泼尼松足量 [2mg/（kg・d）或 60mg/（m^2・d）]，治疗≤ 4 周尿蛋白是否转阴为标准，但在判定时要注意激素用量是否为足量、是否存在干扰激素治疗的因素（如并发感染、严重高凝状态、血栓形成及其他药物影响等）。2009 年指南中有关激素依赖型肾病的定义是对激素敏感，但连续2次减量或停药2周内复发者。2009年指南中肾病综合征的复发是指连续3d，晨尿蛋白由阴性转为（+++）或（++++）或24h尿蛋白定量≥ 50mg/kg或尿蛋白/尿肌酐（mg/mg）≥ 2.0。转归的判定：①临床治愈是指完全缓解，停止治疗>3年无复发。②完全缓解是指血生化及尿检查完全正常。③部分缓解是指尿蛋白阳性<（+++）。④未缓解是指尿蛋白>（+++）。

八、治疗

（一）初发肾病综合征的治疗

以激素治疗为主，分2阶段用药。

1. 诱导缓解阶段　足量泼尼松（泼尼松龙）60mg/（m^2·d）或2mg/（kg·d）（按身高的标准体重计算），最大剂量80mg/d，先分次口服，尿蛋白转阴后改为每晨顿服，疗程6周。

2. 巩固维持阶段　隔日晨顿服1.5mg/kg或40mg/m^2（最大剂量60mg/d），共6周，然后逐渐减量。

应用激素时注意以下几方面：①激素治疗须足量和足够疗程，足量和足够的疗程是初治的关键，可降低发病后1～2年复发率。②激素用量有性别和年龄的差异，初始的大剂量泼尼松对>4岁的男童更有效，男童最大剂量可用至80mg/d。③对<4岁的初发患儿，每日泼尼松60mg/m^2 4周，然后改为隔日60mg/m^2 4周，以后每4周减10mg/m^2至停药，此种长隔日疗法比每日60mg/m^2 6周，然后改为隔日40mg/m^2 6周的方法能减少患儿的复发率。④不建议初治时采用甲泼尼龙冲击治疗。⑤对部分年龄<7岁、发病时血清总蛋白<44g/L的患儿可考虑采用3个月泼尼松加2个月环孢素（CsA）的疗法。

（二）非频复发肾病综合征的治疗

积极寻找复发诱因，积极控制感染，少数患儿控制感染后可自发缓解。激素治疗：①重新诱导缓解直至尿蛋白连续转阴3d后改40mg/m^2或1.5mg/kg或隔日晨顿服4周，然后用4周以上的时间逐渐减量。②在感染时增加激素维持量，可降低复发率。

（三）频复发和激素依赖型肾病综合征的治疗

1. 激素的使用

（1）拖尾疗法：同上诱导缓解后泼尼松每4周减量0.25mg/kg，给予能维持缓解的最小有效激素量（0.25～0.5mg/kg），隔日口服，连用9～18个月。

（2）在感染时增加激素维持量。

（3）改善肾上腺皮质功能。

（4）更换激素种类。

2. 免疫抑制药治疗

（1）环磷酰胺（CTX）：2～3mg/（kg·d）分次口服8周或8～12mg/（kg·d）静脉冲击疗法，每2周连用2d，总剂量≤ 200mg/kg或每月1次静脉注射，每次500mg/m^2，共6次。治疗时患儿的年龄>5.5岁效果较好，缓解率为34%，而<5.5岁患儿的缓解率为9%。频复发治疗效果好于激素依赖型肾病。

（2）环孢素A（CsA）：3～7mg/（kg·d）或100～150mg/（m^2·d），调整剂量使血药谷浓度维持在80～120ng/mL，疗程1～2年。CsA治疗时间>36个月、CsA治疗时患儿年龄<5岁及大量蛋白尿的持续时间（>30d）是CsA肾毒性发生的独立危险因素，应对连续长时间使用CsA的患儿进行有规律监测。

（3）其他：如霉酚酸酯（MMF）、他克莫司（FK506）、利妥昔布（RTX）及长春新碱（VCR）等。

（四）激素耐药型肾病综合征的治疗

需要结合患儿的肾病理改变、药物治疗反应、药物不良反应、个体差异以及经济状况等多方面因素选择免疫抑制药，严格掌握适应证，避免过度用药以及因药物治疗带来的不良反应。

在缺乏肾病理检查的情况下，推荐采用激素序贯疗法与CTX冲击治疗。因为患儿病理类型不同，对各种免疫抑制药的治疗反应不同，预后有很大差异，故明确激素耐药型肾病综合征患儿的病理类型非常必要。

不同病理类型的免疫抑制药选择如下：

1. MCNS　CTX为首选药物，静脉冲击较口服效果更佳。

2. FSGS　目前认为儿童 FSGS 25% ~ 30% 5 年后进展至慢性肾衰竭，蛋白尿是 FSGS 进展的重要因素，药物治疗的目的在于控制蛋白尿，目前 CsA 是首选药物，他克莫司更为安全、有效但价格昂贵。

3. MsPGN　目前缺乏有效的治疗方案，可参考选用静脉 CTX、CsA 等治疗。

4. MPGN5　可进展至终末期肾小球疾病，治疗选用大剂量甲泼尼龙（MP）冲击序贯泼尼松和 CTX 冲击。MP 冲击剂量为每次 15 ~ 30mg/kg（最大量≤ 1g），3d 为 1 个疗程，间隔 l 周可重复使用，一般应用 1 ~ 3 个疗程。

5. MN　目前缺乏儿童治疗经验，成年人首选 ACEI 和（或）ARB 类药物。

九、预后

肾病综合征的预后转归与其病理变化关系密切。微小病变型预后最好，局灶节段性肾小球硬化和膜增生性肾小球肾炎预后最差。微小病变型发展成尿毒症者极少，可死于感染或糖皮质激素严重不良反应。

第四节　尿路感染

尿路感染（UTI）是小儿最常见的疾病之一，它是小儿内外科医师经常遇到的问题，也是泌尿系内部结构异常的最常见表现。在小儿感染性疾患中，泌尿系感染仅次于呼吸系感染而居第二位。约 2/3 男孩和 1/3 女孩在泌尿系结构异常的基础上并发感染，3/4 以上女孩患泌尿系感染后复发。感染可累及尿道、膀胱、肾盂及肾实质。婴幼儿症状多不典型、诊断困难，而且在不同的性别、不同的年龄，其发病率不同。尽管抗生素的发展迅速，品种繁多，但是这种非特异性尿路感染发病率仍然很高，而且时常反复发作。小儿尿路感染对肾脏的损害重于成人，反复感染可致肾瘢痕形成，造成不可逆性肾脏损害。因此积极治疗尿路感染以及防止对肾脏的损害更为重要。

一、病因

小儿尿路感染分为梗阻性和非梗阻性两大类。前者在小儿尿路感染中占有重要地位。完全正常的泌尿系固然可以发生感染，但更重要的是须注意局部有无尿路畸形的解剖基础，如先天性尿路梗阻、反流等。忽视这一点，尿路感染就很难治愈，即使感染暂时得到控制也常再发。

在小儿出生后最初几周内，无论男孩或女孩其尿道周围都有很多嗜氧菌，尤其是大肠杆菌等，又因其本身的免疫力极低，而易发生尿路感染。随年龄的增长，这些细菌则逐渐减少，到 5 岁以后，尿路感染的发生也逐渐减少。即使细菌入侵尿路，也不都发生尿路感染。大多数是由于某些原因使机体的防御机制受损时，细菌方可在尿路中生长繁殖，而发生尿路感染。导致小儿尿路感染的易感因素如下。

1. 小儿生理解剖特点　小儿输尿管长且弯曲，管壁弹力纤维发育不全，易于扩张及尿潴留，易患尿路感染；尿道内或尿道外口周围异常，如小儿包茎、包皮过长、包皮粘连等均可使尿道内及尿道外口周围隐藏大量细菌而增加尿路感染的机会。1982 年 Ginsberg 等首先报道尿路感染中男性儿童 95% 是未行包皮环切者。因为大肠杆菌能黏附于包皮表面未角化的鳞状黏膜，在尿路感染中的男孩未作包皮环切者是已做包皮环切者的 10 倍。Craig 等研究表明包皮环切术可减少学龄儿童症状性尿路感染的发生率；女孩尿道短而宽，外阴污染机会多，亦易发生上行感染。

2. 泌尿系畸形、尿路梗阻　尿路梗阻、扩张，允许细菌通过尿道外口并移行进入泌尿道，另一方面由于梗阻、扩张使其泌尿道腔内压增高，导致黏膜缺血，破坏了抵抗细菌入侵的屏障，诱发尿路感染的危险性升高。常见疾病有肾积水、巨输尿管症、输尿管囊肿、输尿管异位开口、尿道瓣膜、尿道憩室、结石、异物、损伤、瘢痕尿道狭窄、神经源性膀胱等。

3. 原发性膀胱输尿管反流　正常情况下，膀胱输尿管交界部的功能是在排尿时完全阻止膀胱内尿液上行反流至肾脏。而当存在膀胱输尿管反流时，尿流从膀胱反流入输尿管、肾盂及肾盏，这可能使输尿管口扩张，并向外移位，同时造成膀胱动力不完全，使有菌尿液经输尿管达肾脏而引起感染。有文献报道约半数尿路感染患儿存在膀胱、输尿管反流（VUR）。因为 VUR 为细菌进入肾脏提供了有效的通路，且低毒力的菌株也可造成肾内感染。

4. 排尿功能异常　Gordon 等关于膀胱充盈和排空的数学模型表明：细菌倍增时间少于 50 分钟的菌株不需黏附于尿路上皮即可在尿流中保持较高的浓度。排尿功能异常的患儿（如尿道狭窄或神经源性膀胱等）排尿时间延长，膀胱内压增高或残余尿量增多均有利于细菌稳定增殖，甚至可导致非尿路致病菌引起严重的尿路感染。

5. 便秘和大便失禁　便秘和大便失禁均可使肠道共生菌滞留于尿道外口时间延长，大肠杆菌黏附于尿道口时使尿道上皮受内毒素作用，尿道张力下降，蠕动能力减弱，尿液潴留易发生逆行感染。有研究表明控制便秘可降低复发性尿路感染的发生率。

6. 医疗器械　在行导尿或尿道扩张时可能把细菌带入后尿道和膀胱，同时可能造成不同程度的尿路黏膜损伤，而易发尿路感染。有文献报道留置导尿管一天，感染率约 50%，3 天以上则可达 90% 以上。在进行膀胱镜检查、逆行尿路造影或排尿性膀胱、尿道造影时，同样易引起尿路感染，应严格掌握其适应证。

另外全身抵抗力下降，如小儿营养不良，恶性肿瘤进行化疗或应用免疫抑制剂及激素的病儿，也易发生尿路感染。

二、病原菌

任何入侵尿路致病菌均可引起尿路感染。但是最常见的仍然是革兰阴性杆菌，其中以大肠杆菌最为常见，约占急性尿路感染的 80%，其次为副大肠杆菌、变形杆菌、克雷白杆菌、产气杆菌和绿脓杆菌。约 10% 尿路感染是由革兰阳性细菌引起的，如葡萄球菌或粪链球菌。大肠杆菌感染最常见于无症状性菌尿或是首次发生的尿路感染。在住院期的尿路感染、反复性尿路感染或经尿路器械检查后发生的尿路感染，多为粪链球菌、变形杆菌、克雷白杆菌和绿脓杆菌所引起，其中器械检查之后绿脓杆菌的发生率最高，变形杆菌常伴有尿路结石者，金黄色葡萄球菌则多见于血源性引起。长期留置尿管、长期大量应用广谱抗生素时或是抵抗力低下及应用免疫抑制剂的患儿，应注意有无真菌的感染（多为念珠菌和酵母菌）。

病原菌特点：无泌尿系畸形的肾炎患儿体内分离的菌株与肠道共生菌不同，而伴有畸形者（如梗阻、反流等），其菌株与肠道共生菌相同，且更易发生肾损害。

三、感染途径

1. 上行性感染　尿路感染中绝大多数是上行性感染，即是致病菌，多为肠道细菌先于会阴部定居、繁殖、污染尿道外口，经尿道上行至膀胱，甚至达肾盂及肾实质，而引起的感染。一旦细菌进入膀胱后，约有 1% 的可侵入输尿管达肾盂，这多是由于存在各种原因所致膀胱输尿管反流。

2. 血行感染　较上行感染少见，是致病菌从体内的感染灶侵入血流，然后达肾脏至尿路而引起感染。临床上常见的仅为新生儿或是金黄色葡萄球菌败血症所致血源性尿路感染。或因肿瘤放化疗后存在免疫抑制者血行感染的机会增加。其他肾实质的多发脓肿、肾周脓肿也多继发于身体其他部位感染灶。

3. 淋巴道感染　腹腔内肠道、盆腔与泌尿系统之间有淋巴通路，肠道感染时或患急性阑尾炎时，细菌通过淋巴道进入泌尿道，有发生尿路感染之可能，但临床上极少报道。

4. 直接感染　邻近组织的化脓性感染，如腹膜后炎症、肾周围炎等直接波及泌尿道引起的感染。

四、发病机制

尿路感染主要是由细菌所致，在致病菌中许多属于条件致病菌。尿道是与外界相通的腔道，健康成年女性尿道前端 1cm 和男性的前尿道 3 ~ 4cm 处都有相当数量的细菌寄居。由于尿道具防御能力，从而使尿道与细菌、细菌与细菌之间保持平衡状态，通常不引起尿路感染。当人体的防御功能被破坏，或细菌的致病力很强时，就容易发生尿路的上行性感染。一般认为，尿路感染的发生取决于细菌的致病力和机体的防御功能两个方面。在疾病的进程中，又与机体的免疫反应有关。

（一）病原菌的致病力

在尿路感染中，最常见的病菌为大肠杆菌。近年来对大肠杆菌及其致病力的研究也较多，认为大肠杆菌的表面抗原特征与其致病力有关，特别是细胞壁O抗原，已知O血清型者，如O_1、O_2、O_4、O_6、O_7、O_{75}与小儿尿路感染有关。也有学者发现，从无症状菌尿者分离出大肠杆菌与粪便中的大肠杆菌相同，而来自有症状菌尿大肠杆菌株与粪便中分离出来的不同，因此提示大肠杆菌O抗原的血清型与其致病力有关。细菌入侵尿路能否引起感染，与细菌黏附于尿路黏膜的能力有关。致病菌的这种黏着能力是靠菌毛来完成。大多数革兰阴性杆菌均有菌毛。菌毛尖端为糖被膜，其产生黏附素与上皮细胞受体结合。根据受体对黏附素蛋白的特异性，菌毛分为I型及P型。Vaisanen等报道在小儿肾盂肾炎发作时分离出32株中，81%为P型菌毛，Kallenius等在97个尿路感染小儿和82个健康小儿粪便中分离出的大肠杆菌。他们发现有P菌毛者分别为：引起急性肾盂肾炎的大肠杆菌中为90%，引起急性膀胱炎者中为19%，引起无症状菌尿者为14%，而健康儿中仅为7%。上述数据表明，有P型菌毛的大肠杆菌是肾盂肾炎的主要致病菌。另外，具有黏附能力的带菌毛的细菌，还能产生溶血素、抗血清等，这些都是细菌毒力的表现。

下尿路感染通常为I型菌毛细菌所引起，在有利于细菌的条件下可引起肾盂肾炎，有P型菌毛的大肠杆菌则为肾盂肾炎的主要致病菌。细菌一旦黏着于尿路黏膜后即可定居、繁殖，继而侵袭组织而形成感染。

除上述菌毛作为细菌的毒力因素之外，机体尿路上皮细胞受体密度多少亦为发病的重要环节，在感染多次反复发作的患者菌毛受体的密度皆较高。具有黏附能力的带菌毛的细菌，往往能产生溶血素、抗血清等，这些皆为细菌毒力的表现。

在肾盂肾炎发病过程中，尚有一因素值得提出，即细菌侵入输尿管后，输尿管的蠕动即受到影响，因为带有P型及抗甘露糖菌毛的细菌常有含脂肪聚糖的内毒素，有抑制蠕动的作用。输尿管蠕动减低，于是发生功能性梗阻，这种情况，肾盂内压力即使不如有机械性梗阻时那样高亦可使肾盂乳头变形，细菌即可通过肾内逆流而侵入肾小管上皮。用超显微镜观察肾小管，还可见带菌毛的细菌黏附于肾小管细胞膜上，并可见到菌毛的受体。

（二）机体的防御功能

细菌进入膀胱后，大多数是不能发生尿路感染的。是否发生尿路感染，则与机体的防御能力及细菌的致病力有关。健康人的膀胱尿液是无菌的，尽管前尿道及尿道口有大量的细菌寄居，且可上行至膀胱，但上行至膀胱的细菌能很快被消除。留置导尿4日，90%以上的患者可发生菌尿，但拔掉导尿管后多能自行灭菌。由此说明，膀胱具有抑制细菌繁殖的功能。一般认为，尿路的防御功能主要有如下几个方面：①排尿：在无尿路梗阻时，排尿可清除绝大部分细菌，膀胱能够完全排空，则细菌也难于在尿路中停留，尿路各部分的正常的神经支配、协调和有效的排尿活动具有重要的防止感染作用。肾脏不停地分泌尿液，由输尿管流入膀胱，在膀胱中起到冲洗和稀释细菌的作用。通过膀胱周期性排尿的生理活动，可将接种于尿路的细菌机械性地“冲洗”出去，从而防止或减少感染的机会。动物实验观察结果认为这是一相当有效的机制。②较为重要的防御机制是尿路黏膜具有抵制细菌黏附的能力，动物实验表明：尿路上皮细胞可能分泌黏蛋白，如氨基葡萄糖聚糖、糖蛋白、黏多糖等，皆有抗细菌黏着作用。扫描电镜观察：尿路上皮细胞上有一层白色黏胶样物质，可见细菌附着在这层物质上。在排尿时，这些黏蛋白如能被排出，则入侵细菌亦随之而排出。若用稀释的盐酸涂于膀胱黏膜仅1分钟，细菌黏着率即可增高，因稀释盐酸可破坏黏蛋白而为细菌入侵提供条件。于24小时后，细菌黏附率可恢复到盐酸处理前状态。在稀释盐酸破坏黏蛋白层之后，若在膀胱内灌注外源性的黏多糖如合成的戊聚糖多硫酸盐等，则抗细菌黏着功能即可恢复。③也有动物实验证明：膀胱黏膜具有杀菌能力，膀胱可分泌抑制致病菌的有机酸、IgG、IgA等，并通过吞噬细胞的作用来杀菌。④尿pH低、含高浓度尿素和有机酸、尿液过分低张和高张等因素均不利于细菌的生长。⑤如果细菌仍不能被清除，膀胱黏膜可分泌抗体，以对抗细菌入侵。

（三）免疫反应

在尿路感染的病程中，一旦细菌侵入尿路，机体即有免疫反应。无论是局部的或是全身的，这些反应与身体其他部位的免疫反应相同。尿内经常可以发现免疫球蛋白 IgG 及 IgA。有症状的患者尿中 IgG 较低，而无症状的菌尿患者尿中 IgG 则较高。IgG 是由膀胱及尿道壁的浆细胞分泌的免疫球蛋白，能使光滑型菌族转变为粗糙型，后者毒力较低。此外，补体的激活可使细菌溶解。上述非特异性免疫反应皆为细菌黏着造成障碍。若感染时期较长，患者机体则可产生特异性免疫蛋白。球蛋白及补体的活动皆可促进巨噬细胞及中性白细胞的调理素作用及吞噬功能。但吞噬过程中，吞噬细胞释放的过氧化物对四周组织有毒性作用，所以，吞噬细胞肃清细菌的过程亦对机体有伤害作用，尤其是对肾组织的损害。在动物实验性肾盂肾炎中，过氧化物催化酶能保护肾组织不致有过氧化物中毒。有关实验研究表明，人体这种免疫反应对细菌的血行性和上行性感染有防御作用。

五、诊断

小儿反复尿路感染多伴有先天性泌尿系异常，对反复尿路感染，药物治疗效果不佳的病儿，应行必要的检查明确诊断以便及时正确的治疗。

（一）临床表现

小儿尿路感染临床表若按尿路感染部位分为上尿路感染和下尿路感染，但因小儿尿路感染很少局限于某一固定部位，年龄愈小，定位愈难；按症状的有无分为症状性尿路感染和无症状性菌尿；按病程的缓急分为急性和慢性尿路感染。另外依小儿年龄特点，尿路感染的症状常不典型，随年龄的不同临床表现不一。急性尿路感染，其分为急性膀胱炎和急性肾盂肾炎。

1. 急性膀胱炎　是只局限于下尿路的感染。临床上表现为膀胱刺激症状，即尿频、尿急、尿痛、排尿困难，尿液混浊，偶见肉眼终末血尿。伴有下腹部和膀胱区的不适与疼痛，偶有低热，多无明显的全身症状。年长儿症状更明显些。

2. 急性肾盂肾炎各期表现不同　新生儿期可能为血行感染所致，症状轻重不等，多以全身症状为主，如发热、惊厥、嗜睡、吃奶差、呕吐、腹胀、腹泻、烦躁、面色苍白等非特异性表现。很少出现尿频等尿路感染症状，往往被误诊为上呼吸道感染、婴儿腹泻，甚至颅内感染等。60%病儿可有生长发育迟缓、体重增加缓慢。严重的有抽搐、嗜睡、黄疸等。新生儿期急性肾盂肾炎常伴有败血症，约 1/3 病例血、尿培养其致病菌一致。

婴幼儿期症状也不典型，仍以全身症状为主，常以发烧最为突出。尿频、尿急、尿痛等排尿症状随年龄增长逐渐明显，排尿时其他症状与新生儿期类似。但仔细观察可发现患儿有排尿时哭闹，尿流有臭味或有顽固性尿布疹。随年龄的增长，膀胱刺激症状逐渐明显。哭闹、尿频或有顽固性尿布疹仍以全身症状为主，应想到泌尿系感染的可能。

儿童期其症状与成人相近，在发烧、寒战、下腹部疼痛的同时，常伴有腰区疼痛，输尿管区压痛，肾区的压痛与叩痛。多有典型的尿频、尿急、尿痛、排尿困难等膀胱刺激症状。急性肾盂肾炎大多是上行感染所致，所以常伴膀胱炎。根据患儿的临床表现来判断是肾盂肾炎或膀胱炎是不可靠的。尤其是小儿，以全身症状为主，小婴儿膀胱刺激症状不明显，有的发烧即是其第一主诉。因此对原因不明的发烧患儿，尽早做尿常规及进一步尿培养检查十分必要。

（二）实验室检查

1. 送尿常规检查和取中段尿送细菌培养　尿常规检查在尿路感染的诊断中必不可少，肉眼观察，尿色可清或混浊，可有腐败气味。急性尿路感染中约 40% ~ 60%有镜下血尿，细胞数为 2 ~ 10/HPF。对尿路感染诊断最有意义的为白细胞尿，亦称为脓尿，尿沉渣镜下白细胞 >5/HPE，即可初步诊断。国内有人用血细胞计数盘检查不离心尿，以 $\geq 8/mm^3$ 为脓尿。无论哪种检查方法，脓尿对尿路感染的诊断有它的特异性和敏感性。虽然临床上目前仍以。Kass 提出的每毫升尿液有 10^3 以上的菌落单位称之为菌尿（10^3~10^4 为可疑菌尿，10^3 以下为污染标本）的标准来对尿路感染进行诊断，但目前有人提出少量细菌也可以引起明显的感染，尤其在小儿，由于尿液稀释，有时菌落数达不到 10^5。

菌尿和脓尿是否有意义，小儿尿液标本的采集过程十分重要。首先彻底清洁外阴部，对婴幼儿可用尿袋留取。其中已接受包皮环切的男孩或大女孩中段尿的检查可信度较高，而未接受包皮环切的男孩或小女孩尿液易被包皮内或尿道外口周围污染的可能性较大，因此取中段尿较为可信。在进行导尿留尿标本时，亦应弃去最初的尿液，留取后部分尿液。经耻骨联合上膀胱穿刺获取的尿液最可靠，此时检查为菌尿（不论菌数多少），均可明确诊断尿路感染。

2. 肾功能检查　反复或慢性尿路感染时，肾小管功能首先受损，出现浓缩功能障碍，晚期肾功能全面受损。可做血尿素氮和肌酐测定、尿浓缩功能试验、酚红排泄率试验检查。近年来提出尿抗体包裹细菌检查、致病菌特异抗体测定、C反应蛋白测定、尿酶测定、血清铜蓝蛋白测定协助区别上、下尿路感染。

（三）特殊检查

1. 超声波检查　方便、安全、无损伤，在小儿应作为首选的方法。B超可测定肾脏的大小、肾区肿物的部位，性质，了解有无肾盂、肾盏扩张、重复畸形、巨输尿管；测定膀胱的残余尿量、膀胱的形态、大小、膀胱壁有无异常增厚、膀胱内有无肿瘤、异物、憩室、囊肿等，同时还可以了解肾、输尿管、膀胱内有无结石。

2. 排尿性膀胱尿道造影　在小儿尿路感染中是重要的检查手段之一。其方法是将造影剂经导尿管或耻骨上膀胱穿刺注入膀胱内，也可在静脉肾盂造影时，待肾盂、输尿管内造影剂已排空，而膀胱仍积集大量造影剂时，嘱病儿排尿，在电视荧光屏上动态观察。可了解：①膀胱的位置、形态、大小、其黏膜是否光滑，膀胱内有无真性或假性憩室、囊肿、肿瘤、结石，异物等。②有无膀胱输尿管反流及其反流程度。③膀胱出口以下有无梗阻，如尿道瓣膜、憩室，尿道狭窄等。

3. 静脉尿路造影　由于小儿尿路感染与泌尿生殖系异常有密切关系，而静脉尿路造影检查除可了解双肾功能外，对先天性尿路畸形、梗阻、结石、肿瘤、肾积水等疾病有重要的诊断价值，故应列为常规的检查方法。其临床指征为：①凡尿路感染经用抗生素4～6周而症状持续存在者。②男孩第一次发生尿路感染者。③女孩反复尿路感染者。④上腹肿块可疑来自肾脏者。

4. 核素肾图检查　核素肾图在国内已广泛使用，其方法简便、安全、无创伤，不仅有助于疾病的诊断，而且适用于疗效评价，监测和随访。据需要选用合适的放射性药物，可以获得：①肾、输尿管、膀胱大体形态结构；②肾脏的血供情况；③计算出分侧肾功能、肾小球滤过率和有效肾血流量；④尿路引流情况，从而做出尿路梗阻的定位诊断；⑤了解有无膀胱、输尿管反流及膀胱残余尿量等情况。

5. 磁共振尿路造影（MRU）　通过三维系统成像可获得清晰的全尿路立体水图像。MRU是无创伤性水成像技术，能显示无功能性肾脏的集合系统，并兼有无X线辐射、无须造影剂等优点。在儿童先天性泌尿系畸形辅助检查中有着十分重要的作用。尤其适用于婴幼儿、碘过敏和肾功能不良者。

六、治疗

小儿尿路感染的治疗原则是控制感染、解除梗阻、保持尿流通畅和预防复发。

（一）对症处理

在诊断急性尿路感染后注意休息，多饮水冲洗尿路，促进细菌及其毒素的排出，不利于细菌的生长繁殖。鼓励患儿多进食，以增强机体抵抗力。对中毒症状重，高热、消化道症状明显者，可静脉补液和给予解热镇痛药；对尿路刺激症状明显的，可给予阿托品、654–2等抗胆碱能药物，以减轻症状，另外使用碳酸氢钠碱化尿液，除能减轻尿路刺激症状外，还可调节尿液酸碱度，有利于抗生素药物发挥作用。在对症处理的同时对疑有泌尿系梗阻或畸形者，要抓紧时间进行必要的辅助检查，尽快确诊，及时手术矫治，以防因泌尿系感染对肾脏的损害。

（二）抗生素的应用

小儿尿路感染治疗的主要问题是抗生素的选用和使用方法。抗生素的选择要不良反应小，尿液中药物浓度高，细菌耐药发生率低。一般应遵循以下原则：①由于小儿尿路感染的病原菌大多数（80%以上）为大肠杆菌或其他革兰阴性杆菌，而革兰阳性菌仅占10%以下，因此，在未查出何种细菌以前，最好选用革兰阴性杆菌有效的药物。②上尿路感染选择血浓度高的药物，而下尿路感染则用尿浓度高的药物。③针对尿细菌培养和药敏试验结果而定。④不良反应少，对肾毒性小的药物，当存在肾功能不全时，则更应谨慎用药，如氨基糖苷类及多黏菌素类均有不同程度的肾脏损害作用。⑤联合用药，可以产生协同作用，不仅可以提高疗效，减少耐药菌株的出现，减少不良反应，同时可以避免浪费，减轻患儿家属的经济负担。对复杂和（或）严重的泌尿系感染尤为重要。⑥口服易吸收。⑦新生儿及婴儿一般症状较重，致病菌毒性强，应静脉内给予抗生素。⑧一般静脉内给予抗生素 7 ~ 10 天，待体温正常，尿路刺激症状消失，可改口服抗生素，疗程需 2 ~ 3 周。关于疗程，大多数人认为 7 ~ 10 天为宜，不管感染是否累及肾脏，均可获得满意疗效。但近年有一些学者支持 1 ~ 5 天的短程治疗，若为下尿路感染可给予单次大剂量治疗，其效果与 7 ~ 10 天疗程相同，且不良反应小，费用低，用药方便。如膀胱炎患者，用单剂治疗可使尿中抗生素迅速达到高浓度，且尿中短时间有高浓度的抗生素比长期低浓度更为有效。而对上尿路感染（如肾盂肾炎）则仍认为应常规使用抗生素 10 ~ 14 天或更长。

（三）手术治疗

小儿尿路感染，尤其是反复发作的泌尿系感染，约半数以上同时合并泌尿系畸形。若经检查明确存在有尿路梗阻，在感染急性期药物不能控制感染时，应引流尿液（如肾造瘘或膀胱造瘘），待感染控制后再据病变部位及性质选择外科根治手术。

（四）原发性膀胱输尿管反流的处理

2 岁以下的病儿经药物控制感染后，80% 的反流可望消失，对严重的反流（Ⅳ、Ⅴ度）或经药物治疗久治不愈反而加重者，应考虑手术矫正。

七、预后

急性尿路感染治愈后，预后良好，不会遗留肾脏瘢痕形成和肾功能受损。若治疗不及时、不彻底，反复尿路感染者，可造成不可逆转性肾功能损害。在成人尿毒症患者中，不少起源于小儿期的尿路感染。

八、尿路感染并发症

（一）反流性肾病

小儿的病灶性肾瘢痕多与膀胱输尿管反流及菌尿联合作用有关，由于膀胱输尿管反流与菌尿的联合作用，则发生局灶性肾瘢痕，称之为反流性肾病，而区别于其他原因所致瘢痕。肾瘢痕的形成与肾内反流、反流压力、宿主抗感染的免疫力及个体差异有关。若反流越重，发生肾瘢痕及相应肾功能障碍的机会越多。其发病机制目前仍未完全阐明，尿液反流引起的肾损害可能与下列因素有关。

1. 菌尿　膀胱输尿管反流可能是导致瘢痕形成的重要因素，肾内反流使得致病微生物得以进入肾实质引起炎症反应。动物实验证明在无菌条件下，膀胱输尿管反流对肾脏的生长及肾功能无影响，故认为膀胱输尿管反流及肾内反流必须有菌尿才会产生肾瘢痕。

2. 尿流动力改变　膀胱输尿管反流并不一定有肾内反流，只有严重膀胱输尿管反流在膀胱充盈或排尿时，肾盏、肾盂及输尿管腔内液压与膀胱一样，可达 5.3kPa，结果才引起肾内反流。有动物实验证明无菌尿高压反流可产生肾损害，故提出只要有尿流动力学改变，就可产生肾内反流及肾损害。

3. 免疫损害　有人认为反流使尿液逆流至肾盂、肾盏，产生高压而致肾小管破裂、尿液外溢，结果产生 Tamm-Hosfall（THP，糖蛋白）进入肾间质造成免疫反应或化学刺激，引起间质性肾炎。临床上有部分病例只有一侧反流，但对侧肾也发生病变，从而证明免疫反应参与反流性肾病。

4. 血管性病变　有人发现在反流性肾盂肾炎的初级阶段，感染所累及的部位由于广泛间质水肿的机械性压迫，致肾间质血管闭塞，尤其肾小管旁的小血管，提示由于血管闭塞所致的局部缺血在反流性肾病中致肾损害起重要作用。

（二）肾瘢痕形成的高危因素

1. 发作次数　随着尿路感染发作次数增多，肾瘢痕的危险呈指数增长。

2. 尿路感染被延误诊断与治疗　动物实验证明，在感染早期（7 天内）迅速有效的治疗可预防瘢痕形成，反之则增加了肾瘢痕形成。

3. 年龄因素　尿路感染在幼儿期更常见，年龄愈小愈易发生肾瘢痕。

4. 梗阻性疾病　存在尿路梗阻时感染可引起快速肾脏损害和瘢痕形成。

5. 反流　膀胱输尿管反流和肾内反流。

6. 排空功能紊乱　排空功能紊乱与 UTI 的关系是近年来的研究热点，有人用膀胱测压研究患有 UTI 的病儿，发现 2/3 的病例存在不稳定性膀胱，表现为排空压力高而膀胱容量低。

7. 宿主因素　宿主对 UTI 反应在引起肾瘢痕中的作用是另一研究热点，急性肾盂肾炎小儿尿中炎症细胞因子如白细胞介素 -8、6、1 升高，尤其新生儿和首次 UTI 时更高。此外肾瘢痕与血管紧张素转换酶（ACE）基因多肽性有关，ACE 使血管紧张素 I 转换为血管紧张素 Ⅱ，后者通过引起局部血管收缩并刺激转化生长因子 β（TGF-β）产生和刺激胶原合成引起间质纤维化和肾小球硬化。

第八章 血液系统疾病

第一节 小儿造血和血液特点

一、造血特点

（一）胚胎期造血

根据造血组织发育和造血部位发生的先后，可将此期分为三个不同的阶段。

1. 中胚叶造血期

在胚胎第 3 周开始出现卵黄囊造血，之后在中胚叶组织中出现广泛的原始造血成分，其中主要是原始的有核红细胞。在胚胎第 6 周后，中胚叶造血开始减退。

2. 肝脾造血期

在胚胎第 6 ~ 8 周时，肝出现活动的造血组织，并成为胎儿中期的主要造血部位。胎儿期 4 ~ 5 月时达高峰，至 6 个月后，肝造血逐渐减退。肝造血主要产生有核红细胞，也可产生少量粒细胞和巨核细胞。

约于胚胎第 8 周脾脏开始造血，以生成红细胞占优势，稍后粒系造血也相当活跃，至 12 周时出现淋巴细胞和单核细胞。胎儿 5 个月之后，脾脏造红细胞和粒细胞的功能逐渐减退，至出生时成为终生造血淋巴器官。

胸腺是中枢淋巴器官，6 ~ 7 周人胚胎已出现胸腺，并开始生成淋巴细胞。来源于卵黄囊、肝脏或骨髓的淋巴干细胞在胸腺中经包括胸腺素在内的微环境中诱导分化为具有细胞免疫功能的前 T 细胞和成熟的 T 淋巴细胞，并迁移至周围淋巴组织，在相应的微环境中分化为不同的亚群，这种功能维持终生。此外，胚胎期胸腺还有短暂的生成红细胞和粒细胞功能。自胚胎第 11 周淋巴结开始生成淋巴细胞，从此，淋巴结成为终生造淋巴细胞和浆细胞的器官。胎儿期淋巴结亦有短暂的红系造血功能。

3. 骨髓造血期

胚胎第 6 周开始出现骨髓，但至胎儿 4 个月时才开始造血活动，并迅速成为主要的造血器官，直至出生 2 ~ 5 周后成为唯一的造血场所。

（二）生后造血

1. 骨髓造血

出生后主要是骨髓造血。婴幼儿期所有骨髓均为红骨髓，全部参与造血，以满足生长发育的需要。5 ~ 7 岁开始，脂肪组织（黄髓）逐渐代替长骨中的造血组织，因而到了年长儿和成人期红骨髓仅限于肋骨、胸骨、脊椎、骨盆、颅骨、锁骨和肩胛骨，但黄髓仍有潜在的造血功能，当需要增加造血时，它可转变为红髓而恢复造血功能。小儿在出生后头几年缺少黄髓，故造血代偿潜力小，如果需要增加造血，就会出现髓外造血。

2. 骨髓外造血

在正常情况下，骨髓外造血极少。出生后，尤其在婴儿期，当发生感染性贫血或溶血性贫血等需要增加造血时，肝、脾和淋巴结可随时适应需要，恢复到胎儿时的造血状态，出现肝、脾、淋巴结肿大。同时外周血中可出现有核红细胞或（和）幼稚中性粒细胞。这是小儿造血器官的一种特殊反应，称为“骨髓外造血”，感染及贫血纠正后即恢复正常。

二、血象特点

不同年龄小儿的血象有所不同。

（一）红细胞数和血红蛋白量

红细胞生成需要持续地供给氨基酸、铁、某些维生素和微量元素，并受红细胞生成素的调节。组织缺氧可刺激红细胞生成素的生成。

由于胎儿期处于相对缺氧状态，红细胞生成素合成增加，故红细胞数和血红蛋白量较高，出生时红细胞数约（5.0 ~ 7.0）$\times 10^{12}$/L，血红蛋白量约 150 ~ 220g/L。未成熟儿与足月儿基本相等，少数可稍低。生后 6 ~ 12 小时因进食较少和不显性失水，其红细胞数和血红蛋白量往往比出生时高些。生后随着自主呼吸的建立，血氧含量增加，红细胞生成素减少，骨髓造血功能暂时性降低，网织红细胞减少；胎儿红细胞寿命较短，且破坏较多（生理性溶血）；加之婴儿生长发育迅速，循环血量迅速增加等因素，红细胞数和血红蛋白量逐渐降低，至 2 ~ 3 个月时（早产儿较早）红细胞数降至 3.0×10^{12}/L、血红蛋白量降至 100g/L 左右，出现轻度贫血，称为“生理性贫血”。“生理性贫血”呈自限性，3 个月以后，红细胞数和血红蛋白量又缓慢增加，约于 12 岁时达成人水平。此外，初生时外周血中可见到少量有核红细胞，生后 1 周内消失。

网织红细胞数在初生 3 天内约为 0.04 ~ 0.06，于生后第 7 天迅速下降至 0.02 以下，并维持在较低水平，约 0.003，以后随生理性贫血恢复而短暂上升，婴儿期以后约与成人相同 0.005 ~ 0.015。

（二）白细胞数与分类

初生时白细胞总数（15 ~ 20）$\times 10^9$/L，生后 6 ~ 12 小时达（21 ~ 28）$\times 10^9$/L，然后逐渐下降，1 周时平均为 12×10^9/L，婴儿期白细胞数维持在 10×10^9/L 左右，8 岁以后接近成人水平。白细胞分类主要是中性粒细胞与淋巴细胞比例的变化。出生时中性粒细胞约占 0.65，淋巴细胞约占 0.30。随着白细胞总数的下降，中性粒细胞比例也相应下降，生后 4 ~ 6 天时两者比例约相等；之后淋巴细胞约占 0.60，中性粒细胞约占 0.35，之后中性粒细胞比例缓慢增加，后至 4 ~ 6 岁时两者比例又相等，以后白细胞分类与成人相似。此外，初生儿外周血中也可出现少量幼稚中性粒细胞，但在数天内即消失。

（三）血小板数

血小板数与成人相似，约为（100 ~ 300）$\times 10^9$/L。

（四）血红蛋白种类

血红蛋白分子由两对多肽链组成，构成血红蛋白分子的多肽链共有 6 种，分别称为 α、β、γ、δ、ε 和 ζ 链，不同的血红蛋白分子是由不同的多肽链组成。在胚胎、胎儿、儿童和成人的红细胞内，正常情况下可有 6 种不同的血红蛋白分子：胚胎期的血红蛋白为 Gower1（$\zeta_2\varepsilon_2$）、Gower2（$\alpha_2\varepsilon_2$）和 Portland（$\zeta_2\gamma_2$）；胎儿期的胎儿血红蛋白（HbF，$\alpha_2\gamma_2$）；成人血红蛋白分为 HbA（$\alpha_2\beta_2$）和 HbA_1（$\alpha_2\delta_2$）两种。

血红蛋白 Gower1、Gower2 和 Portland 在胚胎 12 周时消失，并为 HbF 所代替。胎儿 6 个月时 HbF 占 0.90，而 HbA 仅占 0.05 ~ 0.10；以后 HbA 合成逐渐增加，至出生时 HbF 占 0.70，HbA 约占 0.30，$HbA_2<0.01$。出生后 HbF 迅速为 HbA 所代替，1 岁时 HbF 不超过 0.05，至 2 岁时不超过 0.02，成人的 HbA 约占 0.95，HbA_2 占 0.02 ~ 0.03，HbF 不超过 0.02。

（五）血容量

小儿血容量相对较成人多，新生儿血容量约占体重的 10%，平均 300mL；儿童约占体重的 8% ~ 10%；成人血容量约占体重的 6% ~ 8%。

第二节　小儿贫血概述

贫血是指外周血中单位容积内的红细胞数、血红蛋白量或红细胞压积低于正常。婴儿和儿童的红细胞数和血红蛋白量随年龄不同而有差异，根据世界卫生组织的资料，血红蛋白的低限值在6个月～6岁者为110g/L，6～14岁为120g/L，海拔每升高1 000米，血红蛋白上升4%；低于此值者为贫血。6个月以下的婴儿由于生理性贫血等因素，血红蛋白值变化较大，目前尚无统一标准。我国小儿血液学组（1989年）暂定：血红蛋白在新生儿期<145g/L，1～4月时<90g/L，4～6个月时<100g/L者为贫血。

一、贫血的分类

（一）贫血的程度分类

根据外周血血红蛋白含量或红细胞数可将贫血分为轻、中、重、极重四度：血红蛋白从正常下限～90g/L者属轻度，下限～60g/L为中度，下限～30g/L为重度，下限<30g/L为极重度；新生儿血红蛋白为下限～120g/L者属轻度，下限～90g/L为中度，下限～60g/L为重度，下限<60g/L为极重度。一般采用病因分类和形态分类。

（二）病因分类法

根据贫血发生的原因将其分为红细胞和血红蛋白生成不足、溶血性贫血和失血性贫血3大类。

1. 红细胞和血红蛋白生成不足

（1）造血物质的缺乏：①巨幼红细胞性贫血，如叶酸或维生素B_{12}缺乏、吸收障碍或转运障碍等。②小细胞性贫血，如缺铁性贫血、X连锁的低色素性贫血，铅中毒等。

（2）骨髓造血功能障碍：再生障碍性贫血、先天性纯红细胞再生障碍性贫血和获得性纯红细胞再生障碍性贫血。

（3）感染性、炎症性及癌症性贫血、慢性肾脏病所致的贫血等。

2. 溶血性贫血　溶血性贫血可由红细胞内在异常因素或红细胞外在因素引起。

（1）细胞内在异常：①红细胞膜结构缺陷，如遗传性球形细胞增多症、遗传性椭圆形细胞增多症、阵发性睡眠性血红蛋白尿。②红细胞酶缺陷，如葡萄糖-6-磷酸脱氢酶缺乏症、丙酮酸激酶缺乏症等；③血红蛋白合成缺陷，如珠蛋白生成障碍性贫血（又称地中海贫血）、血红蛋白病等。

（2）红细胞外在因素：①免疫因素，体内存在破坏红细胞的抗体，如新生儿溶血症、自身免疫性溶血性贫血、药物所致的免疫性溶血性贫血等。②非免疫性因素，如化学物质、感染、毒素或物理因素引起的溶血。

3. 失血性贫血

包括急性和慢性失血性贫血。

（三）形态分类

根据检测红细胞数、血红蛋白量和红细胞压积计算红细胞平均容积（MCV）、红细胞平均血红蛋白（MCH）和红细胞平均血红蛋白浓度（MCHC）的结果，将贫血分为四类（表8-1）。临床大多采用病因诊断，形态分类有助于病因推断。

表8-1　贫血的细胞形态分类

	MCV（n）	MCH（pg）	MCHC（%）
正常值	80～94	28～23	32～38
大细胞性	＞94	＞32	32～38
正细胞性	80¯94	28～23	32～38
单纯小细胞性	＜80	＞28	32～38
小细胞低色素性	＜80	＞28	32

二、贫血的临床表现

临床表现与贫血发生的急缓、病因和轻重程度有关，如急性溶血或失血导致急性贫血时，虽贫血程度不很重，亦可引起严重症状甚至休克；而慢性贫血时则由于机体各器官的代偿功能，早期可无症状或症状较轻，在代偿不全时才逐渐出现症状。红细胞的主要功能是输送氧气，贫血时由于组织与器官缺氧而产生一系列症状。

（一）一般表现

皮肤（面部、耳部、手掌）、黏膜苍白为突出表现，但当伴有黄疸、青紫或其他皮肤色素沉着改变时可掩盖贫血的表现。病程较长的患儿常有易疲倦、毛发干枯、营养低下、体格发育迟缓等症状。

（二）造血器官反应

当小儿发生贫血时，尤其是婴儿期，往往出现骨髓外造血，导致肝、脾和淋巴结肿大（再生障碍性贫血一般很少引起骨髓外造血），末梢血中可出现有核红细胞、幼稚粒红细胞。

（三）各系统状态

1. 循环和呼吸系统　可出现心动过速、脉搏加快、动脉压增高、呼吸加速，这是机体对缺氧的代偿性反应。在重度贫血、代偿失调时，可出现心脏扩大和充血性心力衰竭。

2. 消化系统　胃肠蠕动及消化酶的分泌功能均受到影响，出现食欲减退、恶心、腹胀或便秘等。偶有舌炎、舌乳头萎缩等。

3. 神经系统　常表现精神不振、注意力不集中、情绪易激动等。年长儿可有头痛、昏眩、眼前有黑点或耳鸣等。

三、贫血的诊断要点

对于贫血患儿，必须找出其贫血的原因才能进行合理和有效的治疗。详细询问病史、全面的体格检查和必要的实验室检测是做出贫血病因诊断的重要依据。

（一）病史

应注意下列几点。

1. 发病年龄　可提供诊断线索。对出生后就有严重贫血者首先要考虑分娩过程中的失血所致；生后48小时内出现贫血、黄疸者以新生儿溶血症的可能性较大，常见者为ABO或Rh血型不合所致；对婴幼儿期发病者应多考虑营养性贫血、感染性贫血和遗传性溶血性贫血；对学龄前及学龄儿童应多考虑慢性失血、再生障碍性贫血及其他造血系统或全身性疾病引起的贫血。

2. 病程经过和伴随症状　起病急、发展快者提示急性溶血；起病缓慢者提示慢性溶血、营养性贫血、慢性失血等伴有黄疸和血红蛋白尿提示溶血；伴有骨骼疼痛提示骨髓浸润性贫血；伴有神经精神症状如嗜睡、震颤等提示维生素 B_{12} 缺乏；肿瘤性疾病如白血病等引起的贫血呈进行性加重，且多伴发热、肝脾及淋巴结肿大。

3. 喂养史　详细了解婴幼儿的喂养方法及饮食的质和量，对诊断和分析病因有重要意义。如单纯母乳喂养未及时添加辅食的婴儿易患营养性巨幼红细胞贫血；饮食质量差或搭配不合理者可能导致缺铁性贫血。

4. 过去史　询问有无其他系统疾病，如消化系统疾病、慢性肾病等与贫血均有关系。此外，还要询问有无服用对造血系统有不良副作用的药物，如氯霉素和磺胺等。

5. 家族史　与遗传有关的贫血，如球形细胞增多症、珠蛋白生成障碍性贫血、G-6-PD缺乏等患儿的家族中常有同样患者。

（二）体格检查

1. 生长发育　慢性贫血往往有生长发育障碍。某些遗传性溶血性贫血，特别是重型β海洋性贫血，除发育障碍外，还呈现特殊面貌，如颧、额较突出，眼距宽，鼻梁低，下颌骨较大等。

2. 营养状况　营养不良患儿常伴有营养性贫血。

3. 皮肤、黏膜　其苍白程度一般与贫血的程度成正比。小儿因自主神经功能不稳定，故面颊的潮红与苍白有时不一定能正确反映有无贫血，观察甲床、结合膜及唇黏膜的颜色比较可靠。如贫血伴有皮肤、黏膜出血或瘀斑者，要注意排除白血病和出血性疾病；伴有黄疸时提示溶血性贫血。

4. 指甲和毛发　缺铁性贫血者指甲菲薄、脆弱，严重者呈扁平，甚或匙状甲。巨幼红细胞性贫血者的头发干稀、黄而无光泽。

5. 肝脾和淋巴结肿大　这是婴幼儿贫血常见的体征。肝脾轻度肿大，多半提示髓外造血；如肝脾明显肿大且以脾大为主者，多提示遗传性溶血性贫血。贫血伴有明显淋巴结肿大者，应考虑造血系统恶性病变（如白血病、恶性淋巴瘤等）。

（三）实验室检查

血液检查是贫血鉴别诊断不可缺少的措施，应由简而繁进行。一般通过综合分析病史、体征和初步的实验室检查资料，对大多数贫血可做出初步诊断或确定诊断；对一些病情复杂者，亦可根据初步线索进一步选择必要的检查。

1. 红细胞形态　是一项简单而又重要的检查方法。仔细观察血涂片中细胞大小、形态及染色情况，对贫血的病因诊断有帮助。如红细胞较小、染色浅、中央淡染色区扩大，多提示缺铁性贫血；红细胞呈球形，染色深提示遗传性球形细胞增多症；红细胞大小不等，呈小细胞低色素表现并有异形、靶形和碎片者，多提示珠蛋白生成障碍性贫血；红细胞形态正常则见于急性溶血或骨髓造血功能障碍。

2. 网织红细胞计数　增多提示骨髓造血功能活跃，可见于急、慢性溶血或失血性贫血；减少提示造血功能低下，可见于再生障碍性贫血、营养性贫血等。此外，在治疗过程中定期检查网织红细胞计数，有助于判断疗效。如缺铁性贫血经合理治疗后，网织红细胞在 1 周左右即开始增加。

3. 白细胞计数和血小板计数　观察血涂片中白细胞和血小板的质和量的改变，可协助诊断或初步排除造血系统其他疾病（如白血病）以及感染性疾病所致的贫血。这对判断贫血的原因也有帮助。

4. 骨髓检查　骨髓涂片可直接了解骨髓造血细胞生成的质和量的变化，对某些贫血的诊断具有决定性意义（如白血病、再生障碍性贫血、营养性巨幼红细胞性贫血），如同时做骨髓活检，对白血病、转移瘤等骨髓病变更具诊断价值。

5. 血红蛋白分析检查　如血红蛋白碱变性试验、血红蛋白电泳、包涵体生成试验等，对珠蛋白生成障碍性贫血和异常血红蛋白病的诊断有重要意义。

6. 红细胞脆性试验　脆性增高见于遗传性球形细胞增多症；减低则见于珠蛋白生成障碍性贫血。

7. 特殊检查　红细胞酶活力测定可以诊断先天性红细胞酶缺陷所致的溶血性贫血；抗人球蛋白试验可以诊断自身免疫性溶血等；血清铁、铁蛋白检查可以了解体内铁代谢情况，协助诊断缺铁性贫血；用核素 ^{51}铬可以测定红细胞寿命。

四、贫血的治疗原则

（一）去除病因

这是治疗贫血的关键。对病因暂时未明了的贫血应积极查找病因。

（二）一般疗法

加强护理、预防感染、注意饮食质量和搭配等。

（三）药物治疗

针对贫血的病因，选择有效的药物治疗，例如：铁剂治疗缺铁性贫血；维生素 B_{12} 和叶酸治疗营养性巨幼红细胞性贫血；肾上腺皮质激素可用于治疗自身免疫性溶血贫血和先天性纯红细胞再生障碍性贫血等。

（四）输血疗法

当贫血引起心功能不全时，输血是抢救措施，长期慢性贫血而代偿功能良好的患者，可不必输血。输血时应注意输血量和速度，贫血重者应输给浓缩红细胞，按每次 5 ～ 10mL/kg 计量，速度不应过快，以免引起心力衰竭和肺水肿，对于贫血合并肺炎的患儿，每次输血量以 5 ～ 7mL/kg 为宜，速度更应减慢。

（五）治疗并发症

婴幼儿贫血易合并急、慢性感染，营养不良，消化功能紊乱等，应积极治疗，并在治疗时对贫血患儿的特点加以考虑，如贫血患儿在合并消化紊乱时对体液失衡的调节能力较一般患儿差，故在输液治疗时应予以注意。

第三节　营养性贫血

一、缺铁性贫血

缺铁性贫血（iron deficiency anemia，IDA）是由于体内铁缺乏，导致血红蛋白（Hb）合成减少的一类贫血。形态学上呈小细胞低色素性贫血，血清铁蛋白、血清铁、转铁蛋白饱和度降低，总铁结合力增高，铁剂治疗有效为其临床特点。IDA 是儿童期最常见一种贫血，尤以婴幼儿发病率最高，对小儿健康危害较大，故为我国重点防治的小儿疾病之一。

（一）铁的代谢

1. 人体总铁含量及其分布

正常成人男性约为 50mg/kg，女性约为 35mg/kg，新生儿约为 75mg/kg。总铁量的 60% ~ 70% 存在于血红蛋白和肌红蛋白中，约 30% 以铁蛋白及含铁血黄素形式贮存于肝、脾和骨髓中，极少量存在于含铁酶（如各种细胞色素酶、琥珀酸脱氢酶等）及以运转铁形式存在于血中。

2. 铁的来源

（1）外源性铁：自食物中摄取的铁，占人体铁摄入量的 1/3，分为血红素铁和非血红素铁，前者吸收率高于后者，动物性食物含铁高且是血红素铁，吸收率可达 10% ~ 25%；母乳中铁的吸收率比牛乳高 2 ~ 3 倍；植物性食物中的铁为非血红素铁，吸收率约为 1.7% ~ 7.9%。

（2）内源性铁：衰老的红细胞破坏释放的铁占人体铁摄入量的 2/3，几乎全部被再利用。

3. 铁的吸收和运转

食物中的铁主要以 Fe^{2+} 形式在十二指肠和空肠上部被吸收。铁进入肠黏膜细胞的 Fe^{2+} 被氧化成 Fe^{3+}，一部分与细胞内的去铁蛋白（apoferritin）结合，形成铁蛋白（ferritin）；另一部分通过肠黏膜细胞进入血液，与血浆中的转铁蛋白（transferring，Tf）相结合，随血循环运送到骨髓等需铁和贮铁的组织中。衰老的红细胞破坏释放的铁，也同样与血浆中的转铁蛋白（transferrin）相结合，运送到骨髓等组织，供机体利用或贮存。

肠黏膜细胞对铁的吸收有调节作用，当体内贮铁充足或造血功能减退时铁吸收减少，在缺铁和造血功能增强时，铁通过肠黏膜细胞进入血液的量增多。维生素 C、果糖、氨基酸等还原物质能使 Fe^{3+} 变成 Fe^{2+}，有利于吸收；而磷酸、草酸等则与铁形成不溶性铁盐，难于吸收；植物纤维、茶、咖啡、蛋、牛奶等可抑制铁的吸收。

无论是从肠道吸收的铁或是红细胞破坏释放的铁均需由转铁蛋白进行运输。在正常情况下，血浆中的转铁蛋白仅 1/3 与铁结合，此结合的铁称为血清铁；其余 2/3 仍具有与铁结合的能力，在体外加入一定量的铁便可使其成为饱和状态，其所加的铁量即为未饱和铁结合力。血清铁与未饱和铁结合力之和称为血清总铁结合力（total iron binding capacity，TIBC）。血清铁在总铁结合力中所占的百分比称转铁蛋白饱和度（transferrin saturation，TS）。

4. 铁的贮存与利用

铁在体内以铁蛋白及含铁血黄素形式贮存。当机体需要铁时，即通过还原酶的作用使铁蛋白中的 Fe^{2+} 释放，然后由氧化酶氧化成 Fe^{3+}，再与转铁蛋白结合，转运至需铁组织。铁到达骨髓造血组织后即进入幼红细胞，在线粒体中与原卟啉结合形成血红素，后者再与珠蛋白结合形成血红蛋白。

5. 铁的需要量和排泄量

正常人每日仅有少量铁排出体外，小儿每日排出量约为 15μg/kg，主要由胆汁、尿、汗和脱落的黏

膜细胞排出。小儿由于不断生长发育，每日需摄入的铁量相对较成人多，以满足生长发育的需要和补充排泄量：成熟儿自生后4个月至3岁每天约需铁1mg/kg；早产儿需铁量较多，约为2mg/kg；各年龄小儿每天摄入总量不宜超过15mg。

6. 胎儿和儿童期铁代谢的特点

（1）胎儿期铁代谢特点：胎儿通过胎盘从母体获得铁，以孕期后3月获铁量最多，平均每日可从母体获得4mg铁，故足月新生儿从母体所获的铁量足够其生后4～5月之用，而未成熟儿则容易发生缺铁。如孕母严重缺铁，可影响对胎儿的铁供应。

（2）婴儿和儿童铁代谢的特点：足月新生儿体内总铁平均为75mg/kg，其中25%为贮存铁。生后由于"生理性溶血"释放的铁较多，随后是"生理性贫血"期造血相对较低下，加上从母体所获的铁量一般能够满足其生后4～5月之用，故此期足月儿不易发生缺铁情况。约4月龄以后，从母体获得的铁逐渐耗竭，且此期生长发育迅速，造血活跃，对膳食铁的需要增加，而婴儿的主食人乳和牛乳含铁量均很低，难以满足需要，贮存铁耗竭后即发生缺铁，故6月～2岁小儿缺铁性贫血的发生率高。未成熟儿生长发育快、贮存铁耗竭更早，对外源铁的需量更大，更容易早期即发生IDA。儿童期缺铁主要原因为：食物搭配不合理，铁吸收受抑制；偏食使铁的摄入不足，钩虫、蛲虫感染引起的肠道隐性失血；青春期生长发育加快对铁的需要增加，初潮以后少女月经过多造成铁的丢失也可成为此期缺铁的原因。

（二）病因

1. 先天储铁不足

胎儿期最后3个月从母体获得的铁最多，如因早产、双胎、胎儿失血和孕母患严重缺铁性贫血等均可使胎儿储铁减少。

2. 铁摄入量不足

是导致缺铁性贫血的主要原因。人乳、牛乳、谷物中含铁量均低，如不及时添加含铁较多的辅食，容易发生缺铁性贫血。

3. 生长发育快

婴儿期生长发育较快，3～5个月时和1岁时体重分别为初生时的2倍和3倍，随着体重增加。血容量也增加较快，如不及时添加含铁丰富的辅食就很容易造成婴儿尤其是早产儿缺铁。

4. 铁的吸收障碍

食物搭配不合理可影响铁的吸收；慢性腹泻不仅铁的吸收不良，而且铁的排泄也增加。

5. 铁的丢失过多

正常婴儿每天排出的铁量相对比成人多。用不经加热处理的鲜牛奶喂养的婴儿可因对牛奶过敏而发生小量肠出血，每天失血约0.7mL。每失血1mL即损失铁0.5mg，长期小量失血便会导致缺铁，如肠息肉、梅克尔憩室、膈疝、钩虫病等可导致慢性失血，是缺铁的常见原因。

（三）发病机制

缺铁对许多器官系统的功能均可产生不良影响，包括血液系统和非血液系统。

1. 血液

缺铁时血红素形成不足，血红蛋白合成减少，因而新生的红细胞内血红蛋白含量不足，细胞质较少；而缺铁对细胞的分裂、增殖影响较小，故红细胞数量减少的程度不如血红蛋白减少明显，从而形成小细胞低色素性贫血。缺铁一般要经过以下3个阶段才发生贫血：①铁减少期（ID）：这阶段体内贮存铁减少，但是供红细胞制造血红蛋白的铁尚未减少。②红细胞生成缺铁期（IDE）：此期贮存铁进一步耗竭，红细胞生成所需的铁亦不足，但循环中血红蛋白量尚不减少。③缺铁性贫血期（IDA）：此期出现低色素小细胞贫血和一些非血液系统症状。

2. 其他

缺铁可影响肌红蛋白的合成。可使某些酶（如细胞色素C、单胺氧化酶、核糖核苷酸还原酶、琥珀酸脱氢酶等）的活性降低，这些酶与生物氧化、组织呼吸、神经介质的合成和分解有关，酶活性降低时，细胞功能发生紊乱，因而产生一些非血液系统症状，如出现烦躁不安、对周围环境不感兴趣、注意力不集中、理解力降低、食欲不振、体重增长减慢等，经铁剂治疗后，这些症状可消失。

（四）临床表现

临床表现与病情严重程度和导致缺铁的基础原因有关。任何年龄均可发病，以6个月至2岁最多见。一般起病隐匿，多不能确定发病时间，不少患儿因其他疾病就诊时才发现患有本病。

1. 一般表现

皮肤黏膜逐渐苍白，以口唇、口腔黏膜、甲床和手掌最为明显。较大儿童可自述疲乏无力、头晕、耳鸣、眼前发黑等。

2. 髓外造血表现

由于骨髓外造血反应，肝、脾可轻度肿大；年龄愈小、病程愈久、贫血愈重，肝、脾肿大愈明显。

3. 非造血系统表现

（1）消化系统表现：包括食欲减退、呕吐、腹泻等。重症患者可出现口腔炎、舌炎和舌乳头萎缩、萎缩性胃炎和吸收不良综合征。部分患者可出现异食癖，如喜食泥土、墙皮、煤渣等。

（2）神经系统表现：包括精神萎靡不振、易烦躁、注意力不集中、记忆力减退等。儿童认知能力和智力落后，可出现学习困难和行为异常。

（3）循环系统表现：主要见于病程长、贫血程度重的患儿，与机体代偿机制有关，可出现心率加快、毛细血管搏动增强，甚至出现心脏扩大和心力衰竭等贫血性心脏病表现。

（4）其他由于细胞免疫功能降低，患儿易出现反复呼吸道感染。可因上皮组织异常而出现反甲。

4. IDA的临床表现尚与原发病种类密切相关

肺含铁血黄素沉着症患儿尽管往往以贫血起病，但常伴有长期慢性咳嗽。先天性消化道畸形出血所致IDA者，起病较快、病程较短，可出现腹部症状体征，甚至以黑便起病。

（五）实验室检查

1. 血象检查

Hb含量符合贫血诊断标准。血红蛋白降低比红细胞数减少明显，呈小细胞低色素性贫血。血涂片可见红细胞大小不等，以小细胞为多，中央淡染区扩大。平均红细胞容积（MCV）<80fl；平均红细胞血红蛋白量（MCH）<26pg；平均红细胞血红蛋白浓度（MCHC）<0.31。网红细胞数正常或轻度减少。白细胞、血小板一般无特殊改变。

骨髓象：一般增生活跃，尤以中晚幼红细胞增生为主。各期红细胞体积变小，胞质少，染色偏蓝，显示胞质成熟程度落后于胞核。粒细胞系和巨核细胞系一般无明显异常。

2. 有关铁代谢的检查

在缺铁的不同阶段，铁代谢指标的改变有所不同。

血清铁蛋白（serum ferritin，SF）：SF值可较敏感的反映体内贮铁情况，在缺铁的ID期即已降低，因此是诊断缺铁ID期的敏感指标。其放射免疫法测定的正常值为：①<3个月婴儿为194 ~ 238μg/L；②3个月以后为18 ~ 91μg/L。低于12μg/L提示缺铁。缺铁合并感染、肿瘤、肝脏和心脏疾病时，SF值可不降低，此时可测定不受这些因素影响的红细胞内碱性铁蛋白帮助诊断。

3. 红细胞游离原卟啉（free erythrocyte protoporphyrin，FEP）

红细胞内缺铁时，原卟啉不能完全与铁结合成血红素，血红素减少又反馈性地使原卟啉合成增多，未被利用的原卟啉在红细胞内堆积，使FEP值增高，FEP值增高>0.9μmol/L（50μg/dL）提示细胞内缺铁。SF值降低、FEP值增高而尚未出现贫血，这是缺铁IDE期的典型表现。

FEP增高也见于铅中毒、慢性炎症和先天性原卟啉增多症等，应予鉴别。

（1）血清铁（SI）、总铁结合力（TIBC）和转铁蛋白饱和度（TS）。

这三项检查是反映血浆中铁含量，通常在IDA期时才出现异常。即SI和TS降低，TIBC增高。SI正常值为12.8 ~ 31.3μmol/L（75 ~ 175μg/dL），SI值<9.0 ~ 10.7μmol/L（50 ~ 60μg/dL）有意义；其生理变异大，在感染、恶性肿瘤、类风湿性关节炎等多种疾病时也可降低。TIBC>62.7μmol/L（350μg/dL）有意义，其生理变异较小，在病毒性肝炎时可增高。TS<15%有诊断意义。

（2）骨髓可染铁

骨髓涂片用普鲁士蓝染色、镜检，缺铁时细胞外铁减少，铁粒幼细胞数亦可减少（<15%）。这是一个反映体内贮存铁的敏感而可靠的指标。

（六）诊断

根据病史特别是喂养史、临床表现和血象特点，一般可做出初步诊断。必要时可做骨髓检查。进一步做有关铁代谢的生化检查有确诊意义。用铁剂治疗有效可证实诊断。异常血红蛋白病、珠蛋白生成障碍性贫血（地中海贫血）、维生素 B_6 缺乏性贫血、铁粒幼红细胞性贫血等也可表现为小细胞低色素性贫血，可根据各病特点加以鉴别。

（七）治疗

主要原则为去除病因及给予铁剂。

1. 一般治疗

加强护理、避免感染。合理搭配饮食，适当增加富铁食物，促进铁吸收。

2. 对因治疗

纠正不合理的饮食搭配和饮食习惯（如偏食），积极治疗导致缺铁的原发病，如钩虫感染、先天性消化道畸形等。

3. 铁剂治疗

包括口服和注射铁剂两大类。

（1）口服铁剂：二价铁盐较易吸收，常用制剂有硫酸亚铁（含铁 20%）、富马酸亚铁（含铁 33%）、葡萄糖酸亚铁（含铁 12%）、琥珀酸亚铁（含铁 35%）等。口服剂量以元素铁计算，一般为每次 1.5 ~ 2mg/kg，每日 2 ~ 3 次。最好于两餐之间服药，既减少对胃黏膜的刺激，又利于吸收；同时口服维生素 C 能促进铁的吸收，不宜与牛奶、茶、咖啡、抗酸剂等同时口服，以免影响铁吸收。铁剂应继续服用至血红蛋白达正常水平后 2 个月左右再停药，以补足铁的贮存量。治疗中最好测定血清铁蛋白，以避免铁过量。如口服 3 周仍无效，应考虑是否有诊断错误或其他影响疗效的原因。

（2）注射铁剂：因较易出现不良反应，故较少应用，常在不能口服铁的情况下使用。常用的注射铁剂有右旋糖酐铁、山梨醇枸橼酸铁复合物（均含铁 50mg/mL，可作肌肉注射，前者还可作静脉注射）；专供静脉注射用者有葡萄糖氧化铁等。能用肌肉注射者应尽量不用静脉注射。服铁剂期间应定期监测是否出现预期的治疗反应。如铁剂治疗有效，则在口服铁剂 12 ~ 24h 后临床症状改善，表现为食欲增加，烦躁减轻。48 ~ 72 h 后网织红细胞开始上升，5 ~ 7d 达高峰，以后逐渐下降，2 ~ 3 周降至正常。1 ~ 2 周后 Hb 才开始升高，3 ~ 4 周贫血纠正。因此，补铁治疗前应有一个基础的全血细胞检查（包括网织红细胞计数）。如口服 3 周仍无效，应考虑是否有诊断错误或其他影响疗效的原因。

（3）输红细胞：一般不必输红细胞，输注红细胞的适应证是：①贫血严重，尤其是发生心力衰竭者。②合并感染者。③急需外科手术者。贫血愈严重，每次输注量应愈少。Hb 在 30g/L 以下者，应采用等量换血方法；Hb 在 30 ~ 60g/L 者，每次可输注浓缩红细胞 4 ~ 6mL/kg；Hb 在 60g/L 以上者，不必输红细胞。

（八）预防

主要是做好卫生宣教工作，使家长认识到本病对小儿的危害性和做好预防工作的重要性。

主要预防措施包括：①做好喂养指导，提倡母乳喂养，及时添加含铁丰富且铁吸收率高的辅食品，如肝、瘦肉、鱼等，并注意合理搭配膳食，纠正偏食，婴儿如以牛乳喂养，必须经加热处理，以减少因过敏引起肠道失血。②婴幼儿食品（牛奶制品、谷类制品等）可加入适量铁剂进行强化。③对早产儿、低体重儿宜自 2 个月左右即给予铁剂预防。

二、营养性巨幼红细胞性贫血

营养性巨幼细胞贫血（nutritional megaloblastic anemia）是由于维生素 B_{12} 或（和）叶酸缺乏所致的一种大细胞性贫血。主要临床特点是贫血、神经精神症状、红细胞的胞体变大、骨髓中出现巨幼红细胞、

用维生素 B_{12} 或（和）叶酸治疗有效。

（一）病因

1. 维生素 B_{12} 缺乏的原因

（1）摄入量不足：胎儿可通过胎盘获得维生素 B_{12} 储存于肝内供出生后利用，如孕妇缺乏维生素 B_{12}，可致婴儿维生素 B_{12} 储存不足。单纯母乳喂养而未及时添加辅食的婴儿，尤其是乳母长期素食或患有维生素吸收障碍疾病者，可致维生素 B_{12} 摄入不足。食物中以动物性食物含维生素 B_{12} 丰富而植物性食物一般不含维生素 B_{12}，偏食或仅进食植物性食物也可出现维生素 B_{12} 不足。

（2）吸收和运输障碍：食物中维生素 B_{12} 的吸收是先与胃底部壁细胞分泌的糖蛋白结合成维生素 B_{12}- 糖蛋白复合物后由末端回肠黏膜吸收，进入血循环后需与转钴胺素蛋白（transcobalamin）结合，再运送到肝脏贮存，此过程任何一个环节异常均可致维生素 B_{12} 缺乏。

（3）需要量增加：婴儿生长发育较快，对维生素 B_{12} 的需要量也增加。严重感染者维生素 B_{12} 的消耗量增加，如维生素 B_{12} 摄入量不能满足需要即导致发病。

2. 叶酸缺乏的原因

（1）摄入量不足：羊乳含叶酸量很低，牛乳中的叶酸如经加热也遭破坏，故单纯用这类乳品喂养而未及时添加辅食的婴儿可致叶酸缺乏。

（2）药物作用：长期应用广谱抗生素可使正常结肠内部分含叶酸的细菌被清除而减少叶酸的供应。抗叶酸代谢药物（如甲氨蝶呤、巯嘌呤等）抑制叶酸代谢而致病。长期服用抗癫痫药（如苯妥英钠、扑痫酮等）也可导致叶酸缺乏。

（3）吸收不良：慢性腹泻、小肠病变、小肠切除等可致叶酸肠吸障碍。

（4）需要增加：早产儿、慢性溶血等对叶酸的需要增加。

（5）代谢障碍：遗传性叶酸代谢障碍、某些参与叶酸代谢的酶缺陷也可致叶酸缺乏。

（二）发病机制

体内叶酸经叶酸还原酶的还原作用和维生素 B_{12} 的催化作用后变成四氢叶酸，后者是 DNA 合成过程中必需的辅酶。因此，维生素 B_{12} 或叶酸缺乏都可致四氢叶酸减少，进而引起 DNA 合成减少。幼稚红细胞内的 DNA 合成减少使其分裂和增殖时间延长，导致细胞核的发育落后于胞质（血红蛋白的合成不受影响）的发育，使红细胞的胞体变大，形成巨幼红细胞。由于红细胞生成速度慢，加之异形的红细胞在骨髓内易被破坏，进入血循环的成熟红细胞寿命也较短，从而造成贫血。

DNA 合成不足也可致粒细胞核成熟障碍，使其胞体增大，出现巨大幼稚粒细胞和中性粒细胞分叶过多现象。DNA 合成不足亦可使巨核细胞的核发育障碍而致巨大血小板。

脂肪代谢过程中，维生素 B_{12} 能促使甲基丙二酸转变成琥珀酸而参与三羧酸循环，此作用与神经髓鞘中脂蛋白形成有关，因而能保持中枢和外周髓鞘神经纤维的功能完整性；当维生素 B_{12} 缺乏时，可导致中枢和外周神经髓鞘受损，因而出现神经精神症状。维生素 B_{12} 缺乏还可使中性粒细胞和巨噬细胞吞噬细菌后的杀灭细菌作用减弱，使组织、血浆及尿液中甲基丙二酸堆积，后者是结核杆菌细胞壁成分的原料，过多时有利于结核杆菌生长，故维生素 B_{12} 缺乏者对结核杆菌易感性增高。

叶酸缺乏主要引起情感改变，偶见深感觉障碍，其机制尚未明了。

（三）临床表现

起病缓慢，多见于婴幼儿，以 6 月至 2 岁多见。叶酸缺乏者 4 ~ 7 个月发病，而维生素 B_{12} 缺乏者则在 6 个月以后发病，其中单纯用母乳喂养又不加辅食者占绝大多数。

1. 一般表现　多呈虚胖或颜面轻度浮肿，毛发纤细稀疏、黄色，严重者皮肤有出血点或瘀斑。

2. 贫血表现　皮肤常呈现蜡黄色，睑结膜、口唇、指甲等处苍白，偶有轻度黄疸；疲乏无力，常伴有肝、脾肿大。

3. 精神神经症状　可出现烦躁不安、易怒等症状。维生素 B_{12} 缺乏者表现为表情呆滞、目光发呆、对周围反应迟钝，嗜睡、不认亲人，少哭不笑，智力、动作发育落后甚至退步。重症病例可出现不规则性震颤，手足无意识运动，甚至抽搐、感觉异常、共济失调、踝阵挛和 Barbinski 征阳性等。叶酸缺乏不发生神经系统症状，但可导致神经精神异常。

4. 消化系统症状　常出现较早，如厌食、恶心、呕吐、腹泻和舌炎等。

（四）实验室检查

1. 外周血象　呈大细胞性贫血，MCV>94fl，MCH>32pg。血涂片可见红细胞大小不等，以大细胞为多，易见嗜多色性和嗜碱点彩红细胞，可见巨幼变的有核红细胞，中性粒细胞呈分叶过多现象，可见到5% 以上的中性粒细胞有 5 个以上的核分叶。这种分叶过多现象可出现在骨髓尚未出现巨幼红细胞之前，因此有早期诊断的意义。网织红细胞、白细胞、血小板计数常减少。

2. 骨髓象　增生明显活跃，以红细胞系增生为主，粒、红系统均出现巨幼变，表现为胞体变大、核染色质粗而松、副染色质明显。中性粒细胞的胞质空泡形成，核分叶过多。巨核细胞的核有过度分叶现象、巨大血小板。

3. 血清维生素 B_{12} 和叶酸测定　血清维生素 B_{12} 正常值为 200 ～ 800μg/L，<100μg/L 为缺乏。血清叶酸水平正常值为 5 ～ 6μg/L，<3μg/L 为缺乏。

4. 其他血清乳酸脱氧酶（LDH）水平明显升高。维生素 B_{12} 缺乏者血清胆红素水平中等程度升高，尿甲基丙二酸含量增高。

（五）诊断

根据临床表现、血象和骨髓象可诊断为巨幼红细胞性贫血。在此基础上，如精神神经症状明显，则考虑为维生素 B_{12} 缺乏所致。有条件时测定血清维生素 B_{12} 或叶酸水平可进一步协助确诊。

（六）治疗

1. 一般治疗　注意营养，及时添加辅食；加强护理，防止感染；震颤明显而不能进食者可用鼻饲数天。

2. 去除病因　对引起维生素 B_{12} 和叶酸缺乏的原因应予去除。

3. 维生素 B_{12} 和叶酸治疗　有精神神经症状者，应以维生素 B_{12} 治疗为主，如单用叶酸反而有加重症状的可能。维生素 B_{12} 500 ～ 1 000μg 一次肌注；或每次肌注 100μg，每周 2 ～ 3 次，连用数周，直至临床症状好转，血象恢复正常为止；当有神经系统受累表现时，可予每日 1mg，连续肌注 2 周以上；由于维生素 B_{12} 吸收缺陷所致的患者，每月肌注 1mg，长期应用。用维生素 B_{12} 治疗后 6 ～ 7 小时骨髓内巨幼红细胞可转为正常幼红细胞；一般精神症状 2 ～ 4 天后好转；网织红细胞 2 ～ 4 天开始增加，6 ～ 7 天达高峰，2 周后降至正常；精神神经症状恢复较慢。

叶酸口服剂量为 5mg，每日 3 次，连续数周至临床症状好转、血象恢复正常为止。同时口服维生素 C 有助叶酸的吸收。服叶酸 1 ～ 2 天后食欲好转，骨髓中巨幼红细胞转为正常；2 ～ 4 天网织红细胞增加，4 ～ 7 天达高峰；2 ～ 6 周红细胞和血红蛋白恢复正常。因使用抗叶酸代谢药物而致病者，可用亚叶酸钙（calc leucovorin）治疗。先天性叶酸吸收障碍者，口服叶酸剂量应增至每日 15 ～ 50mg 才有效。

第四节　出血性疾病

一、原发性血小板减少性紫癜

原发性血小板减少性紫癜（idiopathic thrombocytopenic purpura，ITP）又称为特发性血小板减少性紫癜，是一种免疫性疾病，又称自身免疫性血小板减少性紫癜，是小儿最常见的出血性疾病之一。主要临床特点是：皮肤、黏膜自发性出血，血小板减少，骨髓巨核细胞正常或增多，出血时间延长，血块收缩不良，束臂试验阳性。小儿各年龄时期均可发病，多见于 1 ～ 5 岁小儿，男女发病无差异。春季发病数较高。本病分为急性型与慢性型两种类型。

（一）病因与发病机制

病毒感染与此病的发病有密切的关系。80% 的急性 ITP 患者，发病前两周左右有呼吸道感染史。感染不能直接导致 ITP 的发病，免疫因素的参与可能是 ITP 发病的重要原因，目前认为本病是由于病毒感染引起机体产生相应抗体，与血小板膜发生交叉反应，使血小板受损被单核巨噬 – 细胞系统清除；另外，病毒感染后，体内形成的抗原－抗体复合物附着于血小板表面，使血小板易被单核－巨噬细胞系统吞噬和破坏而导致血小板减少。研究证明，血小板和巨噬细胞有共同的抗原性，抗血小板抗体同样作用于骨髓中巨核细胞，导致骨髓巨核细胞成熟障碍，血小板进一步减少。

（二）临床表现

（1）急性型患儿于发病前 1 ～ 3 周常有急性病毒感染史，如上呼吸道感染、流行性腮腺炎、水痘、风疹等。

（2）自发性皮肤、黏膜出血为突出表现，多为针尖大小的出血点，或瘀点和紫癜，少数为血肿。皮疹分布不均，通常以四肢为多。常伴有鼻出血或牙龈出血，偶见肉眼血尿。青春期女性患者可有月经过多。少数患者可有结膜下和视网膜出血。胃肠道大出血和颅内出血少见。

（3）一般无肝、脾、淋巴结肿大，偶见肝、脾轻度肿大。

（4）病程超过 6 个月者为慢性型，多见于学龄期儿童，男女发病数约 1 ∶ 3。起病缓慢，出血症状较急性型轻，主要为皮肤和黏膜出血，可为持续性出血或反复发做出血，每次发作可持续数月甚至数年，病程呈发作与间歇缓解交替出现。在间歇期可全无出血或仅有轻度鼻衄。约 30% 患儿于发病数年后自然缓解。反复发作者脾脏常轻度肿大。

（5）80% ～ 90% 患儿 1 ～ 6 个月自然痊愈，10% ～ 20% 呈慢性病程，病死率 0.5% ～ 1%，主要死亡原因为颅内出血。

（三）实验室检查

（1）外周血象：外周血血小板计数 $<100\times10^9/L$，当血小板 $<50\times10^9/L$。时可自发性出血，血小板 $<20\times10^9/L$ 时出血明显，血小板 $<10\times10^9/L$ 时出血严重。出血时间延长，凝血时间正常，血块收缩不良，血清凝血酶原消耗不良。

（2）骨髓象：骨髓巨核细胞增多或正常。慢性型骨髓巨核细胞显著增多，幼稚巨核细胞增多，核分叶减少，其核、质发育不平衡，产生血小板的巨核细胞明显减少，其胞质常有空泡形成、颗粒减少和胞质少等现象。

（3）血清血小板相关抗体（PA IgG）含量多增高。

（4）放射性核素标记血小板检测其存活时间明显缩短。

（5）束臂试验阳性，慢性患儿的血小板黏附和聚集功能可以异常。

（四）诊断

（1）病程≤ 6 个月为急性型，病程 >6 个月为慢性型。

（2）急性型起病急骤，出血症状严重，多见于儿童。慢性型起病缓慢，亦有明显出血倾向。

（3）血液检查：血小板减少，出血时间延长，血块收缩不良，毛细血管脆性试验阳性。凝血时间正常。

（4）骨髓象：巨核细胞增多或正常，伴成熟障碍。

（五）鉴别诊断

（1）急性白血病：低增生性白血病，由于外周血白细胞不增高易与 ITP 混淆，血涂片和骨髓检查可以帮助诊断。

（2）再生障碍性贫血：临床表现为发热、贫血和出血，无肝、脾、淋巴结肿大，与 ITP 合并贫血相似。但再生障碍性贫血表现为三系降低，骨髓造血功能降低，巨核细胞减少。

（3）遗传性血小板减少性紫癜：血小板寿命正常。

（4）过敏性紫癜：临床表现为出血性斑丘疹，对称分布，成批出现，多见于下肢和臀部，但血小板计数正常。

（5）血栓性血小板减少性紫癜：是微血管内皮损伤及血小板在微血管内聚集并被大量消耗。除紫癜外尚有溶血性贫血、发热、肾脏受损害等。

（6）继发性血小板减少性紫癜：严重细菌感染和病毒血症均可导致血小板减少，化学药物、脾功能亢进、部分自身免疫性疾病、恶性肿瘤骨髓侵犯可引起血小板减少，注意鉴别。

（六）治疗

1. 一般治疗

急性出血期和血小板过低宜住院治疗，适当限制活动，避免外伤，明显出血时应卧床休息。积极预防控制感染，避免使用影响血小板功能的药物如阿司匹林。药物治疗以糖皮质激素为主，出血严重者或血小板过低时输注免疫球蛋白、血小板。慢性型必要时可以使用免疫抑制剂和脾切除。

2. 糖皮质激素治疗

其主要药理作用是：降低毛细血管通透性；抑制血小板抗体产生；抑制巨噬细胞破坏有抗体吸附的血小板。常用泼尼松（强的松）1.5 ~ 2mg/（kg·d），分次服，视病情逐渐减量，疗程一般不超过 4 周。严重出血（如消化道出血、鼻出血）或皮肤散在出血点，而血小板 <（10 ~ 15）$\times 10^9$/L 用冲击疗法：地塞米松每日 1.5 ~ 2mg/kg，或甲泼尼龙每日 20 ~ 40mg/kg，静脉点滴，连用 3 天，症状缓解后改服泼尼松。用药至血小板数回升至接近正常水平时即可逐渐减量，疗程一般不超过 4 周。停药后如有复发，可再用泼尼松治疗。慢性型口服泼尼松每日 1 ~ 2mg/kg，出血减轻后减量，最后减至每日 0.25mg/kg，隔日服 1 次，维持治疗 2 个月后，如血小板保持在有效止血水平，即 >50 $\times 10^9$/L 时，即可停药。

3. 人血免疫球蛋白

其主要作用是：①封闭巨噬细胞受体，抑制巨噬细胞对血小板的结合与吞噬，从而干扰单核细胞吞噬血小板的作用；②在血小板上形成保护膜抑制血浆中的 IgG 或免疫复合物与血小板相结合，从而使血小板避免被吞噬细胞所破坏；③抑制自身免疫反应，使抗血小板的抗体减少。单独应用大剂量静脉滴注精制丙种球蛋白的升血小板效果与激素相似。人血免疫球蛋白常用剂量为 0.4g/（kg·d）静脉滴注，每天 1 次，连用 5 天。或人血免疫球蛋白 1g/（kg·d），静脉滴注，必要时连用 2 天或人血免疫球蛋白 2g/（kg·d），静脉滴注，用 1 天。人血免疫球蛋白属于血液制品，临床上应遵循输血医学的原则，可输可不输者选择不输。临床上出现严重出血（如消化道出血、鼻出血）或皮肤散在出血点而血小板 <（10 ~ 15）$\times 10^9$/L 时可选择使用。

4. 输血小板治疗

急性 ITP 病人血循环中有大量抗血小板抗体，输入的血小板会很快被破坏，故通常不予输血小板；血小板 <10 $\times 10^9$/L、有严重出血或有危及生命的出血需紧急处理者。浓缩血小板 0.2 ~ 0.25U/kg（1mg=125U），静脉滴注，必要时隔日 1 次，至出血减轻，血小板达安全水平 >30 $\times 10^9$/L。但需同时予以较大剂量的肾上腺皮质激素，以减少输入血小板被破坏。

5. 免疫抑制剂

适用于长期应用上述治疗方法无效或复发的难治性、慢性患者。常选用：长春新碱 0.75 ~ 1mg/（m^2·次）或 0.05mg/（kg·次），加等渗氯化钠 20mL 静脉注射，或加入 250mL 等渗氯化钠中静脉点滴（注意避光），每周 1 次，连用 4 ~ 6 周；环磷酰胺每日 1.5 ~ 3.0mg/（kg·d），3/d 口服，连用 8 周无效者停药，有效者用 8 ~ 12 周；环孢素 A 每日 3 ~ 5mg/kg，每日 3 次口服，疗程 3 ~ 4 月。免疫抑制剂的副作用较多，用药期间应严密观察，定期检查血常规和肝、肾功能。

6. 脾切除疗法

切脾术有效率约 70%，适用于病程超过 1 年，血小板持续 <50 $\times 10^9$/L，尤其是 <20 $\times 10^9$/L 有较重出血症状者，药物治疗效果差，手术宜在 6 岁以后进行。10 岁以下发病的患儿，其 5 年内自然缓解机会较大，尽可能不做脾切除术。术前必须做骨髓检查，巨核细胞数减少者，不宜做脾切除。术前 PAIgG 极度增高者，脾切除的疗效亦较差。

7. 抗 –D 免疫球蛋白（Anti–D immunoglobulin）

又称抗 Rh 球蛋白，其作用机制尚未完全清楚，主要作用是封闭网状内皮细胞的 Fc 受体。其升高血小板作用较激素和大剂量丙种球蛋白慢，但持续时间长。常用剂量为每日 25 ~ 50μg/kg，静脉注射，连用 5 天为一疗程。主要副作用是轻度溶血性输血反应和 Coombs 试验阳性。

8. 其他

达那唑（danazol）是一种合成的雄性激素，对部分病例有效，剂量为每日 10 ~ 15mg/kg，分 3 次口服，连用2～4月。大剂量维生素C对部分病例有效，每日0.2g/kg，加入等渗葡萄糖液中静滴。干扰素对部分顽固病例有效，剂量为每日5万～10万U/kg，皮下或肌肉注射，每周3次，连用3个月。

目前尚无有效的促血小板生成药。可用肌苷200mg，每日3次口服；或200～600mg静脉滴注，每日1次。氨肽素0.2～0.4g，每日3次口服。

二、弥散性血管内凝血

弥散性血管内凝血（disseminated intravascular coagulation，DIC）不是单独的疾病，而是由于多种病因所引起的一种复杂的病理过程和获得性出血综合征。其主要特征是在某些致病因素作用下，血液凝固机制被激活，凝血功能亢进，在毛细血管和（或）小动、静脉内有大量纤维蛋白沉积和血小板凝集，形成广泛的微血栓。由于凝血过程加速，消耗了大量的血浆凝血因子和血小板，同时激活了纤维蛋白溶解系统，引起继发性纤维蛋白溶解亢进，从而导致广泛性出血、循环障碍、栓塞和溶血等一系列临床表现。急性弥漫性血管内凝血的病情进展迅速，如不及时治疗，往往危及生命。

（一）病因

许多疾病或理化因素都可诱发DIC，主要有：①各种感染，包括细菌、病毒、疟原虫等；②组织损伤，如严重外伤或挤压伤、颅脑损伤、大面积烧伤、大手术和产科并发症等；③免疫性疾病，如溶血性输血反应、暴发型紫癜、狼疮肾炎等；④新生儿疾病，如新生儿硬肿症、窒息、呼吸窘迫综合征、新生儿溶血症等；⑤恶性肿瘤，如白血病、恶性淋巴瘤等；⑥巨大血管瘤、动脉瘤、急性出血性坏死性小肠炎等。

（二）发病机制

DIC的病因复杂，但都与血管内皮损伤伴血浆凝血因子活化和凝血活酶类物质进入血液有关，可以概括地分为下述两个基本病理过程。

1. 凝血系统被激活　在上述致病因子作用下，机体产生白介素（IL-6和IL-1）、肿瘤坏死因子、血小板活化因子等多种前炎症因子，促使组织因子释放，导致血管内皮细胞损伤。内毒素可诱发白细胞尤其是单核细胞产生组织因子，组织损伤可直接释放组织因子，红细胞和血小板损伤可直接释放促凝物质。组织因子结合并活化因子Ⅻ，进而激活外源凝血系统，这是DIC发病的最重要机制。内皮细胞损伤后胶原组织暴露、活化因子Ⅶ，或直接活化因子Ⅺ，进而激活内源凝血系统。凝血系统激活后产生大量病理性凝血酶，使血液呈高凝状态，导致微循环内广泛血栓形成。

单核－巨噬细胞功能损伤不能及时清除血循环内的凝血酶等凝血物质；代谢性酸中毒可使血管内皮损伤并抑制肝素的抗凝作用；循环障碍时因血液淤滞和浓缩易使血小板破坏，这些因素均可诱发或加重DIC。

在凝血系统被激活的同时，体内生理抗凝血因子被消耗和功能受抑制，如抗凝血酶Ⅲ水平下降、蛋白C和蛋白S水平下降、组织因子通路抑制物（TFPI）缺乏，进一步促进微血栓形成。体内广泛性凝血过程，消耗了血小板和大量凝血因子，使血液由高凝状态转变为消耗性低凝状态而引起出血。

2. 纤维蛋白溶解亢进　其机制为：①凝血过程所形成的纤维蛋白沉积于微血管内和肝、脾等脏器，刺激血管内皮释放活化素，并使肝脾等脏器损伤后释出纤溶酶原激活物进入血液。②活化的因子Ⅹ、Ⅻ能使血浆活化素原转化为活化素，并能使血管舒缓素原转变为血管舒缓素，激活纤溶酶原转变为纤溶酶。③缺氧和各种引起DIC的病因通过交感神经－肾上腺作用，刺激血管内皮释放活化素。④病理性凝血酶能激活纤溶酶原转化为纤溶酶，大量纤溶酶导致纤维蛋白溶解亢进。纤维蛋白降解产物（FDP）可干扰纤维蛋白单体聚合，又可与血小板膜结合造成血小板功能缺陷，同时FDP还有抗凝血酶作用，从而进一步损害凝血功能；加之，缺氧、酸中毒、创伤等可致部分凝血因子失活，加重出血倾向。

以上两个基本病理过程虽为相继发生，但几乎同时并进，而两者的进展程度则随病程的早晚有所差异，早期以凝血过程为主，晚期则以纤溶亢进为主。激活的因子Ⅻ可激活缓激肽原，使之转变成缓激肽，导致小血管扩张和通透性增加，加之小血管栓塞后微循环受阻，回心血量及心排出量减少而导致血压下降，进而发生休克。由于血管内凝血所形成纤维蛋白条状物与网眼使红细胞通过时受到机械损伤；同时红细胞因缺血、缺氧、毒素以及表面有纤维蛋白附着而脆性增加，导致红细胞变形、破裂而出现溶血。

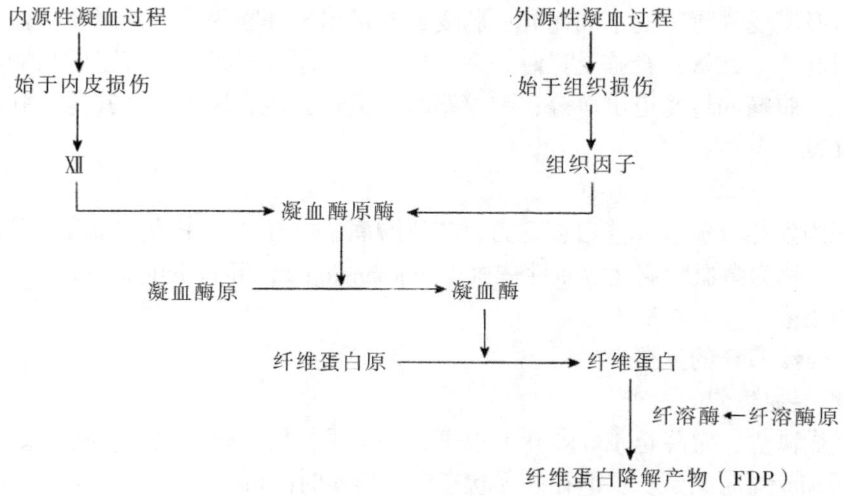

图 8-1　血液凝固与纤溶系统

（三）临床表现

由于基础疾病的不同和疾病的发展缓急不一，因而临床上将 DIC 分为三种类型：①急性型：大多数 DIC 表现为本型，常见于严重感染或大手术后，起病急，病情凶险，出血严重，持续数小时至数天。②亚急性型：病程持续数天或数周，常见于急性白血病、恶性肿瘤转移等。③慢性型：起病慢、病情轻，出血不严重，病程可长达数月，见于慢性疾病如巨大血管瘤、系统性红斑狼疮等。DIC 的主要临床表现为：

1. 出血

最常见，常为首发症状。在病程的不同阶段，有不同的出血表现：在高凝状态一般无出血；在消耗性低凝状态，出血明显并逐渐加重；在发生继发性纤溶时，出血更加严重。出血轻者仅见皮肤出血点、局部（如注射针头处）渗血或大便隐血试验阳性，重者则为自发性多部位出血。皮肤出血表现为出血点、瘀点或片状瘀斑，多见于躯干或四肢；鼻黏膜、牙龈、胃肠道出血亦较常见；穿刺部位或伤口渗血不止，且渗出血液往往不凝固；严重者泌尿道出血或颅内出血。出血量多者可至贫血或休克，甚至死亡。

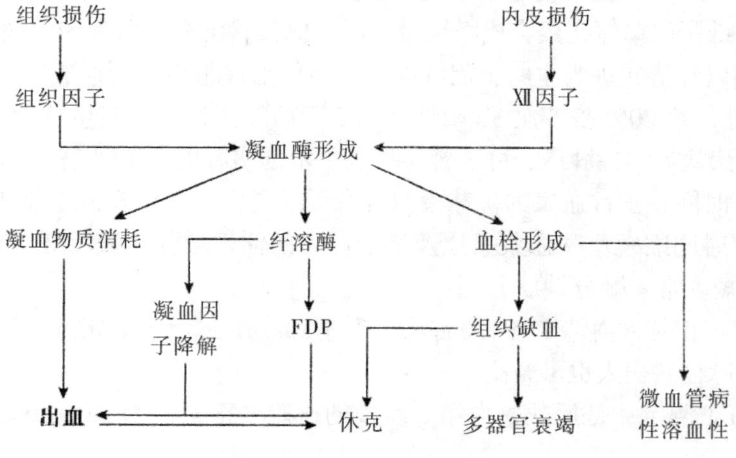

图 8-2　DIC 的临床表现

2. 休克

表现为一过性或持久性血压下降。幼婴常表现为面色青灰或苍白、黏膜青紫、肢端冰冷和紫绀、精神萎靡和尿少等。休克使血流进一步缓慢，加重缺氧和酸中毒，从而加重 DIC。故 DIC 与休克互为因果，呈恶性循环，甚至发生不可逆休克。

3. 栓塞

组织和脏器的微血栓使血流阻滞，导致受累器官缺血、缺氧、代谢紊乱和功能障碍，甚至坏死。临床表现随受累器官及其受累程度的不同而异：肺受累时可出现呼吸困难、发绀、咯血、呼吸衰竭，也可因肺动脉高压而引起右心衰竭；肾脏受累时表现为尿少、血尿、尿毒症，甚至肾功能衰竭；胃肠道受累时出现恶心、呕吐、腹痛和胃肠道出血等；脑栓塞时可出现昏迷、惊厥等。其他如肝功能障碍，四肢末端坏死，皮肤坏疽等。

4. 溶血

急性溶血表现为发热、黄疸、苍白、乏力、腰背酸痛、血红蛋白尿等。如溶血严重、超过骨髓代偿能力时即出现贫血，称为微血管病性溶血性贫血（microangiopathic hemolyticanemia）。

（四）实验室检查

实验室检查为确诊 DIC 的依据。

1. 反映消耗性凝血障碍的检查

（1）血小板计数减少：常降至 100×10^9/L 以下，如呈进行性下降则更有诊断意义。

（2）出血时间和凝血时间延长：但在高凝状态时，出血时间可缩短。

（3）血酶原时间（PT）延长：超过正常对照 3 秒以上有意义（出生 4 天内的新生儿超过 20 秒才有意义）。

（4）纤维蛋白原减少：低于 1.6g/L 有意义，个别高凝期病例反可升高超过 4.0g/L。

（5）活化部分凝血活酶时间（APTT）延长：年长儿正常值为 42 秒，新生儿为 44 ～ 73 秒，早产儿范围更宽。APTT 比正常对照延长 10 秒以上才有临床意义。高凝期 APTT 可缩短，低凝期及继发性纤溶期 APTT 延长。

（6）抗凝血酶Ⅲ（AT-Ⅲ）测定：AT-Ⅲ是重要生理抗凝物质，它使凝血酶、激活的因子X失去活性而起抗凝作用，在此过程中 AT-Ⅲ被消耗，故 DIC 早期血浆中 AT-Ⅲ明显减少。正常值为 80% ～ 100%（活性）。

（7）因子Ⅷ测定：DIC 时Ⅷ：C 减少。

2. 反映纤维蛋白形成和纤维蛋白溶解亢进的检查

（1）血浆鱼精蛋白副凝试验（plasma protamine paracoagulation，3P 试验）血管内凝血时，血中纤维蛋白单体与 FDP 结合形成一种可溶性复合物，鱼精蛋白能与 FDP 结合，使纤维蛋白单体从复合物中分离出来，被分离出来的纤维蛋白单体又聚合成纤维蛋白而形成絮状沉淀，即为 3P 试验阳性。此试验在 DIC 早期时多阳性，但晚期以纤溶亢进为主时，因纤维蛋白单体形成很少，所形成的可溶性复合物也少，故 3P 试验常为阴性。此外，约 20% 脐带血 3P 阳性，第 2 天后转阴性，故新生儿 3P 试验应在出生 2 天以后才有诊断价值。有些疾病如恶性肿瘤、肝、肾疾病及手术创伤后也可出现 3P 阳性。

（2）优球蛋白溶解时间：正常血浆的优球蛋白含有纤维蛋白原、血浆素原及其激活因子，而不含抗血浆素，优球蛋白溶解时间缩短反映血浆素原及激活因子的活性增强，表示纤溶亢进。正常值 >120 分钟，DIC 纤溶亢进时缩短，常 <70 分钟。

（3）FDP 含量测定：正常人血清 FDP<10mg/L；超过 20mg/L 提示纤溶亢进，但不能作为诊断 DIC 的指标。肺栓塞或动、静脉栓塞病人也可升高。

（4）凝血时间（TT）测定：是反映凝血第 3 阶段的试验，正常值为 20 ± 1.6 秒，比正常对照延长 3 秒以上有诊断意义。

（5）D- 二聚体（D-dimer）测定：D- 二聚体是一个新的抗原，产生于纤维蛋白原转变成纤维蛋白时，纤维蛋白交联和交联纤维蛋白降解的过程中。DIC 患者 D- 二聚体异常升高，此试验对 DIC 有特异性。

此外，观察外周血涂片中红细胞及血小板形态亦有一定诊断价值，如红细胞呈盔状、皱缩、三角形、新月形及碎片等有意义；涂片上有大型血小板或有核红细胞亦有一定意义。

3. 其他检查

除上述检验项目外，近年来还开展了一些对 DIC 有诊断价值的方法，简述于下：

（1）反映血管内皮细胞损伤的分子标志物：如组织因子（TF）和内皮素 -1（ET-1）等。

（2）反映血小板激活的分子标志物：如血小板因子 4（PF-4）、β－血栓球蛋白（β-TG）和 α－颗粒膜糖蛋白（GMP-140）等。

（3）反映凝血和纤维蛋白溶解激活的分子标志物：如纤维蛋白肽 A（FPA）和纤维蛋白 B-β 15-42 肽等。

（五）诊断

必须依据临床表现和实验室检查结果进行综合性分析，才能明确诊断。

（1）存在易引起弥漫性血管内凝血（DIC）的基础疾病。

（2）有下列两项以上临床表现。

①多发性出血倾向。

②不易用原发病解释的微循环衰竭或休克。

③多发性微血管栓塞的症状、体征，如皮下黏膜栓塞坏死及早期出现的肾、肺、脑等脏器功能不全。

④抗凝治疗有效。

（3）主要诊断指标：有下列 3 项以上异常：

①血小板数低于 100×10^9/L 或呈进行性下降。

②血浆纤维蛋白原含量 <1.6g/L 或呈进行性下降。

③ 3P 试验阳性或血浆 FDP>20mg/L。

④凝血酶原时间延长（PT）3 秒以上，或呈动态变化；或活化凝血活酶时间（APTT）缩短或延长 10 秒以上。

⑤优球蛋白溶解时间缩短。条件许可时，测定 AT-Ⅲ、因子Ⅷ活性和 D- 二聚体等指标均较为可靠。

（六）治疗

早期诊断、及时治疗是提高 DIC 治愈率的关键。治疗原则是消除病因或诱因，抗凝治疗，使用抗血小板药物、抗纤溶药物，补充凝血因子。

1. 治疗原发病

积极治疗原发病、去除诱发因素是终止 DIC 病理过程的重要措施，如果原发病及诱因没有消除，凝血异常继续进行。

2. 改善微循环

低分子右旋糖酐不但能扩充血容量、疏通微循环，还有降低血液黏稠度、减低血小板黏附和抑制红细胞凝集等作用，因而可以改善微循环，防止或减少血栓形成。首次剂量为 10mL/kg 静滴，以后每次 5mL/kg，每 6 小时 1 次，全日量不超过 30mL/kg。

3. 纠正酸中毒

DIC 多伴有酸中毒，往往也是肝素治疗失败的原因之一。因此，应及时发现酸中毒并予纠正，常用 5% 碳酸氢钠。

4. 应用血管活性药物

血管扩张剂可解除血管痉挛，改善微循环，常用山莨菪碱、异丙基肾上腺素和多巴胺等。

5. 抗凝治疗

其目的在于阻断或减缓血管内凝血过程的发展。

（1）抗血小板凝集药物：此类药物能阻抑血小板黏附和凝集，减轻微血栓形成，从而抑制 DIC 的发展。临床上对轻型 DIC、疑似 DIC 而未肯定诊断者或高凝状态者，在控制原发病的基础上可单独应用此类药物治疗。常用药物有：①阿司匹林，剂量为每日 10mg/kg，分 2 ~ 3 次口服，持续用至血小板数恢复正常后数日才停药。②双嘧达莫（潘生丁），剂量为每日 10mg/kg，分次口服。

（2）肝素的应用：肝素可与 AT-Ⅲ结合成复合物而起抗凝作用，对凝血 3 个阶段均有抑制作用，并可抑制血小板聚集、裂解和促使纤维蛋白溶解。通常在给药 1 ~ 3 小时后约 50% 因灭活而失效，4 ~ 6 小时即经肾脏排完。

肝素多在DIC早期应用，凡有以下指征者即可使用：①处于高凝状态者。②有明显栓塞症状者。③消耗性凝血期表现为凝血因子、血小板、纤维蛋白原进行性下降，出血逐渐加重，血压下降或休克者。④准备补充凝血因子（如输血、血浆等）或应用纤溶抑制药物而未能确定促凝物质是否仍在发生作用时，可先应用肝素。

以下情况禁用或慎用肝素：①颅内或脊髓内出血、肺结核空洞出血、溃疡出血。②伴有血管损伤或新鲜创面的患儿。③DIC晚期以继发性纤溶为主者。④原有重度出血症如血友病等。⑤对并有严重肝脏病患者，尚有争议，较多学者认为弊多利少。常用方法为：每次60 ~ 125U/kg加入等渗氯化钠或10%葡萄糖液50 ~ 100mL中静滴，约1小时滴完，每4 ~ 6小时1次；或先以50 ~ 75U/kg静滴，然后按每小时15 ~ 25U/kg速度持续静滴；或每次50 ~ 100U/kg皮下注射，每4 ~ 6小时1次。

在应用肝素期间必须密切观察病情并监测凝血功能，在每次用药前测凝血时间（试管法），用药4小时后再测定1次凝血时间，要求凝血时间控制在20 ~ 30分钟内，如<20分钟可加大肝素剂量，如>30分钟且出血加重可能是用量过大，应停用，必要时静脉缓慢注射鱼精蛋白中和之，其用量与最后1次肝素用量相等（1mg鱼精蛋白可中和125U肝素），若出血仍不减轻，15分钟后可再注射1次鱼精蛋白。

停药指征为：①诱发DIC的原发病已控制或缓解。②用药后病情好转，出血停止，血压稳定。③凝血酶原时间和纤维蛋白原恢复正常或接近正常（前者一般于24小时内恢复，后者于1 ~ 3天恢复）时，即可逐渐减量至停药。用药时间一般可持续3 ~ 7天。血小板的回升缓慢（数天至数周），不宜作为停药的指征。

6. 抗凝血因子的应用

已应用临床的有：①抗凝血酶Ⅲ（AT- Ⅲ）浓缩剂：用于DIC早期补充AT- Ⅲ并可提升肝素的疗效。②蛋白 -C浓缩剂：主要用于革兰氏阴性杆菌感染合并DIC，同肝素联合应用取得了较好的效果。

7. 补充疗法

目前认为在活动性DIC未控制之前，补充下列成分是安全的：经洗涤的浓缩红细胞、浓缩血小板和不含凝血因子的扩容剂（如血浆蛋白、白蛋白和羧基淀粉等）。如果DIC过程停止（指征是AT- Ⅲ测定值正常）或肝素化后仍持续出血，此时有必要补充凝血因子，可输注新鲜冰冻血浆、凝血酶原复合物等。

8. 抗纤溶药物

此类药物的主要作用是阻碍纤溶酶原转变为纤溶酶、抑制纤维蛋白的分解，从而防止纤维蛋白溶解亢进性出血。DIC时继发性纤溶亢进是机体防止血管内凝血的一种生理性保护机能，有助于防止或消除血管内纤维蛋白栓塞。因此，在DIC时，特别是在早期高凝状态，应禁用抗纤溶药物；若病情发展并出现以纤溶为主时，最好在肝素化的基础上慎用纤溶抑制剂，可能有助于DIC后期的治疗。一般可选用6- 氨基己酸（EACA），每次剂量为0.08 ~ 0.12g/kg，缓慢静注或稀释后静滴，亦可采用对羧基苄胺（PAMBA）或氨甲环酸。

9. 糖皮质激素的应用

在DIC时是否应该使用糖皮质激素尚未取得一致意见。一般认为如果因治疗原发病需要时，可在肝素化的基础上慎用。

第五节　急性白血病

白血病是造血组织中某一系血细胞恶性增生，广泛浸润到各个组织和器官，从而引起一系列症状和体征。白血病是儿童最常见的恶性肿瘤，约占所有恶性肿瘤的30%。据统计，15岁以下儿童急性白血病的发病率为3 ~ 4/10万。儿童约占我国人口30%，据此计算每年至少有10 000个新发病例。近20年来，急性淋巴细胞白血病（ALL）的治疗和预后已有显著的改善。目前国内外报道，ALL的5年生有率可达70% ~ 85%，ALL治愈率已达80%，表明儿童ALL是完全可以治愈的疾病。儿童急性非淋巴细胞白血病（ANLL）的5年无病生存率为30% ~ 50%，其疗效不及ALL。

一、病因

尚未完全明了，可能与下列因素有关。

（一）病毒感染

多年研究已证明属于RNA病毒的反转录病毒（retrovirus，又称人类T细胞白血病病毒，HTLV）可引起人类T淋巴细胞白血病。

（二）物理和化学因素

电离辐射能引起白血病，遭受核辐射后人群白血病发病明显增多。小儿对电离辐射较为敏感，在曾经放射治疗胸腺肥大的小儿中，白血病发病率较正常小儿高10倍；孕前和孕期接触杀虫剂，主动及被动吸烟可能与儿童ALL发病有关；妊娠妇女放射线照射腹部后，其新生儿白血病发病率较比未经照射者高17.4倍。苯及其衍生物、氯霉素、保泰松和细胞毒药物等均可诱发急性白血病。许多事实证明遗传因素是白血病发病的危险因素之一，5% ALL病例与遗传因素有关，一些具有遗传倾向综合征的病人白血病发病率增高，Down综合征儿童发生白血病的危险高于正常人群10～30倍，并且更容易有B细胞前体ALL；范可尼（Fanconi）贫血的病人白血病发生率也增高。

（三）遗传因素

白血病不属于遗传性疾病，但许多事实证明遗传因素是白血病发病的危险因素之一，一些具有遗传倾向综合征的病人白血病发病率增高，Down综合征儿童发生白血病的危险高于正常人群10～30倍；范可尼（Fanconi）贫血的病人白血病发生率也增高。此外，单卵孪生儿中一个患急性白血病另一个患白血病的概率为20%，比双卵孪生儿的发病率高12倍。以上现象均提示白血病的发生与遗传有关。

二、发病机制

尚未完全明了，下列机制可能在白血病的发病中起重要作用。

（一）原癌基因的转化

人类和许多哺乳动物的染色体基因组中存在原癌基因（又称细胞癌基因），在正常情况时，是参与调控细胞的增殖、分化和衰老死亡的基因。当机体在致癌因素的作用下，原癌基因可发生点突变、染色体重排或基因扩增，转化为肿瘤基因，从而导致白血病的发生。

（二）抑癌基因畸变

近年研究发现正常人体内存在抑癌基因，如RB、P_{53}、P_{16}、WT_1等，当这些抑癌基因发生突变、缺失等变异时，失去其抑癌活性，造成癌细胞异常增殖而发病。

（三）细胞凋亡受抑

细胞凋亡是在基因调控下的一种细胞主动自我消亡过程，是人体组织器官发育中细胞清除的正常途径。当细胞凋亡受到抑制或阻断时，细胞没有正常凋亡而继续增值导致突变。此外，特异染色体易位产生融合基因（如M_3中的PML/RARa融合基因）也可抑制细胞凋亡。由此可见，细胞凋亡受抑在白血病发病中起重要作用。

三、分型和分类

急性白血病的分类和分型是指导治疗和判断预后的基础。根据增生的白细胞种类不同，可分为急性淋巴细胞白血病（ALL）占75%～85%和急性非淋巴细胞白血病占15%～25%。目前常规采用的分型方法为形态学（M）、免疫学（I）和细胞遗传学（C）分型，即MIC分型，其中遗传学的分型对预后的影响尤为重要。

（一）细胞形态学分型（FAB分型）

形态学最重要的意义是将ALL和ANLL区分开来。

1. 急性淋巴细胞白血病（ALL）

根据淋巴细胞的大小和形态分为 L1、L2 和 L3 三种亚型；其中 L1 最常见，约占 80% 以上，L3 最少占 4% 以下。① L1 型：以小细胞（平均直径 6.6μm）为主，核圆形，染色质均匀，核仁少而小；胞质少，细胞质空泡不明显。治疗反应较好。② L2 型：原始和幼稚细胞以大细胞（平均直径 8.7μm）为主，大小不一，核形不规则，染色质较疏松，核仁较大，一个或多个；胞质量中等，细胞质空泡不定。治疗反应相对较差。③ L3 型：原始和幼稚淋巴细胞大小较一致，以大细胞为主，核型较规则，染色质呈均匀细点状，核仁明显，一个或多个；胞质量中等，胞质空泡常明显，呈蜂窝状。治疗缓解率很低。

2. 急性非淋巴细胞白血病（ANLL）可分为 7 个亚型

（1）M1 即急性粒细胞白血病未分化型，骨髓中原始粒细胞≥ 90%（非幼红系细胞）。

（2）M2 即急性粒细胞白血病部分分化型又分为两个亚型。M2a 骨髓中原粒细胞占 30% ~ 80%，单核细胞 >20%，早幼粒细胞以下阶段 >10%。

M2b 骨髓中异常的原始及早幼粒细胞增多，以异常的中幼粒细胞增生为主，其胞核常有核仁，有明显的核浆发育不平衡，此类细胞 >30%。

（3）M3 即急性早幼粒细胞白血病，骨髓中以颗粒增多的异常早幼粒细胞增生为主，占 30% 以上，其胞核大小不一，胞质中有大小不等的颗粒，又分两个亚型。

M3a 为粗颗粒型，嗜苯胺兰颗粒粗大，密集甚或融合。

M3b 为细颗粒型，嗜苯胺兰颗粒密集而细小。

（4）M4 即为粒 - 单核细胞白血病，骨髓中幼稚的细胞粒和单核细胞同时增生，以原始和早幼粒细胞增生为主，原始和幼稚粒细胞 >20%；以原幼单核细胞增生为主，原幼单和单核细胞 >20%；原始、幼稚和成熟单核细胞 >30%；原粒和早幼粒细胞 >10%。

（5）M5 为急性单核细胞白血病，又可分两个亚型。

M5a 未分化型，骨髓原始单核细胞≥ 80%。

M5b 部分分化型，其骨髓中原始和幼稚单核细胞 >30%，原单核细胞 <80%。

（6）M6 红白血病，骨髓中幼红系细胞 >50%，且常有形态学异常，骨髓非红系细胞中的原始粒细胞 + 早幼粒细胞 >30%，外周血片中可见幼红及幼粒细胞。

（7）M7 巨核细胞白血病：外周血有原始巨核细胞，骨髓中原巨核细胞 >30%。

（二）免疫学分型

免疫学分型是对传统细胞形态学的重要补充，应用单克隆抗体检测淋巴细胞表面抗原标志，一般将急性淋巴细胞白血病分为 T、B 淋巴细胞两大系列。

1. T 系急性淋巴细胞白血病（T-ALL） 约占小儿 ALL 的 10% ~ 15%，具有阳性 T 淋巴细胞标志，如 CD1、CD3、CD5、CD7、CD8 和 TdT（末端脱氧核糖核酸转换酶）阳性。

2. B 系急性淋巴细胞白血病（B-ALL） 约占小儿 ALL 的 80% ~ 90%，根据 B 系特异的单克隆抗体标志分为三个亚型。①早期前 B 型 ALL（early Pre B-ALL），HLA-DR、CD79a、CD19 和（或）CyCD22 阳性，SmLg、Cylg 阴性。②前 B 型 ALL（pre B-ALL），Cylg 阳性，SmLg 阴性；其他 B 系标志 CD79a、CD19、CyCD22、CD10、CD20 及 HLA-DR 阳性。③成熟 B 型 ALL（B-ALL），SmLg 阳性，Cylg 阴性，其他 B 系标志及 HLA-DR 阳性。

3. 伴有髓系标志的 ALL（my+-ALL） 具有淋巴系的形态学特征表现，以淋巴系特异的抗原标志表达为主但伴有个别、次要的髓系特异的抗原标志（CD13、CD33 或 CD14 等）阳性。

急性非淋巴细胞白血病（髓系）相关的抗原标志有 CD33、CD13、CD11b、CD14、CD15、MPO（抗髓过氧化物酶）等。由于髓系相关的单克隆抗体对 M1 ~ M5 各型特异性差，不能用以确切地分型。

（三）细胞遗传学改变

研究发现，60% ~ 75% 的 ALL 患者和 80% ~ 90% 的 ANLL 患儿有克隆性细胞遗传学异常。染色体异常可能引起癌基因激活和（或）抑癌基因的失活，从而产生细胞癌变，而不同的异常影响了白血病的预后和临床表现。

1. 染色体数量改变　有≤45条染色体的低二倍体和≥47条染色体的高二倍体。低二倍体预后相对较差，而染色体数目高于50条的高二倍体预后较好。

2. 染色体核型改变　与ALL预后密切相关的有t（12；21）/AML1-TEL融合基因，占16%～22%，预后好；t（9；22）/BCR-ABL融合基因，占3%～5%，预后甚差；t（4，11）/MLL-AF4融合基因以及其他MLL基因重排占2%，见于婴儿，预后差。ANLL常见的染色体核型异常有t（9；22）、t（8；21）、t（15；17）、t（11q）、t（11；19）和16号染色体倒位。其中染色体t（8；21）、t（15；17）、16号染色体倒位预后佳。

（四）分子生物学分型

应用PCR和荧光原位杂交技术（FISH）等分子生物学方法，可以发现与急性白血病发生和演化有关的特异性基因改变。与ALL有关的主要有：①免疫球蛋白重链基因重排；②T淋巴细胞受体（TCR）基因片段重排；③融合基因，如TEL-AMLI、BCR-ABL、E2A-PBXI、MLL-AF4等。

（五）临床危险度分型

1. 急性淋巴细胞白血病（ALL）

中华医学会儿科学分会血液组（2006年5月修订的全国方案）根据国内外分型情况，已建议分为三种类型。

（1）高危型急性淋巴细胞白血病（HR-ALL）：具备下述1项或多项危险因素者：①年龄<12个月的婴儿白血病。②诊断时外周血白细胞计数≥100×10^9/L。③染色体核型为t（9；22）/BCR-ABL融合基因；t（4；11）/MLL-AF4融合基因。④泼尼松实验不良效应者（泼尼松每日60mg/m^2）诱导7天，第8天外周血白血病细胞>1×10^9/L。⑤初治诱导缓解治疗失败（标准化疗方案6周未获完全缓解）。

（2）中危型淋巴细胞白血病（MR-ALL）：具备以下任何一项或多项者：①年龄≥10岁。②诊断时外周血白细胞计数≥50×10^9/L。③诊断时已发生中枢神经系统白血病和（或）睾丸白血病。④免疫表型为T细胞白血病。⑤染色体数目为<45的低二倍体，或t（12；21）、t（9；22）核型以外的其他异常染色体核型，或t（4；11）以外的其他MLL基因重排。

（3）低危型急性淋巴细胞白血病（SR-ALL）：不具备上述任何一项危险因素。

2. 急性非淋巴细胞白血病（ANLL）

中华医学会儿科学分会血液组（2006年11月）建议分为三种类型

（1）低危ANLL（LR- ANLL）指M_3、M_{2b}、M_4E_o及其他伴随inv16者。

（2）高危ANLL（HR-ANLL）包括以下因素：①诊断时年龄≤1岁。②诊断时白细胞100×10^9/L。③染色体核型 -7。④ MDS-ANLL。⑤标准方案一疗程不缓解。

（3）中危ANLL（MR-ANLL）非低危，又不具备高危因素者。

四、临床表现

1. 起病　大多起病急，少数缓慢。早期表现面色苍白、容易疲倦、乏力、食欲不振、鼻出血或齿龈出血等。少数以发热和骨关节痛为首发症状。

2. 发热　多数起病时有发热，热型不定，一般不伴寒战。发热可由感染和白血病引起。感染通常引起高热，易发展为败血症，病死率高，需积极治疗。白血病性发热多为低热且抗生素治疗无效。

3. 贫血　一般出现较早，进行性加重，面色苍白、乏力、活动后气促等。

4. 出血　以皮肤和黏膜出血多见，表现为瘀斑、紫癜、出血点、鼻出血、齿龈出血、消化道出血和血尿。在各型白血病中，以M_3型出血最为严重。

5. 白血病浸润的表现

（1）肝、脾、淋巴结肿大：由于白血病细胞浸润而发生肝、脾肿大，尤以ALL多见。肝脾表面光滑、质软而无压痛。全身浅表淋巴结轻度肿大，无压痛，多见于颈部、颌下、腋下、腹股沟等处。纵隔淋巴结肿大可引起压迫症状，如面部肿胀、呛咳、呼吸困难和静脉回流受阻。

（2）骨和关节浸润：骨髓腔中白血病细胞大量增生压迫及破坏骨质导致骨、关节疼痛，以四肢长骨、指部多见，局部无红肿，部分呈游走性关节痛。有些患儿最初被诊断为类风湿性关节炎。

（3）中枢神经系统浸润：白血病细胞可经血液扩散至中枢神经系统，发生率 $<5\%$，初诊时即使脑脊液有白血病细胞出现，患儿极少有头痛或呕吐等颅内高压表现。神经系统的症状多见于白血病复发时，常见为脑神经麻痹，尤其面神经受累多见。脊髓浸润可引起特异性损害而致截瘫，较少见惊厥及昏迷。脑脊液压力增高，细胞数 $>10\times10^6/L$，蛋白 $>0.45g/L$，脑脊液离心涂片可发现白血病细胞。

（4）睾丸浸润：睾丸浸润在发病时很少见。由于化疗药物不易进入睾丸，睾丸成为白血病细胞"庇护所"，因而成为白血病复发的原因之一。睾丸白血病表现为睾丸局部肿大、触痛、质硬、两边可大小不等，确诊需活检。

（5）其他器官浸润：白血病细胞浸润眶骨、颅骨、胸骨、肋骨等，呈块状隆起而形成绿色瘤，多见于 M_1。少数患儿有皮肤浸润，表现为丘疹、斑疹、结节或肿块。肾脏浸润表现肾肿大及蛋白尿等。浸润牙龈及口腔黏膜，引起局部肿胀和口腔溃疡等，多见于 M_5。

五、实验室检查

1. 外周血象　多数患儿红细胞和血红蛋白均减少。大约 50% 的患儿白细胞数增高，常大于 $20\times10^9/L$，其余正常或减少。白细胞分类大多有原始和幼稚细胞。血小板减少十分常见。

2. 骨髓象　骨髓检查是确定诊断和评定疗效的重要依据。骨髓中该类型白血病的原始及幼稚细胞极度增生，大于 25%；红细胞系及巨核细胞系极度减少。

3. 细胞化学染色　细胞化学染色的目的在于鉴别白血病细胞类型。

（1）过氧化酶：ALL 呈阴性反应；ANLL 多呈阳性反应，以 M_3 和 M_2 型反应最强，M_1 和 M_5 型反应较弱。

（2）苏丹黑：染色结果与过氧化酶染色临床意义相似。

（3）非特异性酯酶：对 3 种急性白血病类型的鉴别有重要意义，M_5、M_4 型的单核细胞与 M3 型的早幼粒细胞呈阳性反应，但前者可被氟化钠抑制，而早幼粒细胞不被氟化钠抑制或部分轻度抑制。ALL 一般为阴性。

（4）糖原：原始粒细胞为阴性，早幼粒细胞以后各阶段粒细胞为阳性；急性淋巴细胞白血病的原始和幼稚细胞常呈阳性反应，反应物为粗大颗粒或块状；急性单核细胞性白血病的原始及幼稚细胞多为阳性。

六、诊断及鉴别诊断

根据临床表现、血象和骨髓象特点，诊断一般不难。由于白血病类型不同，治疗方案及预后亦不尽相同，因此诊断成立后，应进一步分型。此外，还应与下列疾病作鉴别。

1. 骨髓增生异常综合征　该病的 RAEB 及 RAEB-T 型除病态造血外，外周血中有原始和幼稚细胞，全血细胞减少和染色体异常，易与白血病相混淆。但骨髓中原始细胞不到 30%。

2. 某些感染引起的白细胞异常　如传染性单核细胞增多症，血象中出现异形淋巴细胞，但形态与原始细胞不同，血清中嗜异性抗体效价逐步上升，病程短，可自愈。百日咳、传染性淋巴细胞增多症、风疹等病毒感染时，血象中淋巴细胞增多，但淋巴细胞形态正常，病程良性，多可自愈。

3. 再生障碍性贫血　血象与白细胞不增多性白血病可能混淆，但肝、脾、淋巴结不肿大，骨髓象检查可明确鉴别。

4. 败血症　大多起病急骤，主要表现为寒战、高烧、头痛、关节酸痛，同时伴有腹胀、皮疹、肝脾肿大等。白细胞升高明显，待感染控制后，血象即恢复正常。

七、治疗

急性白血病的治疗是以化疗为主的综合治疗。治疗的基本原则是早期诊断、早期治疗；按类型选用不同的化疗方案，分阶段交替使用，以减少耐药性。持续完全缓解 2.5 ～ 3 年者方可停止治疗。同时要早期防治中枢神经系统白血病和睾丸白血病，注重支持治疗。

（一）化学药物治疗

1. 诱导治疗　诱导治疗的成功与否是决定患儿长期无病生存的关键。通常联合多种化疗药物，最大限度地杀灭白血病细胞。大多数 ALL 诱导治疗方案包括柔红霉素、门冬酰胺酶、长春新碱、泼尼松，即 VDLP 方案，完全缓解率（骨髓中白血病细胞小于 5%）可达 95% 以上。

ANLL 方案中大多采用柔红霉素、阿糖胞苷（Ara-C）或柔红霉素、阿糖胞苷、依托泊苷（VP16），即 DA 或 DAE 方案。DAE 方案的完全缓解率可达 80% ～ 85%。

2. 巩固治疗　在诱导治疗后，患儿骨髓呈完全缓解，但体内仍存有大量白血病细胞，因此必须再以强有力的治疗防止早期复发。ALL 一般首选环磷酰胺、阿糖胞苷及 6- 巯基嘌呤（6-MP），即 CAM 联合化疗。ANLL 常选用有效的原诱导方案 1 ～ 2 个疗程。

3. 预防髓外白血病　有效的髓外白血病预防是提高 ALL 长期存活的关键之一。ALL 通常选用大剂量甲氨蝶呤加四氢叶酸钙（CF）和定期鞘内注射甲氨蝶呤、阿糖胞苷和地塞米松联化疗药物的方案。由于颅脑放疗有可能导致不同程度神经系统异常，目前放疗主要用于 CNS 系统受累或 CNS 系统复发的患儿，也有人推荐用于高危 ALL，如 T-ALL，WBC>100 × 10^9/L 者可采用颅脑放疗预防。ANLL 选用三联药物鞘内注射。

4. 维持治疗和加强治疗　在经过 6 ～ 8 个月的诱导和巩固治疗后，患儿体内的白血病细胞已减少至很低量，此时进行低强度的维持治疗或加强治疗。ALL 一般选用 6-MP 和 MTX 维持治疗。国内主张定期用原诱导方案或其他方案强化，总疗程 2.5 ～ 3 年；ANLL 在巩固后可根据具体条件采用 3 种方法争取长期生存：①中、大剂量 Ara-C 加 DNR 或 VP16 治疗 3 ～ 4 个疗程，完成后终止治疗。②有经济条件和找到 HLA 匹配的供体可做异基因造血，干细胞移植。③骨髓抑制性维持治疗，选择 2 ～ 3 个化疗方案，如 DA、HA（三尖杉酯碱、阿糖胞苷）、EA 等，4 ～ 8 周 1 个疗程，维持 3 年左右终止治疗。

（二）支持治疗

1. 防治感染　治疗期间患儿出现发热、粒细胞减低时，应尽快给予广谱抗生素治疗。在接受抗生素治疗数天后，如仍然持续性发热，应考虑真菌感染，可选用两性霉素 B、氟康唑、伊曲康唑等治疗。病毒感染常见为口腔疱疹病毒，选用抗病毒药物，如阿昔洛韦。长期维持的 ALL 患儿，免疫力低下，卡氏囊虫肺炎感染机会较高。

2. 集落刺激因子　化疗期间如有粒细胞低下伴严重感染时，可给予集落刺激因子（C-CSF, GM-CSF）。

3. 输血治疗　明显贫血（Hb<60g/L 或有症状出现时），可输注浓缩红细胞。血小板严重减少 <（10 ～ 20）× 10^9/L 时，可输注浓缩血小板。

4. 高尿酸血症　在化疗早期，大量白血病细胞破坏分解而释放出细胞内电解质和其他代谢产物，导致电解质紊乱，高尿酸血症，严重者发生急性肾功能不全。应及时给予别嘌醇 200 ～ 300mg/（m^2・d），共 5 ～ 7d。注意补充大量水分，碱化尿液。

5. 营养支持　化疗期间患儿应进食高蛋白及高能量的食物，如口腔溃烂而不能长期进食者，可考虑从胃管喂饲；如长时间腹泻者，应考虑静脉营养治疗。

（三）造血干细胞移植

造血干细胞可从骨髓、外周血或脐带血获得，效果相近。造血干细胞移植最大的困难是供者的来源问题。此外，移植的风险较化疗高，费用非常昂贵。因此，在选择移植前，必须与化疗比较，有明显的优点才采纳。目前标危 ALL 治愈率已达 70%，故不采用。造血干细胞移植多用于复发的 ANLL、部分高危 ALL 及早期复发的 ALL。

（四）常有化疗方案举例

1. 急性淋巴细胞白血病（ALL）

（1）ALL 的诱导治疗。

VDLP 方案：长春新碱（VCR）1.5 mg/m^2，静注，于化疗的第 8、15、22、29 天使用。柔红霉素（DNR）30mg/m^2，静脉滴注，第 8 ～ 10 天，共 3 次（高危组）；或第 8、9 天，共 2 次（标危组）。门

冬酰胺酶（L–ASP）6 000 ~ 10 000U/m^2，静脉滴注，第 11 天开始，每隔 2d 1 次，共 10 次（高危组）；或第 10 天开始，共 8 次。泼尼松 60mg/（m^2·d），第 1 ~ 28 天，分次口服，第 29 天后，每 2 天减半，1 周减停。

（2）ALL 的巩固治疗。

CAM 方案：环磷酰胺（CTX）800 ~ 1 000mg/m^2，静脉滴注，第 1 天。阿糖胞苷（Ara–C）1g/m^2，静脉滴注，每 12h 1 次，共 6 次，第 2 ~ 4 天。6– 巯基嘌呤（6–MP）50mg/（m^2·d），晚间顿服，第 1 ~ 7 天。

（3）ALL 维持治疗：6MP75 mg/m^2，口服，晚上顿服，第 1 ~ 21 天。MTX：20 ~ 30mg/m^2，肌注或口服，每周 1 次，第 1、8、15 天。VCR：1.5mg/m^2，静脉滴注，第 22 天。Dex：8mg/m^2，口服，第 22 ~ 28 天。

2. 急性非淋巴细胞白血病（ANLL）

（1）ANLL 的诱导治疗。

DAE 方案：柔红霉素（DNR）30 ~ 40mg/m^2，静脉滴注，第 1 ~ 3 天。阿糖胞苷（Ara–C）150 ~ 200mg/m^2，分两次（q12h），静脉滴注，第 1 ~ 7 天。依托泊苷（VP16）：100 ~ 150mg/m^2，每天一次，静脉滴注，第 5 ~ 7 天。

（2）ANLL 的维持治疗。

COAP 方案：环磷酰胺（CTX）800mg/m^2，静脉滴注，第 1 天。长春新碱（VCR）1.5mg/m^2，静脉滴注，第 1 天。阿糖胞苷（Ara–C）100mg/m^2，静脉滴注，每 12h 1 次，第 1 ~ 7 天。泼尼松 60mg/m^2，口服，第 1 ~ 7 天。

八、注意事项

（1）化疗前尽可能清除急、慢性感染灶。对疑似结核病者需予抗结核等治疗。

（2）化疗期间粒细胞减低伴发热时，应尽快使用广谱抗生素，否则很可能导致败血症而死亡。诱导化疗期间有条件者可预防性用静脉丙种球蛋白。

（3）加强口腔、皮肤和肛周的清洁护理；加强保护隔离，预防和避免院内交叉感染；不能进食或进食极少者可用静脉营养。

（4）在诱导治疗过程中出现骨髓抑制时，不能轻易终止化疗，应该在积极支持治疗的同时，继续完成化疗。

（5）在化疗过程中，一旦出现严重感染，应减缓或暂时中断化疗。

（6）用 DNR 前后必须做心电图检查，并注意保护心脏功能，以防不可逆性心肌毒副作用。

第九章　神经肌肉系统疾病

第一节　神经系统解剖生理特点

一、小儿神经系统解剖特点

（一）脑

在小儿生长发育过程中，神经系统发育最早，而且速度亦快。胎儿的中枢神经系统由胚胎时期的神经管形成，周围神经系统的发育有不同的来源，但主要来自神经嵴。小儿的脑实质生长快，新生儿脑的平均重量约为370克，相当于体重的1/9 ~ 1/8，6个月时即达700克左右，1岁时约达900克，约为成人脑重（约为1500克）的60%，新生儿大脑已有主要的沟回，但较成人浅，皮质较薄，细胞分化不成熟，树突少，3岁时细胞分化基本成熟，8岁时已接近成人。胎儿10 ~ 18周是神经元进行增殖的旺盛时期，增殖的神经细胞分别移行到大脑皮层、基底神经节和小脑。出生时大脑皮层已具有6层结构，小儿出生后，大脑皮层的神经细胞数目不再增加，以后的变化主要是神经细胞体积增大、树突的增多、髓鞘的形成和功能的日趋成熟。神经髓鞘的发育从胎儿第6个月开始，至婴幼儿时期，神经纤维外层的形成还不完善，故婴幼儿时期，外界刺激引起的神经冲动传入大脑，不仅速度慢，易于泛化，而且不易在大脑皮层内形成稳定兴奋灶。

新生儿的皮层下中枢如丘脑、苍白球在功能上已较成熟，但大脑皮层及新纹状体发育尚未成熟，故出生时的活动主要由皮层下中枢调节，以后脑实质逐渐增长成熟，转变为主要由大脑皮层调节。脑干在出生时已发育较好，呼吸、循环、吞咽等维持生命的中枢功能已发育成熟。

（二）脊髓

脊髓在出生时已具备功能，重约2 ~ 6克，2岁时已接近成人。脊髓下端在新生儿期位于第二腰椎下缘，4岁时上移至第一腰椎，故做腰椎穿刺选择穿刺部位时要注意年龄特点。小脑在胎儿期发育较差，生后6个月达生长高峰，生后1年小脑外颗粒层的细胞仍在继续增殖，生后15个月，小脑大小已接近成人。

（三）脑脊液

正常小儿脑脊液压力在0.69 ~ 1.96kPa，新生儿为0.29 ~ 0.78kPa，外观清，潘氏实验为阴性，白细胞数为0 ~ 10×10^6/L，小婴儿为0 ~ 20×10^6/L，蛋白质0.2 ~ 0.4g/L，新生儿为0.2 ~ 1.28/L，糖类为2.8 ~ 4.5mmol/L，婴儿为3.9 ~ 5.0mmol/L，氯化物为阴性117 ~ 127mmol/L，婴儿为110 ~ 122mmol/L。

（四）神经反射

正常小儿生后即有觅食、吸吮、吞咽、拥抱、握持等反射，其中有些无条件反射如觅食、吸吮、拥抱、握持等应随年龄增长而消失，否则将影响动作发育。小儿3 ~ 4月内Kernig征阳性，2岁以内Babinski征阳性均可为生理现象。

二、小儿神经系统生理特点

婴幼儿大脑皮层发育不完善，大脑皮层的兴奋性低，神经活动过程弱。因此，婴幼儿容易疲劳，睡眠时间长，皮层下中枢的兴奋性较高。又因婴幼儿大脑皮层发育不完善，对皮层下中枢不能给予适当的控制，所以婴儿大脑对外界刺激非常敏感，容易激动，遇到强烈的刺激时容易发生惊厥。

婴幼儿的大脑皮质功能发育较慢，新生儿出生即有觅食、吸吮、吞咽、拥抱、握持等先天性反射，其中有些无条件反射如觅食、吸吮、拥抱、握持等应随年龄增长而消失。约 2 个月时，婴儿开始形成视觉、听觉、触觉、味觉等条件反射，但不稳固。3 ～ 4 个月时，婴儿能形成兴奋性条件反射，也能形成抑制性条件反射。但由于小儿的神经活动不稳定，强度和集中都较弱，所以婴儿的活动常常是不规律的、全身性的。

第二节　化脓性脑膜炎

化脓性脑膜炎（Purulent Meningitis，简称化脑）是小儿，尤其婴幼儿时期常见的中枢神经系统由化脓性细菌的感染引起的疾病。临床以急性发热、头痛，惊厥、呕吐，意识障碍、脑膜刺激征和脑脊液脓性改变为特征。本病病死率在 5% ～ 15% 之间，好发于 6 ～ 12 月的婴儿，6 月以下婴儿患本病预后差。

一、病因

许多化脓菌都能引起本病。但 2/3 以上患儿是由脑膜炎球菌、肺炎链球菌和流感嗜血杆菌三种细菌引起。2 个月以下婴儿、原发或继发性免疫缺陷病者，易发生肠道革兰阴性杆菌和金黄色葡萄球菌脑膜炎，前者以大肠杆菌最多见，其次如变形杆菌、绿脓杆菌或产气杆菌等。

二、发病机制和病理

致病菌可通过多种途径侵入脑膜，最常见的途径是通过血流，即菌血症抵达脑膜微血管。当小儿免疫防御功能降低时，细菌穿过血脑屏障到达脑膜。致病菌大多由上呼吸道入侵血流，新生儿的皮肤、胃肠道黏膜或脐部也常是感染的侵入门户。其次是邻近组织器官感染，如中耳炎、乳突炎等，扩散波及脑膜。少数可经由与颅腔存在直接通道，如颅骨骨折、皮肤窦道或脑脊髓膜膨出，细菌直接进入蛛网膜下腔。

在细菌毒素和多种炎症相关细胞因子作用下，形成以软脑膜、蛛网膜和表层脑组织为主的炎症反应，表现为广泛性血管充血、大量中性粒细胞浸润和纤维蛋白渗出，伴有弥漫性血管源性和细胞毒性脑水肿。在早期或轻型病例，炎性渗出物主要在大脑顶部表面，逐渐蔓延至大脑基底部和脊髓表面。严重者可有血管壁坏死和灶性出血，或发生闭塞性小血管炎而致灶性脑梗死。

三、临床表现

大多急性起病，90% 的化脑为 5 岁以下小儿，部分患儿病前有数日上呼吸道或胃肠道感染病史。1 岁以下是患病高峰，流感嗜血杆菌化脑较集中在 3 月至 3 岁小儿。一年四季均有化脑发生，但肺炎链球菌冬春季多见，而脑膜炎球菌和流感杆菌分别以春、秋季发病多。典型临床表现可简单概括为三个方面：

1. 感染中毒及急性脑功能障碍症状　包括发热、烦躁不安和进行性加重的意识障碍。随病情加重，患儿逐渐从精神萎靡、嗜睡、昏睡、昏迷到深度昏迷。30% 以上患儿有反复的全身或局限性惊厥发作。

2. 颅内压增高表现　年长儿主要表现为头痛、喷射性呕吐等，婴儿多表现为前囟饱满与张力增高、头围增大等。合并脑疝时，则有呼吸不规则、突然意识障碍加重或瞳孔不等大等征兆。

2. 脑膜刺激征　以颈项强直最常见，其他如 Kernig 征和 Brudzinski 征阳性。2 岁以下小儿脑膜刺激征不明显。

年龄小于 3 个月的幼婴和新生儿化脑缺乏典型症状和体征，主要差异在：①体温可高可低，或不发热，甚至体温不升。②颅压增高表现可不明显，可能仅有吐奶、尖叫或颅缝开裂。③惊厥可不典型，如仅见面部、肢体局灶或多灶性抽动、局部或全身性肌阵挛，或各种不显性发作。④脑膜刺激征不明显。与婴儿肌肉不发达，肌力弱和反应低下有关。

四、并发症

（一）硬脑膜下积液

约 30％ ~ 60％的化脑并发硬脑膜下积液，本症主要发生在 1 岁以下婴儿。凡经化脑有效治疗 48 ~ 72 小时后，体温不退或热退后复升，意识障碍、惊厥或颅压增高等脑症状无好转，甚至进行性加重者，首先应怀疑本症可能性。头颅透光检查和 CT 扫描可协助诊断，前囟硬脑膜下穿刺是最直接的确诊手段，同时也达到治疗目的。积液应送常规和细菌学检查。正常婴儿硬脑膜下积液量不超过 2mL，蛋白定量小于 0.4g/L。

（二）脑室管膜炎

主要发生在治疗被延误的婴儿。患儿在强力抗生素治疗下发热不退，惊厥，意识障碍不改善，进行性加重的颈项强直甚至角弓反张，脑脊液始终无法正常化，以及 CT 见脑室扩大时，需考虑本症，确诊依赖侧脑室穿刺，取脑室内脑脊液显示异常。治疗大多困难，是造成预后不良和严重后遗症的重要原因。

（三）抗利尿激素异常分泌综合征

炎症刺激垂体后叶致抗利尿激素过量分泌，引起低钠血症和血浆低渗透压，可能加剧脑水肿，致惊厥和意识障碍加重，或直接因低钠血症引起惊厥发作。

（四）脑积水

炎症渗出物粘连堵塞脑室引起的脑脊液循环障碍，发生脑积水后，患儿出现烦躁不安，嗜睡，呕吐，惊厥发作，头颅进行性增大，前囟扩大饱满、骨缝分离，头颅破壶音等。至疾病晚期，持续的颅内高压使大脑皮层退性萎缩，患儿出现进行性智力减退和其他神经功能倒退。

（五）各种神经功能障碍

由于炎症波及耳蜗迷路，10% ~ 30%的患儿并发神经性耳聋，其他如智力低下、癫痫、视力障碍和行为异常等。

五、辅助检查

（一）脑脊液检查

脑脊液检查是确诊本病的重要依据，典型病例表现为脑脊液压力增高，外观混浊似米汤样。白细胞总数显著增多，≥ 1 000/mm^3，但有 20% 的病例可能在 250/mm^3 以下，分类中性粒细胞为主。糖含量常有明显降低，常低于 1.11mmol/L，蛋白显著增高，多在 1g/L 以上。确认致病菌对明确诊断和指导治疗均有重要意义，涂片革兰染色检查致病菌简便易行，检出阳性率甚至较细菌培养高。细菌培养阳性者应送药物敏感试验。以乳胶颗粒凝集法为基础的多种免疫学方法可检测出脑脊液中致病菌的特异性抗原，对涂片和培养未能检测到致病菌的患者诊断有参考价值。

（二）血培养

对所有疑似化脑的病例均应做血培养，以帮助寻找致病菌。

（三）皮肤瘀斑、瘀点找菌

这是发现脑膜炎双球菌重要而简便的方法。

（四）血常规

白细胞总数大多明显增高，可达（20 ~ 40）×10^9/L，中性粒细胞为主。但在感染严重或不规则治疗者，又可能出现白细胞总数的减少。

六、诊断

早期诊断是保证患儿获得早期治疗的前提。凡急性发热起病，并伴有反复惊厥、意识障碍或颅压增高表现的婴幼儿，均应注意本病可能性，应进一步依靠脑脊液检测确立诊断。然而，对有明显颅压增高者，最好先适当降低颅压后再行腰椎穿刺：以防腰穿后脑疝的发生。

婴幼儿和不规则治疗者临床表现常不典型，后者的脑脊液改变也可不明显，病原学检查往往阴性，诊断时应仔细询问病史和详细体格检查，结合脑脊液中病原的特异性免疫学检查及治疗后病情转变，综合分析后确立诊断。

七、鉴别诊断

除化脓菌外，病毒、结核杆菌、真菌等皆可引起脑膜炎，并出现与化脑某些相似的临床表现而需注意鉴别。脑脊液检查，尤其病原学检查是鉴别诊断的关键。

（一）病毒性脑膜炎

临床表现与化脑相似，感染中毒及神经系统症状均比化脑轻，病程自限，大多不超过2周。脑脊液清亮，白细胞数0至数百 $\times 10^6$/L，淋巴细胞为主，糖含量正常。脑脊液中特异性抗体和病毒分离有助诊断。

（二）结核性脑膜炎

亚急性起病，不规则发热1～2周才出现脑膜刺激征、惊厥或意识障碍等表现，或于昏迷前先有颅神经或肢体麻痹。具有结核接触史、PPD阳转或肺部等其他部位结核病灶者支持结核诊断。脑脊液外观呈毛玻璃样，白细胞数多 $<500\times 10^6$/L，淋巴细胞为主，蛋白含量增高，糖含量降低。薄膜涂片抗酸染色和结核菌培养可帮助诊断确立。

（三）隐球菌性脑膜炎

临床和脑脊液改变与结核性脑膜炎相似，但病情进展缓慢，头痛等颅压增高表现更持续和严重。诊断有赖脑脊液涂片墨汁染色和培养找到致病真菌。

八、治疗

（一）抗生素治疗

1. 用药原则　化脑预后严重，应力求用药24小时内杀灭脑脊液中致病菌，故应选择对病原菌敏感且能较高浓度透过血脑屏障的药物。急性期要静脉用药，坚持早期、足量、联合和足疗程用药。

2. 病原菌明确前的抗生素选择　包括诊断初步确立但致病菌尚未明确，或院外不规则治疗者。应选用对肺炎链球菌、脑膜炎球菌和流感嗜血杆菌三种常见致病菌皆有效的抗生素。目前主要选择能快速在患者脑脊液中达到有效灭菌浓度的第三代头孢菌素，包括头孢噻肟（cefotaxime）200mg/（kg·d），或头孢曲松（ceftriaxone）100mg/（kg·d），疗效不理想时可联合使用万古霉素（vancomycin），40mg/（kg·d）。对p内酰胺类药物过敏的患儿，可改用氯霉素100mg/（kg·d）。

3. 病原菌明确后的抗生素选择

（1）肺炎链球菌：由于当前半数以上的肺炎球菌对青霉素耐药，故应继续按上述病原菌未明确方案选药。仅当药敏试验提示致病菌对青霉素敏感，可改用青霉素20～40万U/（kg·d）。

（2）脑膜炎球菌：与肺炎链球菌不同，目前该菌大多数对青霉素依然敏感，故首先选用，剂量同前。少数耐青霉素者需选用上述第三代头孢菌素。

（3）流感嗜血杆菌：对敏感菌株可换用氨苄西林（ampicillin）200mg/（kg·d）。耐药者使用上述第三代头孢菌素或氯霉素。

（4）其他：致病菌为金黄色葡萄球菌者应参照药敏试验选用乙氧奈青霉素（nafcillin）、万古霉素或利福平等。革兰阴性杆菌者多考虑上述第三代头孢菌素外，可加用氨苄西林或氯霉素。

4. 抗生素疗程　对肺炎链球菌和流感嗜血杆菌脑膜炎，其抗生素疗程应是静脉滴注有效抗生素10～14天，脑膜炎球菌者7天，金黄色葡萄球菌和革兰阴性杆菌脑膜炎应21天以上。若有并发症，还应适当延长。

（二）肾上腺皮质激素的应用

细菌释放大量内毒素，可能促进细胞因子介导的炎症反应，加重脑水肿和中性粒细胞浸润，使病情加重。抗生素迅速杀死致病菌后，内毒素释放尤为严重，此时使用肾上腺皮质激素不仅可抑制多种炎症因子的产生，还可降低血管通透性，减轻脑水肿和颅内高压。常用地塞米松 0.6mg/（kg·d），分 4 次静脉注射。一般连续用 2 ~ 3 天。

（三）并发症的治疗

1. 硬膜下积液

少量积液无须处理。如积液量较大引起颅压增高症状时，应做硬膜下穿刺放出积液，每天或隔天一次，放液量每次每侧不超过 15mL。有的患儿需反复多次穿刺，大多逐渐减少而治愈。个别迁延不愈者，需外科手术引流。

2. 脑室管膜炎

针对病原菌并结合用药安全性，选择适宜抗生素脑室内注入。进行侧脑室穿刺引流，以缓解症状。

3. 脑积水

主要依赖手术治疗，包括正中孔粘连松解、导水管扩张和脑脊液分流术。

（四）对症和支持治疗

急性期严密监测生命体征，定期观察患儿意识、瞳孔和呼吸节律改变，并及时处理颅内高压，预防脑疝发生。及时控制惊厥发作，及时给予镇静药物，如地西泮、水合氯醛等。监测并维持体内水、电解质、血浆渗透压和酸碱平衡。对有抗利尿激素异常分泌综合征表现者，积极控制脑膜炎的同时，适当限制液体摄入量，对低钠症状严重者酌情补充钠盐。

第三节　病毒性脑炎

病毒性脑炎（viral encephalitis）是指多种病毒引起的中枢神经系统的急性炎症，主要累及大脑实质，表现为发热、颅内压升高和意识障碍，大多患者具有病程自限性。

一、病因

临床工作中，目前仅能在 1/4 ~ 1/3 的中枢神经病毒感染病例中查出确切的致病病毒，其中，80% 为肠道病毒，其次为虫媒病毒、腺病毒、单纯疱疹病毒、腮腺炎病毒和其他病毒等。

二、发病机制和病理

病毒各自经肠道（如肠道病毒）或呼吸道（如腺病毒和出疹性疾病）进入淋巴系统繁殖，然后经血流（虫媒病毒直接进入血流）感染颅外某些脏器，此时患者可有发热等全身症状。若病毒在这些脏器内进一步繁殖，可能入侵脑或脑膜组织，出现中枢神经症状。因此，颅内急性病毒感染的病理改变主要是大量病毒对脑组织的直接入侵和破坏，然而，若宿主对病毒抗原发生强烈免疫反应，将进一步导致脱髓鞘、血管与血管周围脑组织损害。脑实质广泛性充血、水肿，伴淋巴细胞和浆细胞浸润。可见炎症细胞在小血管周围呈袖套样分布，血管周围组织神经细胞变性、坏死和髓鞘崩解。病理改变大多弥漫分布，但也可在某些脑叶突出，呈相对局限倾向。单纯疱疹病毒常引起颞叶为主的脑部病变。

三、临床表现

病情轻重差异很大，取决于病变主要是在脑膜或脑实质。一般说来，病毒性脑炎的临床经过较脑膜炎严重，重症脑炎更易发生急性期死亡或后遗症。起病急，主要表现为发热、头痛，呕吐，反复惊厥发作、不同程度意识障碍和颅压增高症状。惊厥大多呈全部性，但也可有局灶性发作，严重者呈惊厥持续状态。患儿可有嗜睡、昏睡、昏迷、深度昏迷，甚至去皮质状态等不同程度意识改变。若出现呼吸节律不规则或瞳孔不等大，要考虑颅内高压并发脑疝可能性。部分患儿尚伴偏瘫或肢体瘫痪表现。

若脑部病变主要累及额叶底部、颞叶边缘系统，患者则主要表现为精神情绪异常，如躁狂、幻觉、失语以及定向力、计算力与记忆力障碍等，伴发热或无热。多种病毒可引起此类表现，但由单纯疱疹病毒引起者最严重，该病毒脑炎的神经细胞内易见含病毒抗原颗粒的包涵体，有时被称为急性包涵体脑炎，常合并惊厥与昏迷，病死率高。

其他还有以偏瘫、单瘫、四肢瘫或各种不自主运动为主要表现者。不少患者可能同时兼有上述多种类型表现。当病变累及锥体束时出现阳性病理征。病毒性脑炎病程大多 2 ~ 3 周。多数预后良好，但少数遗留癫痫、肢体瘫痪、智能发育迟缓等后遗症。

四、辅助检查

（一）脑电图

以弥漫性或局限性异常慢波背景活动为特征，少数伴有棘波、棘慢综合波。慢波背景活动只能提示异常脑功能，不能证实病毒感染性质。某些患者脑电图也可正常。

（二）脑脊液检查

外观清亮，压力正常或增加。白细胞数正常或轻度增多，分类计数以淋巴细胞为主，蛋白质大多正常或轻度增高，糖含量正常。涂片和培养无细菌发现。

（三）病毒学检查

部分患儿脑脊液病毒培养及特异性抗体测试阳性。恢复期血清特异性抗体滴度高于急性期 4 倍以上有诊断价值。

五、诊断和鉴别诊断

大多数病毒性脑炎的诊断有赖于排除颅内其他常见急性中枢神经系统疾病后确立。少数患者若明确地并发于某种病毒性传染病或脑脊液检查证实特异性病毒抗体阳性者，可直接支持颅内病毒性感染的诊断。

（一）颅内其他病原感染

主要根据脑脊液外观、常规、生化和病原学检查，与化脓性、结核性、隐球菌脑膜炎鉴别。此外，合并硬膜下积液者支持婴儿化脓性脑膜炎。发现颅外结核病灶和皮肤 PPD 阳性有助结核性脑膜炎诊断。

（二）Reye 综合征

急性脑病表现和脑脊液无明显异常使两病易相混淆，但依据 Reye 综合征无黄疸而肝功明显异常、起病后 3 ~ 5 天病情不再进展、有的患者血糖降低等特点，可与病毒性脑膜炎或脑炎鉴别。

六、治疗

主要治疗原则包括：

（1）维持水、电解质平衡与合理营养供给。对营养状况不良者给予静脉营养剂或白蛋白。

（2）控制脑水肿和颅内高压。20% 甘露醇降低颅压，每次 1g/kg，每 4 ~ 6 小时一次。

（3）控制惊厥发作及严重精神行为异常。静脉注射有效而足量的抗癫痫药物，通常首选地西泮，又名安定。大多在 1 ~ 2 分钟内止惊。每次剂量 0.3 ~ 0.5mg/kg，一次总量不超过 10mg。原液可不稀释直接静脉推注，速度不超过 1 ~ 2mg/min（新生儿 0.2mg/min）。必要时 1/2 ~ 1 小时后可重复一次，24 小时内可用 2 ~ 4 次。静脉注射困难时同样剂量经直肠注入比肌注见效快，5 ~ 10 分钟可望止惊。静脉推注中要密切观察有无呼吸抑制。

与地西泮同类的有效药物还有劳拉西泮或氯硝西泮。此外，苯妥英钠、苯巴比妥都属于抢救 SE 的第一线药物，其作用各有特色，单独或联合应用。

（4）抗病毒药物阿昔洛韦（Aciclovir），每次 5 ~ 10mg/kg，每 8 小时 1 次。或其衍生物丙氧鸟苷（Ganciclovir），每次 5mg/kg，每 12 小时 1 次。两种药物均需连用 10 ~ 14 天，静脉滴注给药，主要对单纯疱疹病毒作用最强，对其他如水痘 – 带状疱疹病毒、巨细胞病毒，EB 病毒也有抑制作用。

第四节　急性感染性多神经根炎

格林－巴利综合征（Guillian-Barre Syndrome，GBS）又称急性感染性多发性神经根神经炎，是当前我国和多数国家小儿最常见的急性周围神经系统疾病。该病以肢体对称性弛缓性瘫痪为主要临床特征，多侵犯颅神经、脊神经和运动神经等。病程自限，大多会在数周内完全恢复，但严重者急性期可死于呼吸肌麻痹。

一、病因及发病机制

格林－巴利综合征的病因虽不十分清楚，但近年的相关研究取得很大进展，多数学者强调本病是一种急性免疫性周围神经病，多种因素均能诱发本病，但以空肠弯曲菌、巨细胞病毒等前驱感染为主要诱因。其次，少数 GBS 的发病与某种疫苗注射有关，主要是狂犬病毒疫苗（发生率千分之一），其他可能有麻疹疫苗、破伤风类毒素和脊髓灰质炎口服疫苗（发生率百万分之一）。

二、病理

由于前驱感染中病原体种类差异和宿主免疫遗传因素影响，GBS 患者周围神经可主要表现为髓鞘脱失或轴索变性，或两者皆有。可主要损及周围神经的运动纤维，或同时损伤运动和感觉纤维，从而形成不同特征的临床和病理类型。该病的典型病理改变是周围神经根、神经干的急性、多灶性、节段性髓鞘脱失，崩解的髓鞘被巨噬细胞吞噬；神经节和神经内膜水肿及多灶性炎细胞浸润。这种典型的 GBS 病理改变称为 AIDP。另外还有一种急性运动轴索神经病（acute motor axonal neuropathy，AMAN），其主要病理特征是轴突的瓦勒样（Wallerian）变性，仅有轻微的髓鞘脱失和炎症反应，此型与空肠弯曲菌感染的关系更为密切。如果轴突 Wallerian 变性同时波及运动和感觉神经纤维，则称为急性运动感觉轴索性神经病（acute motor sensory axonal neuropathy, AMSAN）。

三、临床表现

任何年龄均可患病，但以学龄前和学龄期儿童居多。多数患儿发病前 2 ～ 3 周有上呼吸道感染史，起病较急，也可呈亚急性起病。85% 的患儿 1 ～ 2 周内达病情高峰，2 ～ 3 周后开始恢复。少数患儿 1 ～ 3 天即可发展至疾病高峰，也有的患儿 2 周后仍有进展，但麻痹进展一般不超过 4 周。如不继发感染，患儿一般体温不高，其主要临床表现如下。

（一）运动障碍

这是本病的主要临床表现。呈急性或亚急性起病，四肢尤其下肢弛缓性瘫痪是本病的基本特征。两侧基本对称，以肢体近段或远段为主，或近、远段同时受累。瘫痪可能在数天或数周内从下肢向上发展，但绝大多数的进行性加重不超过 3 ～ 4 周。最急者也可在起病 24 小时或稍长时间内出现严重肢体瘫痪，或（和）呼吸肌麻痹，后者引起呼吸急促、声音低微和紫绀。部分患者伴有对称或不对称颅神经麻痹，以核下性面瘫最常见，其次为外展等支配眼球运动的颅神经。当波及两侧后组颅神经（Ⅸ、Ⅹ、Ⅻ）时，患者呛咳、声音低哑、吞咽困难，口腔唾液积聚，很易引起吸入性肺炎并加重呼吸困难，危及生命。个别病例出现从上向下发展的瘫痪。

（二）感觉障碍

感觉障碍症状相对轻微，很少有感觉缺失者，主要表现为神经根痛和皮肤感觉过敏。由于惧怕牵拉神经根加重根痛，可有颈项强直，Kernig 征阳性。根痛和感觉过敏大多在数日内消失。

（三）自主神经功能障碍

主要表现为多汗、便秘、一过性尿潴留、血压轻度增高或心律失常等。本病病程自限。肌肉瘫痪停止进展后数周内，大多数患儿肌力逐渐复原，3 ～ 6 个月内完全恢复。但有 10% ～ 15% 患儿遗留不同程度肌无力，1.7% ～ 5% 死于急性期呼吸肌麻痹。

四、辅助检查

（一）脑脊液检查

大多数 GBS 患者脑脊液中蛋白增高但白细胞计数和其他均正常，乃本病特征。然而，这种蛋白 - 细胞分离现象一般要到起病后第 2 周才出现。

（二）肌电图检查

以髓鞘脱失为病理改变者，如 AIDP 患者，主要呈现运动和感觉神经传导速度、远端潜伏期延长和反应电位时程增宽，波幅减低不明显。以轴索变性为主要病变者，如 AMAN 患者，主要呈现运动神经反应电位波幅显著减低，而 AMASN 则同时有运动和感觉神经电位波幅减低，传导速度基本正常。

五、诊断

凡具有急性或亚急性起病的肢体软瘫、两侧基本对称、瘫痪进展不超过 4 周、起病时无发热、无传导束型感觉缺失和持续性尿潴留者，均应想到本病可能性。若证实脑脊液蛋白 - 细胞分离和域神经传导功能异常，即可确立本病诊断。

六、鉴别诊断

要注意和其他急性弛缓性瘫痪疾病鉴别，主要是：

1. 肠道病毒引起的急性弛缓性麻痹　我国已基本消灭野生型病毒脊髓灰质炎的发生，但仍有柯萨奇、埃可等其他肠道病毒引起的急性弛缓性瘫痪。根据其肢体瘫痪不对称，脑脊液中可有白细胞增多，周围神经传导功能正常，以及急性期粪便病毒分离，容易与 GBS 鉴别。

2. 急性横贯性脊髓炎　在锥体束休克期表现四肢软瘫需与 GBS 鉴别，但急性横贯性脊髓炎有尿潴留等持续括约肌功能障碍和感觉障碍平面，而且，急性期周围神经传导功能正常。

3. 脊髓肿瘤　多进展缓慢，有根性痛，常呈不对称性上运动神经元性瘫痪，可有感觉障碍和排便功能障碍，MRI 检查可明确诊断。

七、治疗

本病虽缺少特效治疗，但病程自限，大多可完全恢复，积极的对症支持治疗和护理措施，是顺利康复的关键。对瘫痪正在继续进展的患儿，原则都应住院观察。①保持呼吸道通畅，勤翻身，防止坠积性肺炎或褥疮。②保证足量的水分、热量和电解质供应。③吞咽困难者要鼻饲，以防吸入性肺炎。④尽早对瘫痪肌群康复训练，防止肌肉萎缩，促进恢复。

呼吸肌麻痹是本病死亡的主要原因。对出现呼吸衰竭，或因咳嗽无力，及后组颅神经麻痹致咽喉分泌物积聚者，应及时做气管切开或插管，必要时使用呼吸机以保证有效通气和换气。药物治疗：对病情进行性加重，尤其有呼吸肌或后组颅神经麻痹者，可试用静脉注射大剂量免疫球蛋白（IVIG），400mg/（kg·d），连用 5 天。也有按 2g/kg 一次负荷剂量静脉滴注者。有效者 24 ~ 48 小时内可见麻痹不再进展，但也有不见效者。其总疗效与血浆置换相当。多数专家认为皮质激素对本病治疗无效。

第五节　小儿癫痫

癫痫（epilepsy）是由于多种原因引起的一种脑部慢性疾患，其特征是脑内神经元群反复发作性过度放电引起突发性、暂时性脑功能失常，临床表现为意识、运动、感觉、精神或自主神经功能障碍。癫痫发作（seizures）的表现与放电的部位、范围及强度有关，因而表现十分复杂。每次发作均起病突然，持续短暂，恢复较快，但有时可呈持续状态。癫痫的患病率约为 3‰ ~ 6‰，大多数癫痫患者起病于儿童时期。近年来由于小儿癫痫基础与临床研究的不断深入及有关知识的普及，使大多数患儿得到了正规治疗，约 80% 的患儿可获完全控制，其中大部分能正常生活和学习。

一、病因

小儿癫痫根据病因可分为三类：①特发性（原发性）癫痫：是指脑部未能找到有关的结构变化和代谢异常的癫痫，而与遗传因素有较密切的关系。②症状性（继发性）癫痫：即具有明确脑部病损或代谢障碍的癫痫。③隐源性癫痫（cryptogenic epilepsy）：是指虽疑症状性癫痫但尚未找到病因者。

引起癫痫的原因很多，大体可归为以下几类。

（一）脑部病变或代谢异常

先天性或后天性的脑损害，均可能成为症状性癫痫的病因：①脑发育异常：如脑回畸形、先天性脑积水引起的脑发育障碍等。②脑血管疾病：如颅内出血、血栓、栓塞、血管畸形、血管炎等。③感染：如病毒、细菌、寄生虫引起的颅内感染。④外伤：产伤或生后外伤。⑤颅内占位病变：如肿瘤、囊肿、结核瘤、寄生虫等。

（二）遗传因素

已证实遗传因素在癫痫的发病中起重要作用。癫痫遗传方式较复杂，一般认为癫痫阈值的高低或对癫痫的易感性属于多基因遗传；许多特发性癫痫综合征与单基因遗传有关。此外，不少单基因遗传病和染色体病常伴有症状性癫痫。

（三）诱发因素

大多特发性癫痫好发于某一特定的年龄阶段，女性患儿在青春期可使癫痫发作加频，有的癫痫常在睡眠中发作，这说明年龄、内分泌、睡眠等与癫痫发作有一定关系。此外感染、发热、饥饿、便秘、饮酒、疲劳、睡眠不足、感情冲动、过度换气、过度饮水、过敏反应及一过性代谢紊乱等均可诱发某些癫痫发作。

二、临床分类

1981 年，国际抗癫痫联盟（ILAE）根据临床发作的类型和脑电图改变，制定了癫痫发作的分类方案。我国结合自己的实际情况将其简化如下（下表 9-1）。

表 9-1　小儿癫痫发作分类

1. 局灶性发作（focal seizures）
（1）单纯局灶性发作（simple focal seizures，consciousness not impaired）
①运动性发作（with moor signs）
②感觉性发作（with somatosensory or special-sensory symptoms）
③自主神经性发作（with autonomic symptoms or signs）
④精神症状性发作（with psychic symptoms）
（2）复杂局灶性发作（complex focal seizures, with impairment of consciousness）
（3）局灶性发作转变为全面性发作（focal seizures evolving to secondarily generalized seizures）
2. 全面性发作（generalized seizures）
（1）强直 - 阵挛发作（tonic-clonic seizures）
（2）强直性发作（tonic seizures）
（3）阵挛性发作（clonic seizures）
（4）失神发作（absence seizures）
①典型失神发作（typical absence seizures）
②不典型失神发作（atypical absence seizures）
（5）肌阵挛发作（myotonic seizures）
（6）失张力发作（atonic seizures）
（7）婴儿痉挛（infantile spasms）
3. 其他分类不明的各种发作（unclassified epileptic seizures）

三、癫痫发作的临床表现

（一）局灶性发作

神经元过度放电起始于一侧大脑的某一部位，临床表现开始仅限于身体的一侧。

1. 单纯局灶性发作　①运动性发作：多表现为一侧某部位的抽搐，如手、足、指、趾、口角、眼睑、肢体等处。也可表现为姿势性发作、旋转性发作或杰克逊发作（Jacksonian seizure）等。杰克逊发作是指局部癫痫灶异常放电沿着大脑皮层运动区扩展，其肌肉抽动扩展方式及顺序与运动皮层支配的区域有关，如抽搐先从一侧口角开始，依次波及手、臂、肩、躯干、下肢等。②感觉性发作：表现为发作性躯体感觉异常（如疼痛、麻木等）或特殊感觉异常（如视、听、嗅、味觉异常或眩晕发作）。③自主神经症状发作：发作时可有各种自主神经症状，如腹痛、呕吐、出汗、苍白、潮红、竖毛、瞳孔散大或尿失禁等。这些症状常伴随其他的发作形式，单独自主神经发作性癫痫罕见。④精神症状性发作：可表现为幻觉、错觉、语言障碍、记忆障碍、认知障碍、情感障碍等，但精神症状性发作单独出现的很少，多见于复杂局灶性发作过程中。

2. 复杂局灶性发作　见于颞叶癫痫和部分额叶癫痫。该类发作都有不同程度的意识障碍，往往有精神症状，常伴反复刻板的自动症（automatism），如吞咽、咀嚼、舔唇、自言自语、拍手、摸索、出走、奔跑等。

3. 局灶性发作转变为全面性发作　由简单局灶性或复杂局灶性发作泛化为全面性发作，也可先由单纯局灶性发作发展为复杂局灶性发作，然后继发全面性发作。

（二）全面性发作

指发作一开始就有两侧半球同时放电，发作时常伴有意识障碍。

1. 强直 - 阵挛发作　又称大发作（grand mal），主要表现是意识障碍和全身抽搐，典型者可分三期，即强直期、阵挛期和惊厥后期，但小儿发作常不典型。发作时意识突然丧失，全身肌肉强直收缩，可伴有呼吸暂停、面色发绀、双眼上翻、瞳孔散大、四肢躯干强直，有时呈角弓反张状态；持续数秒至数 10 秒钟进入阵挛期，出现全身节律性抽搐，持续 30 秒或更长时间逐渐停止。阵挛停止后患儿可有尿失禁。发作后常表现为头痛、嗜睡、乏力等。脑电图在强直期表现为每秒 10 次或 10 次以上的快活动，频率渐慢，波幅渐高；阵挛期除高幅棘波外，间断出现慢波。发作间期可有棘慢波、多棘慢波或尖慢波。

2. 失神发作　以意识障碍为主要症状。典型失神发作时起病突然，没有先兆，正在进行的活动停止，两眼凝视，持续数秒钟恢复，一般不超过 30 秒，发作后常可继续原来的活动，对发作不能回忆。失神发作常发作频繁，每天数次至数 10 次，发作时脑电图示两侧对称、同步、弥漫性 3Hz 的棘慢复合波。过度换气容易诱发典型失神发作。

3. 强直性发作　表现为持续而强烈的肌肉收缩，使身体固定于某种特殊体位，如头眼偏斜、双臂外旋、呼吸暂停、角弓反张等维持数秒钟或更长时间。发作时脑电图为低波幅 9 ~ 10Hz 以上的快活动或快节律多棘波。

4. 阵挛性发作　肢体、躯干或面部呈节律性抽动。有时可呈持续状态。发作时脑电图为 10Hz 或 10Hz 以上的快活动及慢波，有时为棘慢波。

5. 肌阵挛发作　表现为某部位的肌肉或肌群，甚至全身肌肉突然快速有力地收缩，引起肢体、头颈、躯干或全身突然而快速的抽动。可单个发生，也可为连续的发作。发作时脑电图为多棘慢波或棘慢、尖慢综合波。

6. 失张力发作　发作时由于肌张力的突然丧失而引起姿势改变，表现头下垂、双肩下垂、屈髋屈膝或跌倒。脑电图在发作时为多棘慢波或棘慢波。

7. 痉挛发作　最常见于婴儿痉挛，发作时表现为点头、伸臂、弯腰、踢腿或过伸样动作。其肌肉收缩约持续 1 ~ 3 秒，持续时间比肌阵挛长，但比强直性发作短。

四、儿童常见癫痫和癫痫综合征

1. 伴中央 - 颞区棘波的小儿良性癫痫（benign children epilepsy with control - temporal-spikes，BECTS）　这是儿童癫痫最常见的类型之一，约占小儿癫痫的 20%。发病年龄 2 ~ 14 岁，5 ~ 10 岁多见，8 ~ 9 岁是高峰，男孩多于女孩。该病与遗传有关，常有癫痫家族史。发作与睡眠关系密切，约 75% 的患儿只在睡眠中发作，而且入睡后不久或清晨要醒时发作多见。发作时症状开始多局限于口面部，表现为一侧口角抽动，咽部、舌及颊部感觉异常，喉头异常发声，唾液不能吞咽而外流。患儿意识清楚，但不能言语。同侧面部的抽动可扩展到同侧上下肢。年幼儿易泛化为全面性发作而致意识丧失。大多患儿发作持续时间较短。发作频率不一，但通常不频繁。发作间期脑电图背景波正常，在中央区和颞中区出现负性、双向或多向的棘波或尖波或棘慢综合波，入睡后增加。该病神经系统影像学检查正常，不影响智力发育，预后良好，16 岁前大多停止发作。近年来临床上发现一些变异型，表现较复杂，甚至对认知功能产生一定影响，但大多预后仍然良好。

2. 觉醒期全面强直 - 阵挛性癫痫（epilepsy with generalized tonic- clonic seizure son awakening）　属特发性全面性癫痫，与遗传有关，多发生于 10 ~ 20 岁。发作仅表现为强直 - 阵挛发作，发作多在醒后 1 ~ 2 小时内发生。剥夺睡眠、劳累、过量饮酒等均可诱发发作。发作间期脑电图背景波正常，可有痫性放电。预后大多良好。该病应注意与症状性大发作区别，后者系由各种不同的脑部病变引起，发作时若有先兆有助于推测病灶部位。

3. 儿童失神癫痫（childhood absence epilepsy，CAE）　3 ~ 13 岁起病，5 ~ 9 岁多见，女孩多于男孩，与遗传有关。特征是频繁发作的短暂失神，不跌倒，仅持续数秒钟，一般不超过 30 秒，无发作后症状。脑电图在发作时表现为两侧对称同步的 3Hz 棘慢波。该病易于控制，预后良好。

4. 婴儿痉挛（infantile spasms）　又称 West 综合征。主要特点为婴儿期起病、频繁的强直痉挛发作、高峰失律（hypsar thythmia）脑电图和智力发育障碍。4 ~ 8 个月发病者最多，发作时表现为两臂前举，头和躯干前屈，似点头状；少数患儿可呈头背后屈。患儿常成簇发作，嗜睡或刚醒时容易连续发生，发作时有时伴喊叫或痛苦状，脑电图示不对称、不同步、并伴有暴发抑制交替倾向的高幅慢波，杂以多灶性尖波、棘波或多棘波，即高峰失律脑电图。该病大多可找到病因，如遗传代谢病、脑发育异常、神经皮肤综合征或其他原因引起的脑损伤。常合并严重的智力和运动发育落后，易转为 Lennox-Gastaut 综合征或其他形式的发作。

5. Lennox-Gastaut 综合征　主要特点是多在学龄前起病，兼有多种形式的发作，脑电图呈慢棘慢波，智力发育大多落后。起病年龄 1 ~ 7 岁，2 ~ 5 岁为高峰，男孩略多。常见发作形式为强直性、不典型失神、失张力和肌阵挛，也可有全身强直 - 阵挛发作，同一患儿具有 2 种或 2 种以上发作形式，也可由一种形式转变为另一种形式。发作间期脑电图背景波不正常，且有 1.5 ~ 2.5Hz 的慢棘慢波。该病预后欠佳，不仅治疗困难，而且精神运动发育落后，大约半数患儿 IQ 在 50 以下。

五、癫痫持续状态（statusepilepticus）

指一次癫痫发作持续 30 分钟以上，或者反复发作达 30 分钟以上，其间意识不能恢复者。几乎各种类型的癫痫发作均可呈持续状态，但惊厥性癫痫持续状态最常见，占小儿全部癫痫持续状态的 75% 以上，主要表现为持续性阵挛。非惊厥性癫痫持续状态多见于 Lennox-Gastaut 综合征，表现为不典型失神发作持续状态，长时间意识混乱，可伴肌阵挛或失张力发作。复杂局灶性癫痫也可呈持续状态，表现为精神错乱、自动症或行为异常等。癫痫患儿出现持续状态常可找到诱因，如突然停药、更换药物不当、感染、高热等。非癫痫患儿的癫痫持续状态多与急性脑损伤有关，如颅内感染、中毒、外伤、急性脑病、脑血管意外等。热性惊厥也可出现持续状态。癫痫持续状态是小儿急症，需及时处理。

（一）辅助检查

1. 脑电图　脑电图是诊断癫痫和确定发作类型的客观指标之一，如果出现棘波、尖波、棘慢波、尖慢波、多棘慢波等痫性放电波，对癫痫的诊断有重要意义，但是癫痫患儿发作间期常规脑电图近 40%

正常。因此，1 次正常脑电图不能排除癫痫，必要时可做动态脑电图（AEEG）或录像脑电图（Video-EEG）。

2. 影像学检查　CT 和 MRI 可发现脑结构异常，凡有局灶性症状体征、抗癫痫治疗效果不好或进行性恶化，或有颅内压增高症状者，均应及时做 CT 或 MRI 检查，以明确病因。单光子发射断层扫描（SPECT）和正电子发射断层扫描（PET）可检测脑血流量和代谢率，有利于确定癫痫灶。

3. 其他实验室检查　根据需要可选做遗传代谢病筛查、基因分析、染色体检查、血生化、脑脊液检查等。

（二）诊断和鉴别诊断

诊断小儿癫痫时，首先应判断是否为癫痫，然后确定发作类型及应归属的癫痫综合征，再进一步寻找并确定病因。因为医师很难目睹患儿发作情况，因此诊断时必须有详细的病史、全面的查体和必要的辅助检查。

小儿癫痫应注意与其他发作性疾病鉴别。

1. 屏气发作（breath holding spells）　又称呼吸暂停症，多 6 ~ 18 个月起病，1 ~ 2 岁发作最频，5 岁前多停止发作，可分两型：①青紫型：患儿受到精神或外界环境的刺激，引起恐惧或发怒后情感急剧暴发而哭喊，呼吸暂停于呼气相，随即出现青紫，重者意识丧失和全身强直抽动，约 1 ~ 2 分钟内缓解；②苍白型：多由于愤怒或惊吓诱发。不管哪型发作均诱因明确，脑电图正常。

2. 晕厥（syncope）　这是各种原因引起的急性广泛性脑供血不足而突然发生的短暂的意识丧失状态。多有明确诱因，常见于较大儿童，久站后易发，发作时先有出汗、苍白和视觉障碍等症状，脑电图正常。

3. 睡眠障碍　如夜惊（night terrors）、梦游（sleepwalking）、梦魇（nightmares）、发作性睡病（narcolepsy）等均需与癫痫鉴别。

4. 婴幼儿擦腿综合征　女孩较多，发作时两腿交叉内收或互相紧贴，有时上下摩擦，全身用力，伴有凝视，面色潮红，额部出汗，呼吸粗大，会阴部肌肉收缩等，发作过程中意识始终清楚，如将其抱起或改变体位可终止发作，脑电图正常。

5. 其他　如小儿癔症性发作、偏头痛、抽动障碍等均需与痫性发作鉴别。

（三）治疗

1. 一般治疗　要使患儿家庭、学校和社会正确认识癫痫，帮助患儿树立信心，坚持正规治疗。合理安排患儿生活与学习，避免一切诱发因素。

2. 病因治疗　对症状性癫痫应及时治疗原发病。

3. 药物治疗　合理应用抗癫痫药物是治疗癫痫的主要手段。

（1）抗癫痫药物的使用原则。

1）早期治疗：癫痫诊断明确后应尽早给予抗癫痫药物，但对首次发作，如症状不重、平素健康、智力正常、查体及影像学检查无异常者，可暂不用药物，但需密切观察。

2）选药正确：抗癫痫药物的选择主要根据发作类型，也要考虑到药物的毒副作用、患儿的依从性等（下表 9-2）。

表 9-2　不同类型癫痫发作的药物选择

发作类型	选用药物
强直－阵挛发作	VPA、PB、CBZ、PHT、PM、TPM、LTG
失神发作	VPA、CZP、ESM、LTG
肌阵挛、失张力发作	VPA、CZP、TPM、LTG
部分性发作	CBZ、VPA、PB、PHT、PRM、TPM、LTG、OCBZ
婴儿痉挛	ACTH、NZP、CZP、VPA、VGB

3）单药治疗与联合用药：为了避免多药联合应用时的相互作用或增加毒性，尽量采用单药治疗，且大部分患儿仅用一种药物即可控制发作。但是临床上遇到难治性癫痫患儿，特别是具有多种发作类型者有时也需要联合用药，此时必须了解其作用机制和相互作用，以达增加疗效减少副作用之目的。

4）用药个体化：因药物代谢有个体差异，用药剂量和血药浓度之间的关系不完全一致；而且每个患儿对药物的敏感性也不同，因此用药应先从小剂量开始，逐渐增加，直到达到有效血浓度或临床见效为止。

5）服药要规律、疗程要长：每日给药次数应视药物的半衰期而定，要保证患儿规律服药，在服药5个半衰期后才能达稳态血浓度。一般在控制发作后还要继续服药2 ~ 4年。

6）停药过程要慢：患儿停药前要有缓慢减量的过程，一般要3 ~ 6个月，甚至1年，如突然停药易引起癫痫持续状态。

7）定期复查，注意观察疗效和药物毒副作用。在治疗过程中，特别是用药初期，应定期查血常规、尿常规、肝肾功能等。有条件时应做血药浓度监测。

（2）常用抗癫痫药

1）传统抗癫痫药物：儿科常用的传统抗癫痫药物有苯巴比妥（PB）、丙戊酸（VPA）、卡马西平（CBZ）、苯妥英钠（PHT）、氯硝西泮（CZP）等（表9-3）。

表9-3　传统抗癫痫药物

药名	每日剂量（mg/kg）	半衰期（hr）	有效血浓度（μg/mL）	主要不良作用
丙戊酸钠（VPA）	15 ~ 40	8 ~ 15	50 ~ 100	食欲增加、肥胖、肝损害
苯巴比妥（PB）	3 ~ 5	50 ~ 160	20 ~ 40	嗜睡、多动、兴奋、皮疹
卡马西平（CBZ）	10 ~ 30	8 ~ 20	4 ~ 12	皮疹、白细胞减少
苯妥英钠（PHT）	3 ~ 6	12 ~ 30	10 ~ 20	牙龈增生、毛发增多、共济失调、皮疹、白细胞减少、肝损害
扑痫酮（PRM）	10 ~ 25	10 ~ 15	6 ~ 15	同苯巴比妥
氯硝西泮（CZP）	0.02 ~ 0.2	20 ~ 40	20 ~ 80	嗜睡、呼吸道分泌物增多、肌肉松弛

2）抗癫痫新药：近年来有不少新型抗癫痫药上市，开始主要用于难治性癫痫的治疗。随着临床经验的增加，有的新药逐渐成为一线用药，现简介如下：①妥泰（Topamax，TPM）：广谱抗癫痫药，每日维持量是3 ~ 6mg/kg。从1mg/（kg · d）开始，3 ~ 4周增加到有效剂量，主要不良反应是少汗、食欲减退、体重不增或降低、思维慢、找词困难等。②拉莫三嗪（Lamotrigin，LTG）：广谱抗癫痫药，每日剂量是5 ~ 15mg/kg；若与VPA合用，则减至1 ~ 5mg/（kg · d）。主要不良反应是皮疹、困倦、共济失调、胃肠道反应等。③氨己烯酸（Vigabatrin，VGB）：广谱抗癫痫药，对婴儿痉挛有特效，主要副作用是视野缺失、嗜睡、精神不振等。④奥卡西平（oxcarbaz-epine，OCBZ）：主要用于难治性癫痫，对局灶性发作效果较好。用量是10 ~ 30mg/（kg · d），不良反应与卡马西平相似，但皮疹发生率比卡马西平低。其他还有加巴喷丁（gabapentin）、非尔氨酯（felbamate）、氯巴占、唑尼沙胺、替加平等，国内尚无应用经验。

4. 手术治疗

主要适用于规范的药物治疗无效或效果不佳、频繁发作影响患儿的日常生活且适于手术者。主要手术方法有癫痫灶切除、胼胝体部分切开、病变半球切除术等。局灶性癫痫，定位明确，切除癫痫灶不引起神经功能缺陷者手术效果较好，如颞叶癫痫。

5. 癫痫持续状态的治疗

（1）原则：①尽快控制发作。②保持呼吸道通畅。③保护脑和其他重要脏器功能，防治并发症。④病因治疗。⑤发作停止后，给予抗癫痫药物以防再发。

（2）控制发作：①首选苯二氮卓类快速止惊药物。国外多用劳拉西泮0.05 ~ 0.1mg/kg（一次最大不超过4mg）静脉注射，国内无此药物，多用地西泮0.25 ~ 0.5mg/kg静脉注射（速度每分钟约1mg，新生儿每分钟0.1 ~ 0.2mg），必要时20分钟后可再用，24小时内可用2 ~ 4次。另外还可用氯硝西泮每次0.01 ~ 0.06mg/kg或咪达唑仑0.1 ~ 0.2mg/kg缓慢静脉注射。此类药物可抑制呼吸，用时需注意。②苯妥英钠：可先给予负荷量15 ~ 20mg/kg，分2次静脉注射（每分钟 <1mg/kg）；24小时后给予维持量每日

5mg/kg。③苯巴比妥：负荷量 20mg/kg，分次静注（速度每分钟 <50mg）或肌注，24 小时后改为维持量 3 ~ 5mg/（kg·d）。④其他：还可用副醛（0.3mL/kg，加等量花生油）或 10% 水合氯醛（0.5mg/kg）稀释灌肛；也可用丙戊酸钠静脉注射。若仍不能控制，可在备好气管插管和辅助呼吸设备的情况下使用硫喷妥钠等药物。

第六节 脑性瘫痪

脑性瘫痪（cerebral palsy）简称脑瘫，是指从出生前到出生后一个月内脑发育早期，由多种原因引起的非进行性的脑损害及发育缺陷所致的中枢性运动障碍及姿势异常，并可伴有智力障碍、惊厥发作、感知觉障碍、语言及精神行为异常等。是引起小儿机体运动残疾的主要疾病之一。本病并不少见，发达国家患病率在 1‰ ~ 4‰，我国 2‰左右。

一、病因

本症的致病因素较多，有的患儿可能是多种因素所造成。一般可将病因分为：①产前因素：主要由于先天性感染、缺氧、中毒、接触放射线、孕妇营养不良、妊高征及遗传因素等引起的脑发育不良或脑发育畸形。②产时因素：主要为早产、过期产、多胎、低出生体重、窒息、产伤、缺血缺氧性脑病等。③产后因素：新生儿期各种感染、外伤、颅内出血、胆红素脑病，早产、低出生体重、多胎、脑发育不良、缺氧缺血性脑病等被视为可能发生脑瘫的主要危险因素。

二、临床表现

（一）基本表现

脑瘫患儿最基本的临床表现是运动障碍，其特征是运动发育落后、肌张力异常、姿势异常和多种神经反射异常 4 种表现。

1. 运动发育落后和瘫痪肢体 主动运动减少患儿不能完成相同年龄正常小儿应有的运动发育进程，包括竖颈、坐、站立、独走等粗大运动，以及手指的精细动作。

2. 肌张力异常

因不同临床类型而异，痉挛型表现为肌张力增高；肌张力低下型则表现为瘫痪肢体松软，但仍可引出腱反射；而手足徐动型表现为变异性肌张力不全。

3. 姿势异常

受异常肌张力和原始反射消失不同情况影响，患儿可出现多种肢体异常姿势，并因此影响其正常运动功能的发挥。体检中将患儿分别置于俯卧位、仰卧位、直立位以及由仰卧牵拉成坐位时，即可发现瘫痪肢体的异常姿势和非正常体位。

4. 反射异常

多种原始反射消失延迟。痉挛型脑瘫患儿腱反射活跃，可引出踝阵挛和阳性 Babinski 征。

（二）临床类型

1. 运动障碍性质分类

（1）痉挛型：最常见，约占全部病例的 50% ~ 60%。主要病变在锥体系，表现为上肢肘、腕关节屈曲，拇指内收，手紧握拳状。下肢内收交叉呈剪刀腿和尖足。

（2）手足徐动型：除手足徐动外，也可表现扭转痉挛或其他锥体外系受累症状。

（3）肌张力低下型：可能因锥体系和锥体外系同时受累，导致瘫痪肢体松软但腱反射存在。

（4）强直型：全身肌张力显著增高僵硬，锥体外系受损症状。

（5）共济失调型：小脑性共济失调。

（6）震颤型：多为锥体外系相关的静止性震颤。

（7）混合型。

2. 按瘫痪累及部位分类　可分为四肢瘫（四肢和躯干均受累）、双瘫（也是四肢瘫，但双下肢相对较重）、截瘫（双下肢受累，上肢躯干正常）、偏瘫、三肢瘫和单瘫等。

（三）伴随症状和疾病

作为脑损伤引起的共同表现，一半以上脑瘫患儿可能合并智力低下、听力和语言发育障碍，其他如视力障碍、过度激惹、小头畸形、癫痫等。有的伴随症状如流涎、关节脱位则与脑瘫自身的运动功能障碍相关。

三、诊断

脑瘫有多种类型，使其临床表现复杂，容易与婴幼儿时期其他神经肌肉性瘫痪相混淆。脑瘫的诊断主要依靠病史及体格检查。神经系统影像学检查，可以发现颅脑结构有无异常，对探讨脑瘫的病因及判断预后可能有所帮助。1/2 ~ 2/3 的患儿可有头颅 CT、MRI 异常，但正常者不能否定本病的诊断。脑电图可能正常，也可表现异常背景活动，伴有痫性放电波者应注意合并癫痫的可能性。诊断脑瘫同时，需对患儿同时存在的伴随症状和疾病如智力低下、癫痫、语言听力障碍、关节脱位等做出判断，为本病的综合治疗创造条件。

四、治疗

（一）治疗原则

1. 早期发现和早期治疗　婴儿运动系统正处发育阶段，早期治疗容易取得较好疗效。

2. 运动　促进正常运动发育，抑制异常运动和姿势。

3. 采取综合治疗手段　除针对运动障碍外，应同时控制其癫痫发作，以阻止脑损伤的加重。对同时存在的语言障碍、关节脱位、听力障碍等也需同时治疗。

4. 医师指导和家庭训练　两者相结合，以保证患儿得到持之以恒的正确治疗。

（二）主要治疗措施

1. 功能训练

（1）体能运动训练（physical therapy，PT）：针对各种运动障碍和异常姿势进行物理学手段治疗，目前常用 Vojta 和 Bobath 方法，国内尚采用上田法。

（2）技能训练（occupational therapy，OT）：重点训练上肢和手的精细运动，提高患儿独立生活技能。

（3）语言训练：包括听力、发音、语言和咀嚼吞咽功能的协同矫正。

2. 矫形器的应用　功能训练中，配合使用一些支具或辅助器械，有帮助矫正异常姿势、抑制异常反射的功效。

3. 手术治疗　主要用于痉挛型，目的是矫正畸形，恢复或改善肌力与肌张力的平衡。

4. 其他　如高压氧舱、水疗、电疗等，对功能训练起辅助作用。

第七节　小儿惊厥

惊厥是儿科临床常见急症。儿童期发生率约 4% ~ 6%，较成人高 10 ~ 15 倍。年龄愈小发生率愈高。易有频繁或严重发作，甚至惊厥持续状态。新生儿及婴儿常有不典型惊厥发作，如表现为面部、肢体局灶或多灶性抽动、局部或全身性肌阵挛或表现为突发瞪眼、咀嚼、流涎、呼吸暂停、青紫等不显性发作（subtle seizures）。引起惊厥的病因众多复杂，各年龄小儿均可发生，尤以婴儿多见。

一、病因

引起惊厥的病因众多，分感染性病因和非感染性病因。

（一）感染性病因

1. 颅内感染　如由细菌、病毒、寄生虫、真菌引起的脑膜炎或脑炎。常表现为反复而严重的惊厥发作，大多出现在疾病初期或极期。伴有不同程度意识障碍和颅压增高表现。脑脊液检查对诊断和鉴别诊断有较大帮助。

2. 颅外感染　非颅内感染性疾病引起的惊厥发作。

（1）热性惊厥：是儿科最常见的急性惊厥。

（2）感染中毒性脑病：大多并发于败血症、重症肺炎、菌痢、百日咳等严重细菌性感染疾病中。与感染和细菌毒素导致急性脑水肿有关。通常于原发病极期出现反复惊厥、意识障碍与颅压增高症状。检查脑脊液除发现压力增高外，常规、生化均正常。

（二）非感染性病因

1. 颅内疾病

（1）颅脑损伤与出血：如产伤、颅脑外伤和脑血管畸形等各种原因引起的颅内出血。伤后立即起病，反复惊厥伴意识障碍和颅压增高，头 CT 对诊断有重要价值。

（2）先天发育畸形：如颅脑发育异常、脑积水、神经皮肤综合征等。大多表现为反复癫痫发作，少数呈急性惊厥表现。常伴有智力和运动发育落后。

（3）颅内占位性病变：如天幕上、大脑半球的肿瘤、囊肿或血肿等。除反复惊厥发作外，伴颅压增高和定位体征，病情进行性加重，头颅影像学检查对诊断起决定作用。

2. 颅外（全身性）疾病

（1）缺氧缺血性脑病：如分娩或生后窒息、溺水、心肺严重疾病等。窒息后立即起病，反复惊厥伴意识障碍和颅压增高，头颅影像学对诊断起重要作用。

（2）代谢性疾病：①水电解质紊乱：重度脱水、水中毒、低血钙、低血钠、低血镁、高血钠和低血糖症均可引起惊厥。患儿均有相应临床表现及其基础病因。血渗透压、电解质和血糖测定有助诊断，病因治疗能迅速控制惊厥发作。②遗传代谢性疾病：常见如苯丙酮尿症、半乳糖血症等，表现为进行性加重的惊厥或癫痫发作，有异常代谢相关的特异体征，血、尿中代谢不全产物含量增高。③肝肾功能衰竭和 Reye 综合征：顽固惊厥伴严重肝、肾功能异常及电解质紊乱。④中毒：如杀鼠药、农药和中枢神经兴奋药中毒。大多有顽固惊厥发作伴意识障碍及肝、肾功能损伤。

二、临床表现

（一）惊厥

典型表现为突然起病、意识丧失、头向后仰、眼球固定上翻或斜视、口吐白沫、牙关紧闭、面部或四肢肌肉呈阵挛或强直性抽搐，严重者可出现颈项强直、角弓反张，呼吸不整、青紫或大小便失禁。惊厥持续时间数秒至数分或更长。继而转入嗜睡或昏迷状态。如抽搐部位局限且恒定，常有定位意义。新生儿惊厥常表现为无定型多变的各种各样的异常动作，如呼吸暂停、不规则，两眼凝视、阵发性苍白或紫绀。婴幼儿惊厥有时仅表现口角、眼角抽动，一侧肢体抽动或双侧肢体交替抽动。

（二）惊厥持续状态

指惊厥持续 30 分钟以上，或两次发作间歇期意识不能完全恢复者，为惊厥的危重型。由于惊厥时间过长可引起高热、缺氧性脑损害、脑水肿甚至脑疝。

（三）高热惊厥

热性惊厥（febrile seizures，FS）的发作均与发热性疾病中体温骤然升高有关。FS 是小儿时期最常见的惊厥性疾患，首次发作年龄于生后 6 个月至 3 岁间，平均 18 ~ 22 个月。男孩稍多于女孩，绝大多数 5 岁后不再发作。患儿常有 FS 家族史。FS 发生在热性疾病初期，体温骤然升高（大多 39℃）时，70% 以上与上呼吸道感染有关，其他伴发于出疹性疾病、中耳炎、下呼吸道感染或急性菌痢等疾病，但不包括颅内感染和各种颅脑病变引起的急性惊厥。

单纯性 FS（又称典型 FS）多数呈全身性强直 - 阵挛性发作，少数也可有其他发作形式，如肌阵挛、失神等。持续数秒至 10 分钟，可伴有发作后短暂嗜睡。发作后患儿除原发疾病表现外，一切恢复如常，不留任何神经系统体征。在一次发热疾病过程中，大多只有一次，个别有两次发作。约 50% 的患儿会在今后发热疾病时再次或多次 FS 发作，大多数（3/4）的再次发作发生在首次发作后一年内。

少数 FS 呈不典型经过，称复杂性 FS（complex FS，CFS），其主要特征包括：①一次惊厥发作持续 15 分钟以上；② 24 小时内反复发作≥ 2 次；③局灶性发作；④反复频繁的发作，累计发作总数 5 次以上。

三、诊断

小儿惊厥应着重寻找原因。必须详细采集病史，仔细检查，包括神经系统检查，结合必要的实验室及辅助检查综合分析。

（一）年龄

①新生儿以颅脑损伤（产伤）、窒息、颅内出血、核黄疸、脑发育畸形、化脓性脑膜炎、代谢紊乱、破伤风多见。②婴幼儿以高热惊厥、颅内感染、低钙血症、婴儿痉挛症多见。③学龄前儿童及学龄儿童：以颅内感染、中毒性脑病、脑寄生虫病、脑肿瘤、高血压脑病、癫痫、中毒多见。

（二）季节

冬春季节以流脑、手足搐搦症、高热惊厥多见，夏秋季节以病毒性脑炎、中毒性痢疾多见。

（三）体格检查

应注意惊厥发作时抽搐的状态（全身或局部）。惊厥停止后注意神志、呼吸、脉搏、瞳孔大小、面色、肌张力及病理反射。婴幼儿应注意查前囟门、颅缝、外耳道分泌物以及乳突压痛，必要时检查眼底。

四、辅助检查

血、尿、便常规，血白细胞增高提示细菌感染。夏季高热惊厥、中毒症状重者应用冷盐水灌肠取大便检查。根据需要做血糖、血钙、血镁、血钠、尿素氮及肌酐等检查。疑有颅内感染时应做脑脊液检查。头颅 X 光平片、脑血管造影、气脑造影等可协助诊断脑肿瘤及脑血管疾病，必要时做头颅 CT。脑电图有助于癫痫的诊断。

五、治疗

（一）控制惊厥

1. 止惊药物

（1）安定：每次 0.2 ~ 0.3mg/kg，最大剂量不超 10mg，直接静注，速度 1mg/ 分，用后 1 ~ 2 分钟发生疗效。静注有困难者，可按每次 0.5mg/kg 保留灌肠，安定注射液在直肠迅速直接吸收，通常在 4 ~ 10 分钟发生疗效。应注意本药对呼吸、心跳有抑制作用。（2）水合氯醛：每次 50 ~ 60mg/kg，配成 10% 溶液，保留灌肠。（3）苯巴比妥钠：每次 8 ~ 10mg/kg 肌内注射。（4）氯丙嗪：每次 1 ~ 2mg/kg 肌内注射。（5）异戊巴比妥钠（阿米妥钠）：每次 5mg/kg，用 10% 葡萄糖稀释成 1% 溶液以 1mL/ 分速度静注，惊止即停注。

2. 一般处理

使患儿侧卧，解开衣领，清除口、鼻、咽喉分泌物和呕吐物，以防吸入窒息，保持呼吸道通畅。在上、下磨牙间安放牙垫，防止舌咬伤。严重者给氧。高热者物理降温或给解热药物。

（二）控制感染

感染性惊厥应选用抗生素。

（三）病因治疗

针对不同病因，给予相应治疗。

（四）惊厥持续状态的处理

1. 立即止惊

同一般惊厥处理。

2. 控制高热

可用物理降温（头部冰帽或冷敷）和药物降温或人工冬眠配合降温。

3. 加强护理

密切观察患儿体温、呼吸、心率、血压、肤色、瞳孔大小和尿量。

4. 降低颅内压

抽搐持续 2 个小时以上，易有脑水肿，应采用脱水疗法以降低颅内压。处理原则见急性颅内压增高征。

5. 维持水、电解质平衡

无严重体液丧失者按基础代谢补充液体，按 60 ~ 80mL/（kg・d），保持轻度脱水和低钠状态，以利控制脑水肿。

6. 神经营养剂与抗氧化剂治疗

应用维生素 A、E、C 与甘露醇等抗氧化剂可防治惊厥性脑损伤。同时可并用维生素 B_1、B_6、B_{12}、吡拉西坦等神经营养药物。

第八节　颅内压增高综合征

颅腔（包括与之相连的脊髓腔）是一个骨性不能伸缩的腔，其总容积是不变的。颅内有三种内容物，即脑组织、血液及脑脊液，它们的体积虽都不能被压缩，但在一定范围内可互相代偿。如果颅内容物中某一部分体积增加时，就必然会导致其他部分的代偿性缩减来适应。一般颅腔内容物容积增加 5% 尚可获得代偿，超过 8% ~ 15% 时则出现明显的颅内压增高。

凡由多种致病因素引起颅内容积增加，侧卧位腰椎穿刺所测得的脑脊液压力超过 1.92kPa，即为颅内压增高，若出现头痛、呕吐、视力障碍及视盘水肿等一系列临床表现时，称为颅内压增高综合征。

一、病因

颅腔内容物增加可因多种原因引起的脑水肿，脑脊液量或脑血流量增加和颅内占位性病变等所致。如颅腔内容物正常，而因狭颅畸形、颅底凹陷症、颅骨骨瘤、畸形性骨炎或颅骨凹陷性骨折等而使颅腔容积缩小时，亦可引起颅内压增高。

二、临床表现

颅内压增高以头痛、呕吐和视神经盘水肿为主要临床表现，称为颅内压增高的“三主征”。患儿可出现前囟扩大饱满、头颅进行性增大、骨缝分离、头颅破壶音等。

（一）头痛

头痛是颅内压增高者首发且常见的症状，头痛在后半夜或清晨时较重，多为跳痛、胀痛或爆裂样痛，用力咳嗽、喷嚏、排便可使头痛加重。平卧或侧卧头低位亦可使头痛加重，坐姿时减轻。头痛可能与颅内压增高使颅内痛觉敏感组织受到刺激或牵拉有关。婴儿症状多以不明原因的打头或撞头多见。

（二）呕吐

多在头痛剧烈时发生，常呈喷射状，与进食无关，伴有或不伴有恶心。儿童患者多见。其机理可能系颅内压增高刺激延髓呕吐中枢所致。后颅凹肿瘤，呕吐多见。

（三）视神经盘水肿

视神经盘水肿早期表现为眼底视网膜静脉扩张、视盘充血、边缘模糊，继之生理凹陷消失，视盘隆起（可达 8 ~ 10 屈光度），静脉中断，网膜有渗出物，视盘内及附近可见片状或火焰出血。视盘水肿的机理，主要为颅内蛛网膜腔脑脊液压和增高，使视神经鞘内脑脊液压力增高，进而视神经受压，轴浆流动缓慢或停止，视盘肿胀。

（四）脉搏、血压及呼吸的变化

血压升高，脉搏缓慢（50 ~ 60 次 / 分），若压力继续增高，脉搏可以增快。呼吸深而慢。

（五）肌张力改变

肌张力明显升高，表示为强直性痉挛，角弓反张或去大脑强直。脑疝时肌张力可降低。

（六）其他

颅内压急剧增高时可致昏迷，或呈不同程度的意识障碍，如意识模糊、嗜睡等，癫痫大发作、眩晕、一侧或两侧外展神经麻痹、双侧病理反射或抓握反射阳性等。

当颅内压增高超过一定的代偿能力或继续增高时，脑组织受挤压并向邻近阻力最小的方向移动，若被挤入硬膜或颅腔内生理裂隙，即为脑疝形成。疝出的脑组织可压迫周围重要的脑组织结构，当阻塞脑脊液循环时使颅内压进一步升高，危及生命。

三、诊断

（一）确定有无颅内压增高

颅内压增高有急性亚急性和慢性之分。一般病程缓慢的疾病多有头痛、呕吐、视盘水肿等症状，初步诊断颅内压增高不难。而急性、亚急性脑疾病由于病程短，病情发展较快，多伴有不同程度的意识障碍，且无明显视盘水肿，此时确诊有无颅内压增高常较困难，需要进行下列检查予以确定。

1. 眼底检查　在典型的视盘水肿出现之前，常有眼底静脉充盈扩张、搏动消失，眼底微血管出血，视盘上下缘可见灰白色放射状线条等改变。

2. 婴幼儿颅内压增高　早期可发现前囟的张力增高，颅缝呋塞米 40mg 静脉推注后，若头痛，呕吐等症状减轻，则颅内压增高的可能性较大。

4. 影像学检查　头颅平片可发现颅骨内板压迹增市或（和）鞍背吸收某些原发病的征象。

脑血管造影对脑血管病，多数颅内占位性病变有相当大的诊断价值。有条件可行头颅 CT 扫描和 MRI（磁共振）检查，它对急性、亚急性颅内压增高而无明显视盘水肿者，是安全可靠的显示颅内病变的检测手段。

对疑有严重颅内压增高，特别是急性、亚急性起病有局限性脑损害症状的患者，切忌盲目腰穿检查。只有在诊断为脑炎或脑膜炎和无局限性脑损害之蛛网膜下腔出血症，方可在充分准备后行腰穿检查。

（二）明确病因

根据病史和起病的缓急、内科系统和神经系统检查的发现、必要的实验室检查，初步确定颅内压增高的病变和病因是完全可能的。常见的病因有颅脑外伤、颅内肿瘤、颅内转移瘤、脑出血、蛛网膜下腔出血和脑梗塞，各种脑炎、脑膜炎、颅脑畸形等。

四、治疗

（一）病因治疗

明确病因后针对病因治疗。

（二）对症治疗

主要在降低颅内压。维持有效有血液循环和呼吸机能，增强脑细胞对病损的耐受性。

1. 降颅压药

（1）脱水疗法：脱水疗法是降低颅内压、减轻脑组织水肿、防止脑疝形成的关键。常用 20% 甘露醇每次 0.5 ~ 1g/kg，快速静滴，每 4 ~ 6 小时一次。主要在于高渗溶液在血 – 脑之间形成渗透压差，尽快地将脑内水分转入血液循环，并非单纯通过利尿作用。心、肾功能不全者慎用，防止发生肺水肿和加重心肾功能衰竭，甘露醇不仅可以降低颅内压和减轻脑水肿，还可改善脑及体循环。防止自由基的产生，增强神经细胞耐受缺氧的能力，促进脑机能的恢复。10% 甘油葡萄糖液或 10% 甘油生理盐水溶液 0.25 ~ 1g/kg 静滴，于 2 ~ 3 小时内静脉滴完，1 ~ 2 次 / 日，或按每日 1g/kg 计量，与等量盐水或橘汁混匀，分 3 次口服或鼻饲。甘油静脉滴注或口服多用于慢性颅内压增高患者。

（2）利尿剂：主要是抑制肾小管对钠、氯、钾的重吸收，从而产生利尿作用。由于大量利尿使机体脱水从而降低颅内压。呋塞米 0.5 ~ 1mg/kg 静脉注射，也可加入甘露醇内快速静滴。

（3）肾上腺皮质激素：肾上腺皮质激素能改善血脑屏障，降低其通透性，加强对水、电解质代谢的调节功能，稳定细胞膜功能和减轻细胞膜的损害；改善局部脑血流量，减轻病变区周围水肿；减少脑脊液生成；增强非特异性抗炎和解毒作用。应用肾上腺皮质激素时，应注意有无禁忌证，如溃疡病、糖尿病等，因其有抑制免疫机能，合并感染者慎用。常用药物有地塞米松 0.2mg/kg 静脉滴注，每 6 小时一次。

脱水治疗时应适当限制液体入量，小儿每日输入量一般不超过 1 000mL，天热多汗，发热或频繁呕吐以及腹泻患者，可酌情增加，且输液速度不宜过快。

2. 减压手术

减压手术在应用脱水剂和利尿剂无效后，或颅内压增高发生脑危象早期时应用，可选用颞肌下减压、枕下减压。也可脑室穿刺引流或脑室分流术。

3. 低温疗法

低热能降低脑部代谢，减少脑耗氧量，降低颅内压。常用脑局部降温，用冰帽或冰袋、冰槽头部降温。

第十章　小儿外科

第一节　食管闭锁与食管气管瘘

食管闭锁是一种食管缺失的先天性疾病，常伴有远端食管气管瘘。在20世纪30年代小儿外科逐渐独立并成为外科新专业之后，食管闭锁手术就成为反映一个地区小儿外科水平的标志性手术。随着新生儿内科、新生儿外科、小儿麻醉、营养及新生儿监护等学科的不断进步，现在绝大多数食管闭锁患儿均能治愈。

1870年Durston报告了不伴食管气管瘘的食管闭锁，27年后Cibson描述了食管闭锁合并食管气管瘘。在此之后，有关该畸形的解剖变异及其治疗的文章及专著不断面世，对该病的病理生理改变、分类及手术方式进行了详尽的分析。Leven和Ladd报道了分期手术成活的病例，手术方式分别为胃造瘘，胃造瘘及上段食管颈部造瘘。Yogt于1923年介绍了食管闭锁及食管气管瘘的不同病理类型，这一分类一直沿用至今。Haight于1941年首次成功施行了一期手术，手术方式为分离、闭合食管气管瘘及食管吻合。1962年Waterson报告了216例食管闭锁，并对这些患儿的出生体重等因素与临床预后的关系进行了分析，这一结果在很长一段时间内成为临床选择手术病例的金标准。同年，Holder等对早产儿及重病患儿进行分期处理，使手术成功率有了进一步提高。现今，随着临床医学的整体进步，低体重儿、早产儿的手术成功率也大为提高，其治愈率与其他患儿十分接近，所以目前已不再采用Waterson分组，对多数早产儿及低体重儿也不需行分期手术。

一、发病率

该畸形是消化道畸形中最常见的，是引起新生儿消化道梗阻的常见原因。但准确的发病率尚未得知，其发病率随地区不同而有差异。在冰岛与澳大利亚，4 500个活婴中就有1例食管闭锁。美国的发病率与此较为接近，为4 425名活婴中发生1例。但多数人认为该畸形的发病率为3 000 ~ 3 500个活婴中有1例。

二、病因

食管闭锁病因不明，可能与食管气管的发育异常有关。该畸形曾在单卵双生的一个及两个成员中发生，亦有同父异母子女同时发病的报道，还有母子或父子均患病的病例。有的家庭中两代人间有多人患该病。但有明确家族史的病例不多，并不能说明大多数食管闭锁病例中有遗传因素。

有关食管闭锁的胚胎学基础有多种假说，但无一种学说能圆满解释食管闭锁的所有病理类型的形成。最为人们熟悉的是食管气管分隔障碍假说。该学说认为胎儿前呼吸管或气管在宫内第3周开始分化，其组织来源于前肠。之后从原肠两侧出现侧方生长的嵴，该嵴从气管隆嵴水平向头侧生长至气管，并逐渐内折至中线相遇，从而使气管与食管分开。该嵴内折不完全或在中线融合不完全就造成食管与气管相交通，从而形成气管食管瘘。瘘管常见的部位是在气管隆嵴之上，即内折开始的水平。但该学说无法解释食管的间断，也无法解释不伴食管气管瘘的食管闭锁的发生。

也有人认为胚胎内压增加可能导致食管闭锁，增大的心脏、异常血管、前肠退化或胎儿过度前曲都可能使胚胎内压上升。这些因素都可能使食管受压，从而形成食管闭锁。另外，食管闭锁还可由食管生理性闭塞后再腔化不全所致。但这种解释可能不足信，因为食管闭锁的产生往往在食管发生生理性狭窄之前，而且从未见过食管全程闭锁的病例。如果食管在发育过程中发生缺血，则可能形成食管闭锁。但食管闭锁发生得很早，那时还不会出现低氧区，而且也无法解释食管气管瘘的发生。食管区和肺芽区细胞增生与分化的速度和时间异常也可能形成食管闭锁与食管气管瘘。胚胎第 3 周，前肠细胞增生并伴有食管与气管长度的快速增加。如果食管生长的速度太慢，则食管气管生长不同步，将产生食管背褶或侧食管沟后偏，从而形成食管闭锁与食管气管瘘，在食管气管瘘管中有气管残留为这一假说提供了佐证。

总之，虽然对食管与气管的胚胎学发生过程已有清晰的了解，但这一过程的原因及其意义还不十分清楚，所以由此来解释食管闭锁的发生还不能完全令人信服。

三、分类

对该畸形有不同的分类方法，但至今尚无一种分类方法能包含所有的病理类型，有些罕见的病理类型还无法进行恰当的归类。在众多的分类方法中，由 Vogt（1929 年）和 Gross（1953）提出的分类方法最为流行，本节介绍 Gross 的分类方法。

按此分类方法，食管闭锁与食管气管瘘可分为 5 型。Ⅰ型为食管上下端均闭锁，无食管气管瘘，两食管盲袋间相距较远。此型占 4%～8%；Ⅱ型是食管上段有瘘管与气管相通，食管下段形成盲袋，上下食管间相距甚远。此型占 0.5%～1%。最常见的是Ⅲ型，占 85%～90%。此型中食管上端形成盲袋，食管下端与气管呈端侧相通形成食管气管瘘，瘘管常在气管隆嵴上 1cm 处，少数病例亦可通向右或左侧主支气管。上下食管间的距离有较大变异，有的超过 2cm；而有的两端食管肌层相连，管腔仅由一层薄膜隔断。Ⅳ型为上下食管盲袋均与气管形成食管气管瘘，该型占 1%。Ⅴ型又称 H 型瘘，食管管腔与管壁均正常，但与气管间有侧侧相通的瘘管。该瘘管从气管后面由上向下斜行与食管相通，所以瘘管两端的食管与气管不在同一水平面上，气管瘘口较高而食管瘘口位置较低。此型占 2%～6%。

四、解剖、病理与病理生理

食管是一空腔的肌肉管道，管道内覆盖着多层鳞状上皮。足月新生儿的食管长约 10cm，管径约 0.5cm。近端 1/3 是随意肌，远端 2/3 是不随意肌。颈段食管由甲状腺下动脉的食管支供血，这些血管沿食管垂直向下，在主动脉弓水平与主动脉或支气管动脉的食管支吻合。其余的胸段食管，尤其是低于气管分叉平面的食管，是由主动脉的分支来供血的。但这些血管管径较细，它们也与肋间血管等形成吻合。远端食管由胃左动脉升支及膈下动脉供应。食管的这种血供特点在发生食管闭锁时也无改变。了解这一特点有利于术中避免不恰当的操作而致食管缺血。颈段及腹段食管的血管是平行于食管的，而胸段食管是节段性的。在食管闭锁手术中因上下食管间距离过大需游离食管时，上段食管游离至颈部也不会引起缺血；但如果过分游离下段食管则可能造成食管缺血。所以食管闭锁手术中应先充分游离上段食管，然后才游离下段食管。有时食管两盲端间距离太大，游离食管后仍无法行食管吻合，有人建议环形或螺旋形切开食管肌层以延长食管。这种处理有可能损害食管的血供，有并发吻合瘘的危险。而且这种切开食管肌层的方法也可损害食管的神经支配，从而引起食管动力障碍。不到万不得已之时不宜轻易采用。

不宜过分游离下段食管还可从食管闭锁的病理改变中找到依据。胎儿吞入羊水使近端食管盲袋肥厚、扩张，血液供应也很丰富。如果近端食管盲袋不肥厚、囊小且短，应疑有食管气管瘘存在。而远端食管与气管间以端侧方式形成瘘管，且常有发育不良，血液供应也少。这与食管长期无功能有关，类似于肠闭锁中见到的近端肥大而远端发育不良。由于下段食管本来血供就差，食管闭锁时远端食管发育不良后血供又更为减少，所以术中不宜过多游离下段食管以免引起食管缺血。

发生食管闭锁之后胎儿不能正常吞咽羊水，从而造成羊水循环障碍，而致羊水过多。单纯闭锁的患儿大多有羊水过多，而近端食管闭锁、远端食管气管瘘者也有 30% 的病例有羊水过多。另外，正常循环于呼吸道的羊水可能经食管气管瘘引流至食管，消除了羊水对气管、支气管的支持效应，从而造成气管软化。

Wailoo 和 Emory 对食管闭锁及食管气管瘘的死婴进行了尸体解剖，结果发现这些患儿的气管中软骨数量减少、气管壁中的横纹肌长度增加，软骨不足以支撑气管壁，从而造成气管塌陷。气管受损的平面位于近端食管盲端处，但有时全部气管都可能受损。气管受损软化塌陷后，可引起呼气性呼吸困难。症状的严重程度不一，轻的可能无症状，重的可能需机械通气。一些使胸膜腔内压增加的因素，如下呼吸道感染等，可加重气管的塌陷，使呼吸困难进一步加重。由于近端食管闭锁，唾液和食物流入食管后可使近端食管更为扩张，从而压迫气管，加重呼吸困难。另一方面，呼气呼吸困难可使腹内压上升，胃内容物经食管气管瘘反流入气管，引起呼吸道损伤而使病情更为复杂。对症状较轻的气管软化患儿，可进行保守治疗。一般而言，气管软化的程度可随时间的推移而逐渐好转。在进行保守治疗期间，应少食多餐，并进流汁饮食。如合并有胃食管反流，喂养时应使患儿前倾 30 度，并进黏稠饮食。如果呼吸道症状不缓解，又并发有食管狭窄，则应行胃底折叠术。如无胃食管反流，但有食管狭窄时，应多次扩张食管。当这些处理均无效时，可考虑行主动脉固定术。

虽然食管气管瘘呈发育不良，但管腔是通畅的，故出生后空气可经呼吸道进入胃及消化道，腹部胀气后膈肌上抬。新生儿肋骨呈横形而不是斜形，肋间肌收缩引起胸腔容积的增加不如大龄儿童明显，所以新生儿呼吸活动主要以腹式呼吸为主。如膈肌上抬、腹式呼吸减弱可使患儿出现呼吸窘迫。另一方面，反流入食管的胃液及胆汁也可经瘘管进入呼吸道，从而引起化学性肺炎。引起新生儿肺炎还有其他原因。出生后，婴儿不能吞咽自己的唾液及喂入的任何食物，造成分泌物及食物溢出至呼吸道与肺实质，不可避免地发生吸入性肺炎。所以，食管闭锁并食管气管瘘的患儿均有程度不同的呼吸道感染，术前应着力处理肺炎，可提高手术成功率。

多数食管闭锁的患儿还存在食管动力异常。术前术后食管测压均显示食管全段均有动力障碍。手术损伤迷走神经也可能加重食管动力损害。食管动力异常可导致吸入性肺炎，食管对胃酸的清除能力下降还可使食管发生腐蚀性食管炎。食管闭锁患儿术后出现胃食管反流、吻合口狭窄、食管气管瘘复发和气管软化均与食管动力障碍有关。如果患儿术后发生胃食管反流与食管狭窄，不宜作长时间的扩张治疗，因为由反流所致的食管狭窄可能在很短的时间内复发。此时应先行胃底折叠，然后再根据病情决定是否行食管扩张。

早产儿易并发透明膜肺，再加上气体经瘘管进入胃肠道使膈肌上抬，可出现严重的呼吸困难。如果行正压通气，可使气体经瘘管进入腹部，更加重通气障碍。此时应在保持血氧饱和度大致正常的前提下，用尽可能低的压力进行机械通气。早期分离食管气管瘘可阻断这一恶性循环。透明膜肺病损常在出生后 24 ~ 48 小时后出现，在此之前离断瘘管可避免出现严重的呼吸困难。此时不宜行胃造瘘，因为造瘘后空气可经胃造瘘口外流，使机械通气的效能下降。

五、临床表现

由于食管闭锁的胎儿不能吞咽羊水，使羊水循环受阻，故易发生羊水过多。出生后，由于唾液等口腔内的分泌物不能经食管吞入胃肠道，患儿将出现口内分泌过多，常从口鼻内溢出，有时还会发生呛咳及呼吸窘迫。典型的症状是第一次喂食后不久，食物从鼻孔及口腔溢出，同时出现呛咳、呼吸困难及面色发绀。如迅速从口内吸出液体及分泌物后，患儿又安静下来，但再次喂奶后上述症状又复出现。病情反复发作，患儿呼吸困难加重，分泌物增多，可出现咳嗽、面色青紫、呼吸急促等呼吸道感染的表现。患儿的这些呼吸道症状可能使人误以为是呼吸窘迫综合征。但患儿出现涎水分泌过多和吐白沫，可与其鉴别。

体格检查时可发现患儿呼吸急促，面色青紫，口吐白色泡沫。腹部膨隆，严重者可出现腹壁静脉怒张、呼吸增快，并发肺炎时可闻及湿啰音。

六、诊断

想到该病的存在并进行相应的检查不难获得正确的诊断。羊水过多应使临床医师想到该病的可能性。若还有早产，临床上更应怀疑，因为早产儿先天性畸形的发生率较高。任何口吐白沫的新生儿均应疑有本病，并进行进一步的检查。常用的检查方法是从口内插入 10 号胃管，管壁最好有不透 X 射线的标记物。最好不要从鼻内插入胃管，否则有损伤上呼吸道的可能。如食管通畅，则管子很容易进入胃内；如有阻塞，则胃管插入 10cm 后受阻，如强行插入胃管，则可使管子在腔内打圈，造成患儿咳嗽及从口中溅出分泌物。内径小的胃管更易在食管内打折，不宜采用。一旦感到插入胃管受阻，可将管子固定后，摄包括颈胸腹在内的直立前后位及侧位 X 线平片。如存在食管闭锁可见导管端位于上盲端的底部或在盲袋内打圈。侧位片上可以确定上盲端与胸廓入口的关系，食管上盲端的最低点常位于第 1 或第 3 胸椎水平，盲袋短且高应怀疑可能存在近端食管气管瘘。如胃管位于胃内，则可否定食管闭锁的诊断。但有人曾报告胃管经近端食管气管瘘口进入气管，而后又通过远端食管气管瘘进入胃。幸好发生这种情况的可能性不大，并且用较粗的胃管就可避免之。

确立了食管闭锁的诊断仅是整个诊断过程的第一步，其后要对这些畸形进行分类性诊断。如平片显示腹部有气体存在，则可认定存在远端食管气管瘘。如腹部无气体存在，则往往意味着无食管气管瘘或有近端食管气管瘘。近端食管气管瘘的诊断不易，需对 X 线平片进行详细分析，必要时行气管镜检查。

部分无瘘的食管闭锁患儿需行胃造瘘术，在术中可从上下两端插入金属导管来确定近端与远端食管间的距离。最为困难的是显示 H 型瘘。因为食管是连续的，患儿可无吐白沫等表现，但在进食时仍会出现呛咳，并有腹胀。反复吸入食物可导致肺部感染。诊断可由食管造影或支气管镜确立。Cans 和 Johnson 使用微小的望远镜式内窥镜检查气管内的瘘口，并测量其与气管隆嵴的距离。还可将一细小的导管插入瘘管内，从而得到瘘管的详尽情况，这对手术的定位有较大的帮助。

有人从胃管内注入造影剂以更清晰显示近端盲袋的位置，并可显示近端食管气管瘘。但有反流入呼吸道的危险。造影剂以水溶性显影剂为好，量不可太多，1mL 就足够了。有人从胃管内注入空气来显示近端食管盲袋，可勾出近端盲袋的大致平面。造影操作最好有良好的透视设备，并由有经验的小儿放射医师执行。外科医师及新生儿科医师应在旁观察，随时处理可能出现的呼吸道阻塞。还应仔细分析心脏大小及肺野，注意有无先天性心脏病及肺部感染，同时注意脊柱有无异常。有时食管闭锁可合并十二指肠梗阻或小肠闭锁，应对腹部平片进行分析以排除这些可能性。

除此之外，还应排除有无更为严重的发育异常。食管闭锁常合并 Down 综合征和 Edward 综合征，临床上存在疑问时应行染色体检查以明确诊断。

七、合并畸形

有一半以上的食管闭锁患儿合并有一处或多处先天性畸形，但并不是所有的合并畸形都影响食管闭锁的治疗，也不是所有的合并畸形都需急症处理。VATER 是常见的合并畸形，婴儿有脊柱（V）肛门直肠（A）气管食管（TE）畸形，还可能出现心脏（C）肾脏（R）及肢体（L）畸形，又称之为 VACTERL 症候群。也可能出现 18 及 21- 三体，当临床有疑问时应行染色体检查，手术最好推迟到染色体结果回报后再进行。有人对 139 例食管闭锁患儿进行过临床分析，结果发现 63.3% 的患儿有合并畸形，其中累及心血管的占 25%、胃肠道占 19%、脊柱占 28%、肾脏占 15%、呼吸系统占 4.3%。

八、治疗

成功处理食管闭锁与食管气管瘘往往要依靠现代新生儿监护人员的协同努力，需要所有新生儿内科、外科、麻醉科医师及护理人员如一个有机整体地关心。也只有发挥多学科协作的优势，才能使该病的治疗效果有明显的提高。现今，该病的治愈率在一些大的儿科医学中心已上升到 90%，成绩的取得与多学科的共同努力是分不开的。

患儿应送至专科医疗机构进行医疗，在转运过程中要将患儿放在便携式温箱中运输，寒冷刺激后可导致血管收缩，影响组织供氧。应尽可能少地触动患儿，使患儿保持安静可减少氧耗量。而且剧烈的哭闹还可能让更多的空气经食管气管瘘进入胃内，引起腹胀，从而限制通气。因为患儿多有吸入性肺炎或其他呼吸道异常，转运途中应监测血氧饱和度。如无相关设备，也应尽量使患儿面色红润。短时的缺氧比长时间缺氧更有害。

保持部分直立位和反复抽吸食管上端盲袋可防止吸入性肺炎的发生。转运途中可将患儿置于半坐卧

位，这样可以有效引流口内分泌物并防止误吸。如分泌物较多，应连续抽吸；如分泌物已有减少，可每隔10分钟抽吸1次。要强调的是，虽然有时吸管的位置正常，但由于分泌物较黏稠，细的吸管容易被分泌物堵塞，所以应及时冲洗吸管以保证吸管的通畅。

患儿均不能进行人工喂养，吞咽任何东西都可能进入肺内而引起吸入性肺炎。临床医师应注意，能进入口内的只能是吸管。

转运途中如发现血氧饱和度下降，不宜进行面罩给氧。因为面罩给氧可使空气过多地进入胃内，从而导致腹胀及膈肌上抬，加重呼吸困难。

患儿入院后应进行重症监护，并行X线检查以明确诊断。置患儿于半坐位，每1小时翻身1次，并进行食管上端盲袋及口内吸引。吸引出的分泌物可行细菌培养。术前应进行血气、电解质、葡萄糖及胆红素测定，有异常时要及时给予纠正。查血型并配血。术前应常规静滴或肌注维生素K和广谱抗生素。等患儿病情平稳后手术。有时患儿有严重的呼吸道问题时可延迟手术，先行处理肺炎。术前是否行气管插管尚有争论，但对重症患儿可能有利。患儿经过插管并辅助呼吸及反复清理气管、支气管，可改善患儿的呼吸情况。气管插管的另一个好处是可清除经瘘管反流至气管的胃内容物。但应注意，对有食管气管瘘和患儿不宜行正压通气。

手术治疗的目的是重建食管的连续并切断食管气管间的瘘管。手术可立即进行，也可延迟进行，有时还可分期进行。以前曾有人主张对合并严重呼吸道感染者做分期手术，即先作胃造瘘并处理其他合并畸形，待病情稳定后再作食管吻合术。但现在大多数患儿已不再需要分期手术，即使有严重的呼吸道感染也可先抗感染治疗然后行一期手术。

手术经肋间隙入路，这种手术可获得良好的暴露并减少术后并发胸壁畸形的可能。患儿右上侧卧，手术经右第四肋间后外侧切口开胸。皮肤切口自乳头下方开始，自前向后绕过肩胛下角一指宽处，向后方止于骶棘肌的外缘。电刀切开胸壁肌肉，向上牵开肩胛角，由第一肋往下数，定位于第四肋间。如从胸膜外入路，在小心切断肋间肌后，从切口周围肋骨及肋间隙分离壁层胸膜，分离范围要广，以便放入开胸器。如游离胸膜范围不够，可造成广泛撕裂。分离胸膜时出现小口，可用不吸收缝线修补。如裂口大于2.5cm，最好改用胸膜内途径，因修补常无效。胸膜外途径的有利点为一旦发生吻合口瘘可避免发生脓胸。但该入路较易分破胸膜，反复修补胸膜反而耽误更长时间。所以采用胸膜内途径，可很快发现食管气管瘘并处理之，术后尚无因吻合口瘘而发生脓胸者。

暴露纵隔，见到奇静脉后结扎切断，便于确定食管下段及瘘管。此段食管容易见到，但有时须仔细寻找，因该段可以很短或被降主动脉遮盖。迷走神经从食管前方经过，术中可通过寻找迷走神经来确定远端食管。确定食管远段后，绕过一细带，用作牵引以确定连接气管的瘘管。游离与解剖食管远端时尽量限于小范围以保存血液供应。在瘘管进入支气管或气管的入口处钳夹并用刀切断之，残端用丝线缝扎。然后游离食管近端盲袋。嘱麻醉师轻轻吸引预置入盲端内的导管，使盲袋底部撅起，顶端用丝线缝扎作以后解剖时的牵引线，食管近端盲袋游离常不困难，因最常见的盲端至少达到第二胸椎水平，可在胸内解剖出来。解剖近端盲袋的技术要点是与气管前内侧分离。气管食管在此水平上紧密相连，须用锐剪分开，解剖时注意不要意外进入气管。因为气管壁上的这种破裂，虽予修补，但因接近食管吻合口，可能造成术后食管气管瘘复发。

完成解剖与游离食管二端后，开始进行食管吻合，常用端端单层缝合法。缝合包含全层，尤其注意必需黏膜对黏膜吻合。缝结可打在腔内，也可打在腔外，可根据医生的经验及便利而定。因食管近端相对肥大，而下端有时发育不良，就显得不一致。但常可正确对合，因近端盲袋底部呈锥形，在近椎体顶端作切口，近端及远端管腔的不一致就可减少。吻合开始时先在管腔两侧及后壁中点作三针缝线，结扎此三缝线使食管两端对合。由麻醉师用一细导管插入鼻胃管由外科医生导引越过吻合口。再缝合四针修补前壁。缝合完成后牵引两根原来侧方缝线，轻度旋转食管，在后壁吻合口上加补缝合。若食管两端距离较远，可行端侧吻合法，具有操作简便，吻合口较大，且张力较小等优点，但有术后瘘管复发率高的缺点。方法是先在紧靠气管处用无损伤缝针和丝线双重缝扎食管，在缝扎线下端纵向切开瘘管长约1cm。上盲端预置2针牵引线；横行切开盲端约1cm，食管上下端切口后壁用丝线间断全层缝合，自鼻腔内预插入的细导管经食管置入胃内，间断缝合前壁全层。

吻合完成后，将留置在食管内的细导管退回到吻合口上方，从导管内注入生理盐水，检查吻合口有无漏液，必要时予修补。放置肋间引流并逐层关闭胸壁切口。

如术中发现食管两端间的间距过大，不可能做到无张力吻合时。可切断瘘管，将下端的食管缝合固定于附近的软骨膜上防止回缩。将食管上方盲袋由左锁骨上方拉出作颈部食管造口。待几年后，用结肠或胃代食道，恢复食道的连续性。但食管本身优于用胃或结肠作再造术，所以有人建议用探条扩张食管的上下盲端，待长度足够时再行食管吻合术。

对无瘘的食管闭锁的处理较棘手，因为这些患儿的远近端食管住往相距很远，有时在膈肌上方根本无法找到远端食管。这类患儿的诊断要排除近端食管气管瘘，可用食管造影或支气管镜检予以确认。这类患儿常需胃造瘘，待食管扩张到能吻合时才行食管吻合术。

H 型瘘常位于颈根部第 2 胸椎水平，所以手术需经颈部进行。常在右侧锁骨上 1cm 处作切口，分开胸锁乳突肌并牵至内侧，显露并牵开颈动脉鞘。在食管与气管间找到瘘管。注意迷走神经位于食管气管沟内并紧贴于瘘管，在手术游离瘘管时要避免损伤。完全切断瘘管，断端缝扎。有人在两断端间置入少许肌肉，可起到防止瘘复发的作用。不必放置引流。术后应进行食管造影检查，以明确有无吻合口瘘及吻合口狭窄。

术后对低体重儿及有吸入性肺炎的患儿进行机械通气，继续进行抗炎及支持治疗。开始几天婴儿应经口咽吸引吞咽不良的唾液。第五天可经鼻胃管试喂以少量葡萄糖盐水，能耐受后，逐渐增加量及热量。至第十天吞咽造影剂观察吻合口通畅度及愈合情况。如无吻合瘘可拔除闭式引流管及胃管。放射线检查如发现吻合口有狭窄，14 天后可予轻轻扩张。

九、合并畸形的治疗

对合并先天性心脏病的患儿可根据病变的不同类型作具体的处理，但可先矫正食管闭锁，其后处理心脏畸形。在术前发现双肾未发育或有严重囊性肾病的患儿，矫治食管闭锁的意义不大，但对一些反流性肾病应在术后数周内做出诊断并进行相应的治疗。对合并直肠肛门畸形者，应先矫正食管闭锁，然后再处理肛门畸形。如有半椎体等脊柱畸形，也应待食管闭锁矫正术后再行处理。但 18 三体综合征不宜行食管闭锁矫正，此病预后不良，矫正食管闭锁意义不大。

十、术后并发症

1. 吻合口瘘

吻合口瘘是一种致命的并发症，可导致纵隔炎、纵隔气肿及脓气胸。瘘口可大可小，有的瘘无明显临床表现，只在食道造影时发现；有的可为吻合口全部裂开。引起吻合口瘘的原因有：吻合口张力过大、吻合方法不正确、食管缺血及纵隔感染。术中过分游离食管以及环形切开食管肌层均可导致食管缺血。而不恰当的吻合方法也可能撕破食管。吻合口瘘常于术后 3 ~ 7 天发生，患儿可表现为临床情况恶化，呼吸脉搏增快，胸部平片可发现气胸，胸腔闭式引流中很快出现泡沫状黏液。一般采用非手术治疗。如瘘远端无梗阻，发生瘘的食管无明显病损，维持良好的营养状态后瘘口能自行闭合。禁食、完全胃肠外营养、使用广谱抗生素，并经胸腔闭式引流管充分引流，大多数瘘可于数天内闭合。

2. 吻合口狭窄

吻合口狭窄是再手术的最常见的原因。与吻合口狭窄有关的因素有：术中操作粗糙、食管缺血、吻合口张力过大、吻合口裂开、吻合方法不当等。后期形成吻合口狭窄的因素可能是胃食管反流；发生吻合口狭窄时患儿吞咽困难，最初可表现为进食减慢，呃逆，大儿童可诉胸内异物感。其后可出现进食困难及呕吐。食管造影及食管镜检可确立诊断。轻者可反复扩张，无效时应再次手术。食管狭窄由胃食管反流引起者应行抗反流手术。

3. 食管气管瘘复发

瘘复发是一种很危险的并发症。手术关闭瘘口不完全、吻合口瘘及局部感染脓肿形成均可导致瘘复发。要注意的是，有时术前忽略了近端食管气管瘘，术后瘘管依然存在，可误以为是瘘管复发。患儿表现咳嗽、呛咳、青紫及反复肺部感染。典型的表现是每次进食后患儿出现呛咳。前倾位食管造影或支气管镜检可确立诊断。保守治疗无效，常需再次手术切断瘘管。

4. 胃食管反流及食管动力障碍　大多数食管闭锁患儿术后均会出现胃食管反流。术中改变 His 角、术后食管动力障碍均可导致胃食管反流。轻者可无症状，重者可发生吸入性肺炎。在并发食管狭窄之后还可出现吞咽困难。可先行保守治疗，无效时应行胃底折叠术。

十一、预后

食管闭锁与食管气管瘘的病死率已逐年下降. 死亡原因已不再是呼吸衰竭等并发症，而是并发的合并畸形。但术后远期可出现胃食管反流及食管动力障碍，也有并发食管癌的报道，应对这些患儿进行远期随访。

第二节　肛门闭锁

胚胎发育 2 个月时，后肠降至会阴，同时泄殖腔膜穿破形成肛门，此过程在任何阶段中断则发生肛门闭锁。先天性肛门直肠畸形是最常见的先天性消化道畸形，在存活出生儿中发病率为 1/5 000 ~ 1/500。男：女 = 2 ：1。

一、分型（表 10-1）

表 10-1　先天性肛门直肠畸形分类

女性	
高位	肛门直肠不发生，伴或不伴直肠阴道瘘
	直肠闭锁
中位	肛门直肠不发生，伴或不伴直肠阴道瘘
	直肠闭锁
低位	肛管前庭瘘或肛 - 皮瘘
	肛管狭窄
泄殖腔畸形（一穴肛）	
男性	
高位	肛门直肠不发生，伴或不伴直肠尿道前列腺部瘘
	直肠闭锁
中位	肛门直肠不发生，伴或不伴直肠尿道球部瘘
	直肠闭锁
低位	肛管皮肤瘘（肛门位置前移）
	肛管狭窄

二、诊断

肛门闭锁的诊断不困难（图 10-1，图 10-2），困难的是对闭锁范围的判断，因为治疗与病变范围有关。

新生儿无正常肛门很容易发现。出生后无胎粪，以后有腹胀、呕吐、肠型等肠梗阻表现。合并瘘者，瘘口可位于会阴部，也可位于女婴的阴道穹隆部或男婴的后尿道。此时，在女婴阴道口有胎粪排出；在男婴尿液中可混有胎粪及气体。肠梗阻表现因瘘管大小而异。

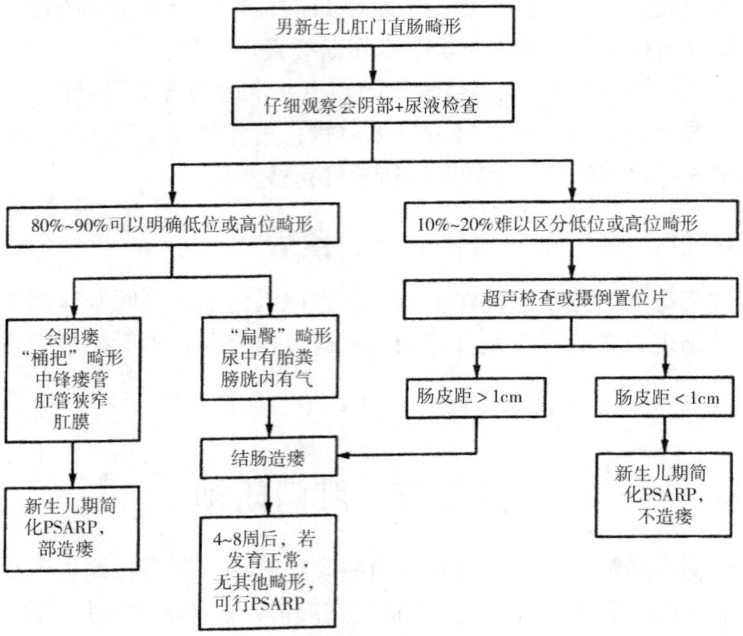

图 10-1 男性新生儿肛门闭锁的诊治流程

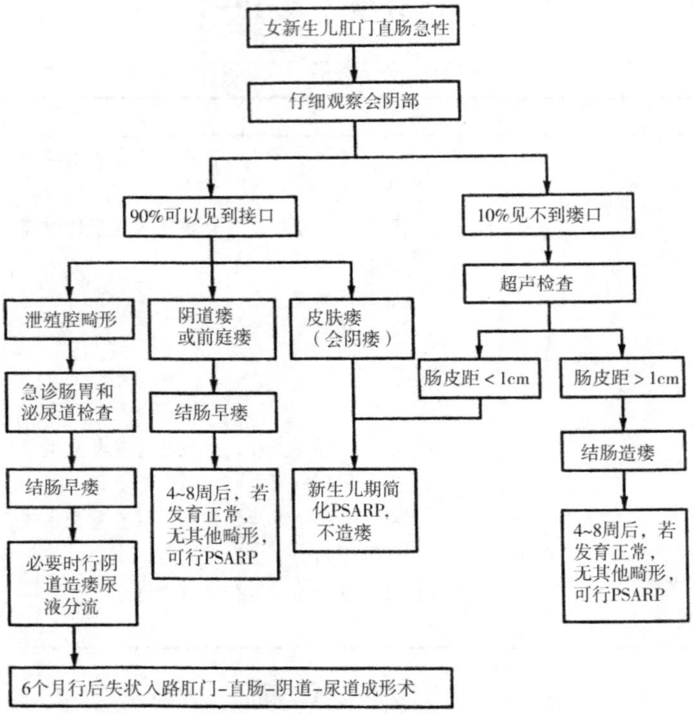

图 10-2 女性新生儿肛门闭锁的诊治流程

（一）体格检查

首先要全面检查会阴部，对女婴还应检查阴道穹隆部。仔细的会阴部望诊对鉴别低位抑或高位畸形极为重要。80%男婴和 90%女婴的肛门闭锁水平可以仅凭体格检查做出诊断。

（1）在男孩低位畸形，望诊可见发育良好的臀沟及阴囊，形状良好的肛凹，或在会阴中缝肛凹的前方见到瘘口、桶把畸形、菲薄的肛膜、肛管狭窄等。高位畸形者臀部的轮廓趋于扁平、肛凹不清楚、阴囊分叉畸形。正常女性肛门开口位于会阴后联合与尾骨尖连线的中点。

（2）在会阴部任何位置发现肛 - 皮瘘口都可以诊断为低位闭锁。可以在会阴部做一期修补成形术，不必做结肠造口。

（3）女婴在会阴部处女膜外发现肛－前庭瘘口也提示低位闭锁，需要做乙状结肠造口，等待二期做肛门直肠成形术。

（4）在会阴部见不到瘘口者，其瘘口可能位于女婴的阴道穹隆部或男婴的后尿道或膀胱。在男婴，若存在直肠泌尿道瘘，尿液中可混有胎粪。这些都需要做乙状结肠造口，等待二期做肛门直肠成形术。

（5）合并瘘者，经瘘口注入造影剂做瘘管造影可证实。对无外瘘的患儿，必须判断直肠是否下降至耻骨直肠肌平面下方。

（6）直肠泌尿道瘘可并发尿路感染和高氯性酸中毒。高氯性酸中毒的原因是结肠黏膜吸收氯。临床表现为嗜睡、呼吸快、血氯和血尿素氮值升高。这些临床表现可随时间而自行缓解，但有时仍需要用碳酸氢钠治疗。若临床表现重，碳酸氢钠纠正无效，可先断离瘘管，待以后行根治性手术。

（三）X 线检查

对无外瘘的患儿，必须判断直肠是否下降至耻骨直肠肌平面下方。方法是在出生 24 小时后将一金属片置于患儿肛门部，用胶布固定；然后将患儿双足提起倒悬 2 ～ 3 分钟，使肠内气体上升至直肠盲袋，立即摄侧位片。根据气体阴影与金属片之间的距离可判断闭锁范围。这项检查目前已经完全被超声和 MRI 取代。

（1）从耻骨联合至骶尾关节画一条线（耻尾线），有助于肛提肌上型与肛提肌下型的鉴别。

（2）膀胱内有气体提示存在后尿道瘘，并且提示为肛提肌上型。

（3）气体阴影与肛门标记物之间的距离大于 2cm 者提示肛提肌上型。超声检查对该距离的测定可能更精确。

（三）肛门闭锁者常伴有其他器官先天畸形

（1）最常见的是泌尿生殖道畸形，如肾不发育、肾发育不全、尿道下裂、尿道上裂以及膀胱外翻。肛门闭锁者合并泌尿生殖道畸形达 40%。

（2）其他器官的畸形还有：①胃肠道畸形：在肛门闭锁者中占 15%，其中最常见的是气管食管瘘。②心脏畸形：占 7%。③骨骼系统畸形：占 6%。常见类型有半脊椎缺损、骶骨不发育和脊柱裂。骶骨不发育从生理上讲对患者无影响，但可影响肛门重建术的成功。

三、治疗

手术的目的是恢复有正常控制能力的排便功能。肛管直肠闭锁或合并细小瘘者应在出生后立即手术。

（一）术前准备

包括纠正营养不良和水、电解质紊乱，充分的肠道准备。

（二）手术要点

1. 低位畸形

如有外瘘，初期处理方法有下列三种。

（1）肛门口位置正常：仅有狭窄，口径 2 ～ 3mm，可做反复持久扩肛治疗（起初 8 ～ 9F），至伸入食指为度（14 ～ 16F）。此型肛门功能好。

（2）肛门口位置前移：瘘外口与外括约肌中心相距近，会阴体完整，可用 Denis Brown 法自异位瘘口向后切开直至外括约肌中心，使瘘口扩大，此称后切肛门成形术（cutback anoplasty）。

（3）肛门口位置前移：瘘外口与外括约肌中心相距远，会阴体不完整，则需要在异位瘘口处游离直肠，并将其移至外括约肌中心，重建会阴体，此称移位肛门成形术（transposition anoplasty）。

（4）肛膜闭锁可切除肛膜，缝合直肠黏膜和肛门皮肤：肛管闭锁可在会阴切开游离直肠盲端，行肛管成形术。肛门狭窄可做反复持久扩肛治疗，至伸入食指为度。低位闭锁术后要求做长期扩肛术，直至能排出成形便，一般需要持续 1 ～ 2 年。

2. 高位畸形　这种肛门闭锁的处理应先行乙状结肠造瘘，在 3 ～ 6 月龄时再行直肠肛门成形术。肛门成形术后要行扩肛术，防止狭窄。

（1）电刺激会阴部皮肤可以用 100 ~ 240mA，刺激肌肉一般用 20 ~ 40mA。电刺激会阴部皮肤可以见到两种收缩，一种是矢状旁肌（外括约肌浅部）收缩引起的肛门关闭活动，另一种是肛提肌复合体纵纤维收缩引起的肛凹皮肤上抬，借此可了解肛凹的位置。

（2）肛提肌复合体纵纤维总是位于矢状旁肌纤维的内侧，左右径仅 3mm，因此，务必在中线切开该肌，从而保证重建后肛管的两侧肌肉量相等。

（3）必须牢记，在直肠尿道球部瘘或直肠前庭瘘的瘘口上方直肠前壁与尿道后壁或阴道后壁完全融合成一共同壁，勉强分离会损伤尿道或阴道。此时，应先在直肠黏膜下向上分离 1cm，然后再进入直肠前壁与尿道后壁或阴道后壁之间分离。

（三）术后处理

处理方法因肛门闭锁的类型而异，目的是使患儿能被社会接纳、生活能自理。一般从 3 ~ 5 岁就要训练患儿学习如何处理粪便，这种训练需要极大的耐心。

1. 低位畸形　要求做长期扩肛术，直至能排出成形便，一般需要持续 1 ~ 2 年。

2. 高位畸形　要求做结肠造瘘口护理，直至行肛门成形术。肛门成形术后还要求行扩肛术，防止狭窄。

3. 排便反射训练　因为患儿有肛管的解剖缺陷，要进行排便反射训练，使他们从反射性控制排便过渡到意识性控制排便。

四、预后

（1）肛门闭锁的死亡率主要与合并其他器官畸形有关。

（2）肛门功能不佳主要与处理不当有关，其次与脊柱裂或骶骨不发育等引起的神经功能障碍有关。能更精确。

第三节　急性阑尾炎

急性阑尾炎可发生于小儿各年龄组，最常见的是 6 ~ 12 岁的学龄儿童，年龄越小发病率越低，5 岁以下明显减少。北京儿童医院的资料统计，5 岁以下占 15%，3 岁以下占 5%，1 岁以下仅占 0.2%，新生儿极为罕见。男孩发病率略高于女孩，男性占 60%，女性占 40%。

一、解剖生理

（一）阑尾解剖

小儿阑尾的粗细、长短差异较大。阑尾远端为盲端，近端与盲肠肠腔相通，二者交界处有黏膜皱襞成瓣，阻挡粪便进入阑尾腔内。不同年龄的小儿阑尾解剖发育有差异，新生儿和小婴儿的阑尾短粗，根部呈漏斗状，基底部宽大对引流有利，梗阻机会少，解剖特性是婴幼儿较少患阑尾炎的原因之一。学龄儿童阑尾腔渐变细呈管状，与成人的阑尾几乎无区别，内容物堵塞管腔不易排出。

阑尾为腹膜包裹，本身有系膜，呈三角形，其中有阑尾动脉、静脉、神经和淋巴。系膜一般较阑尾为短，因而易使阑尾呈弯曲状。当阑尾弯度过大，则阻碍远端腔内物排空，易成为炎症的诱因。

阑尾附于盲肠内后位，其根部与盲肠的相对位置恒定，位三条结肠带的会合部，阑尾远端游离于右下腹腔，其尖端可指向任何方向，常见的指向是盲肠内侧、盲肠外侧、盲肠后位、盆腔位、回肠前位、回肠后位，较少见的是腹膜后阑尾及盲肠壁内阑尾。阑尾在腹腔内的位置取决于盲肠的部位，多数位于右髂窝内，婴幼儿盲肠位置高，较为游动，阑尾位置也随之升高，压痛点可高于麦氏点。但是无论如何，阑尾与盲肠及回肠交接的位置关系永远不变，恰如人的右手，以三四五指握拳，则拇指为回肠，示指为阑尾，而握拳及腕则为盲肠与升结肠。偶尔开腹找不到阑尾时，可从右侧后腹壁摸到固定的升结肠，向下延续掀起盲肠。按右手握拳的部位关系，即可肯定回肠与阑尾的位置。即使阑尾在盲肠后甚至部分在盲肠壁内也能分出阑尾根部。如果确实找不到，可以宣布此人无阑尾。此法俗称为阑尾的“右手定律”。可以避免盲目分离，浪费时间，增加打击。

阑尾的血运系由阑尾动脉供给，阑尾动脉是回结肠动脉的分支，为一终末动脉。小儿阑尾动脉细小，因此血运障碍使阑尾更容易发生坏死。静脉血液通过阑尾静脉、回结肠静脉、肠系膜上静脉，汇入门静脉入肝。阑尾发炎时，感染可沿静脉而上，引起门静脉炎和肝脓肿。

阑尾淋巴引流经回盲肠淋巴结或盲肠后淋巴结至肠系膜上淋巴结。

阑尾受腹腔神经丛分出的迷走神经和交感神经支配，其传入神经与小肠、横结肠都是通过肠系膜上神经节及腹腔神经节经同一后根进入脊髓神经节。因此在阑尾炎症早期. 疼痛开始于上腹部，仅是模糊的疼痛（内脏性痛）。随着病情进展，炎症波及壁腹膜时，躯体神经受刺激产生疼痛（躯体性痛），才表现出明显的右下腹固定疼痛。

阑尾壁由黏膜、黏膜下层、肌层和浆膜层组成，小儿阑尾壁相对较薄，炎症侵犯容易造成穿孔。婴幼儿黏膜下层淋巴组织增生少，而学龄儿童黏膜下层有较丰富的淋巴滤泡。

（二）阑尾生理

阑尾是人类进化过程中的退化器官，阑尾黏膜具有分泌功能，使管腔润滑。阑尾壁具有蠕动功能，将阑尾腔内的食物碎屑或粪便排至盲肠。阑尾能吸收水分，粪便进入阑尾，水分被吸收则形成粪石，引起梗阻及损伤，而成为致病因素。

近年研究表明，阑尾是参与人体细胞免疫的中枢淋巴器官，具有免疫功能。阑尾在发育过程中经历低敏、高敏、成熟稳定的免疫反应阶段，新生儿缺乏局部细胞免疫因素，幼儿和儿童时期，回盲部肠壁淋巴滤泡增生显著，阑尾的淋巴免疫反应逐渐活跃，成为免疫器官之一。但多年来全世界的经验，阑尾切除后对人体的免疫功能无明显的影响。

近年来在治疗便秘时采用的 Malone 手术（阑尾造瘘，用以灌肠）又给阑尾开发了一个可利用的机会。“天生我才必有所用”，阑尾是否有用，可能人们尚未认识。因此预防性阑尾切除术或在腹部其他手术时随意将无病变的阑尾切除是不可取的。

二、病因

引起小儿阑尾炎的病因与成人基本一致，其病因无年龄的特点，其中阑尾腔梗阻和病原菌感染是造成阑尾炎的主要原因。

（一）阑尾腔梗阻学说

阑尾腔的机械性梗阻是诱发阑尾炎症的基本原因。小儿阑尾呈细管状结构，阑尾腔相对较细小，容易发生梗阻。阑尾一端为盲端，发生梗阻后在梗阻之远端部分形成一个两端闭合的管腔，而使分泌物积滞在此无效腔中，腔内压力不断增高使阑尾壁的血运发生障碍，造成局部组织的缺血和破坏，有利于阑尾腔内细菌繁殖，促进感染的发展。

引起阑尾腔梗阻最常见的原因是粪石阻塞。北京儿童医院收治的急性阑尾炎病例，经手术及病理证实 38% 的阑尾腔内有粪石梗阻。粪石形成是由于粪便进入阑尾腔，水分吸收，阑尾蠕动或痉挛的压迫，逐渐浓缩成小球形干燥粪块，当粪石嵌顿在阑尾腔的狭窄部分或阑尾壁有一时性的痉挛时，梗阻即可发生。淋巴组织增生是引起梗阻的又一因素。阑尾黏膜下有丰富的淋巴组织，当有全身感染时，淋巴组织普遍发生增殖性肿胀，阑尾腔发生梗阻。阑尾壁内的淋巴滤泡在青少年时期生长旺盛，故阑尾炎以青少年患者最多。阑尾梗阻的其他原因是阑尾先天性扭曲、阑尾腔狭窄、先天性或病理性粘连所引起的压迫和扭曲。阑尾腔内异物及寄生虫是引起阑尾梗阻的少见原因。

（二）细菌感染学说

1. 细菌侵入阑尾壁的方式

（1）肠道直接侵入：正常阑尾腔内含有各种肠道固有细菌，如大肠埃希菌、链球菌和厌氧菌等。在阑尾黏膜有溃破或损伤时，细菌可侵入阑尾壁引起急性炎症。

（2）血行感染：细菌可经血液循环到达阑尾壁内，遂发生急性炎症。小儿急性阑尾炎在春、夏季比较多见，而在此时期小儿上呼吸道感染，扁桃体炎及咽峡炎也较多见。

（3）邻近感染：急性阑尾炎可因阑尾周围脏器的急性化脓性感染而继发，例如原发性腹膜炎，其脓液常浸渍阑尾，细菌自浆膜外侵入阑尾壁，炎症亦自浆膜层开始而后累及阑尾壁全层。

2. 致病菌

儿童阑尾炎致病菌主要为大肠埃希菌和厌氧菌（脆弱类杆菌多见）混合感染。其他如变形杆菌、铜绿假单胞菌、链球菌也可成为感染源。

（三）神经支配学说

阑尾的生理和病理变化与神经系统的活动有密切关系。当胃肠道功能障碍时（如便秘、腹腔等），使受神经支配的阑尾肌层和血管反射性痉挛，造成血运障碍，导致阑尾黏膜缺血，促使阑尾的损害或加重已存在的阑尾腔的梗阻，引起感染。

以上三方面原因可以相互影响相互作用。神经反射性肌肉、血管痉挛可以造成阑尾腔梗阻和血循环障碍，有利于细菌感染；管腔梗阻和局部感染也可以刺激阑尾神经感受器，引起神经反射性痉挛，如此遂成为一恶性循环。

三、病理

小儿阑尾炎病理特点是不同年龄具有不同的病理分型及病理分期。

（一）病理分型

小儿急性阑尾炎依其病理变化可分为三型，即单纯性、化脓性及坏疽性，与成人类似。北京儿童医院 2 365 例小儿急性阑尾炎的病理诊断结果显示，单纯性占 27%，化脓性最多占 66%，坏疽性少见仅占 7%。因各年龄组小儿免疫反应不同，造成了不同年龄组的病理特点，如单纯性及坏疽性阑尾炎仅见于年长儿，化脓性可见于任何年龄，婴幼儿多为此类。

1. 单纯性阑尾炎　此型多见于年长儿阑尾炎早期，病变主要在黏膜层。大体所见阑尾轻度水肿、充血，周围稍有浆液性渗出。组织切片见黏膜水肿、充血黏膜下层有中性多核白细胞及嗜酸粒细胞浸润，并有淋巴滤泡增生。

2. 化脓性阑尾炎　此类型的阑尾炎发病率最高，可发生于任何年龄，婴幼儿多为此型。病变侵犯阑尾各层，早期即有腹膜感染及渗出，特别是婴幼儿阑尾本身化脓改变可以不重，而腹膜炎则已广泛蔓延。大体所见阑尾明显肿胀，周围有多量脓性渗液，阑尾腔内亦可积脓，而发生张力性穿孔，形成弥漫性腹膜炎。组织切片见阑尾各层组织均有多核白细胞浸润，黏膜溃疡坏死，呈蜂窝样炎性改变。

3. 坏疽性阑尾炎　此型多见于学龄儿童，病变主要为阑尾系膜血管栓塞和阑尾壁全层坏死。其特点为阑尾壁迅速广泛坏死，阑尾本身渗出不多，而周围组织粘连形成较早，局限而形成脓肿者较多。大体所见阑尾肿硬，暗红色的阑尾上散在黑紫色和黄绿色的坏死区。阑尾腔内积脓血，可发生坏死性穿孔，形成局限性腹膜炎。组织切片见阑尾壁血管栓塞，阑尾全层广泛坏死。

4. 梗阻性阑尾炎　此型在病理组织学上并无特点，主要指阑尾腔内蛔虫、蛲虫、粪石引起的痉挛性病变与阑尾扭曲、解剖上的局部狭窄引起的机械性压迫。大体所见阑尾基本正常或轻度充血，周围少量清渗液，腔内有粪石、蛔虫、蛲虫，可发生机械性压迫穿孔。组织切片可见正常阑尾，早期仅有嗜酸粒细胞浸润及淋巴滤泡增生，晚期亦可发生化脓性及坏死性改变。

（二）病理分期

各型急性阑尾炎发展过程按不同阶段分为五期。小儿急性阑尾炎的病理分期可按一定的规律从临床上反映出来，治疗原则也随之不同。

1. 早期阑尾炎　感染局限于阑尾内部，周围渗出少，反应轻微。北京儿童医院收治的 2 586 例阑尾炎资料分析，此期占 25%。

2. 局部腹膜炎期　感染已扩散到周围腹膜，局限于右下腹腔，此期在小儿最为多见，占 40%。

3. 弥漫性腹膜炎期　感染侵及全腹膜，此期占 25%。

4. 浸润期　渗液中纤维蛋白沉积阑尾，与周围器官互相粘连，限制感染扩散。外围渗液开始吸收，阑尾周围形成浸润块。此期在小儿罕见，仅占 1%。

5. 脓肿期　阑尾成为坏死异物或粪石存留腹腔，则成为感染核心，形成脓肿。此期患儿占 9%。随着年龄的改变，病理分期具有差异。3 岁以下婴幼儿很少形成脓肿而多发展为腹膜炎，学龄前儿童则局部腹膜炎期不明显直接过渡为浸润期，学龄儿童多见坏疽型，阑尾坏死渗出不多，则易局部形成脓肿。

四、诊断

（一）临床表现

由于解剖、病理生理及免疫系统的特点，小儿阑尾炎的临床表现有别于成人，不同年龄组儿童有其各自的特点和规律，应予以区别对待。现代医疗技术的迅猛发展，多项检查手段的不断出现，为阑尾炎的诊断提供了多种检查方法，但小儿阑尾炎的最根本的诊断依据仍是持续性腹痛与右下腹压痛。

1. 儿童阑尾炎的临床表现　从学龄期儿童开始其症状类似成人，表现为突发中上腹、脐周的疼痛，6 ~ 10 小时后转至右下腹，多伴有恶心呕吐、发热、精神食欲差。患儿行走缓慢，身体前屈，惧怕震动，活动减少，均为小儿腹痛的特殊表现。跳动震痛也是判断儿童腹痛的证据，通过观察患儿的自然活动如爬上跳下诊台、走路、下蹲等动作的速度及灵敏度，可以肯定腹内存在器质性病变的存在。

腹部查体发现右下腹肌紧张、压痛、反跳痛及叩痛。右下腹固定压痛对于儿童阑尾炎的诊断具有决定性价值。而成人常用的一些检查方法如娄夫辛（Rovsing）征、腰大肌试验、闭孔内肌征象，由于儿童往往不能获得正确的判断，则意义不大。

2. 婴幼儿阑尾炎的临床表现　婴幼儿系指 3 岁以内的小儿，此年龄阶段急性阑尾炎的发病率明显降低，3 岁以下小儿不能准确地叙述病情，临床表现又与年长儿有很大差异，因此婴幼儿阑尾炎误诊率高、穿孔率高。北京儿童医院 2000—2004 年收治 3 岁以内的阑尾炎 137 例，占小儿阑尾炎的 4.8%（137/2 867），穿孔率达 39%（53/137），误诊率达 46%（63/137）。在诊断时应注意下述几点：

（1）婴幼儿病史叙述不清，遇小儿有烦躁不安、哭闹不止，原因不明的发热、呕吐、拒食、精神萎靡，一旦腹部发现有可疑体征时，均应想到阑尾炎的可能。

（2）婴幼儿的腹痛以“颠簸痛”为特征，即在轻拍或颠簸时疼痛更明显。因患儿腹内有发炎的阑尾，因此越摇越闹，越拍越哭，这种异常的表现常为腹痛的线索。

（3）婴幼儿阑尾炎的恶心、呕吐、腹泻等胃肠道症状显著，且出现较早，甚或可发生于腹痛之前，成为最初的症状，易误诊为胃肠炎。与年长儿不同的是，婴幼儿在疾病早期全身反应即可很重，出现高热、精神差、反应淡漠、嗜睡、拒食等症状。

（4）婴幼儿叙述能力差，病史可靠性低：因此查体更为重要，一定要确定阑尾区的固定性压痛和肌紧张，固定性即固定的性质、固定的位置、固定的范围。婴幼儿腹部检查往往不配合，腹部触诊时患儿常哭闹不止、躁动不安，判断腹部有无阳性体征极为困难。三岁以下小儿只能依靠客观查腹，对不合作的小儿采取对比法、三层触诊法、三次检查法及镇静法，触诊时根据患儿哭声强弱变化、腹部按压深度、抵抗检查的动作可以推断有无压痛及肌紧张。婴幼儿盲肠位置较高，阑尾的压痛点偏上或靠近脐部。婴幼儿腹壁肌层发育薄弱，腹肌紧张不足以反映腹膜受刺激情况，即使阑尾穿孔肌紧张仍可不明显，故腹肌紧张的程度不能反映阑尾病变的严重性。至于反跳痛，在婴幼儿不易获得正确的检查，不作为诊断阑尾炎的主要标准。

3. 新生儿阑尾炎的临床表现　新生儿期阑尾炎极为罕见。北京儿童医院 2004—2008 年间仅收治 1 例，为年仅 13 天的女婴，占小儿阑尾炎的 0.003%（1/2 612），国内外文献报道亦很少。由于本病极罕见，多不为临床医生重视，故多在手术时才确诊。

新生儿阑尾炎无特异性的临床表现，常以腹胀、呕吐、烦躁就诊，腹部压痛、肌紧张均不明显，常误认为腹部压痛及肌紧张是胀气肠管所致。单纯依据临床表现难以诊断新生儿阑尾炎，需依靠腹腔穿刺、B 超检查协助诊断。

（二）小儿常用的辅助检查方法

1. 直肠指检　直肠指检对小儿阑尾炎及腹腔其他疾病的诊断具有价值，而双合诊较单纯直肠指检更为可靠。当腹部其他检查仍不能提供足够的诊断证据时，直肠指检常属必要，其阳性结果及阴性结果同等重要。

急性阑尾炎时，直肠指检可发现直肠右壁触痛敏感，阑尾在盆位时明显，甚至可能触及索条样肿胀的阑尾，更重要的是了解有无阑尾周围浸润或脓肿形成。女孩要注意除外内生殖器肿物。

2. 腹腔穿刺　腹腔穿刺是除手术以外最直接、最迅速获得腹腔内情况的简便手段，小儿因腹壁肌层薄弱，腹肌紧张不足以反映腹膜刺激情况，特别是婴幼儿往往渗出多，而腹部仍柔软，故腹腔穿刺常属必要。右下腹抽出脓性液体或腹腔液镜检发现 WBC 及脓细胞可明确阑尾炎的诊断。穿刺阳性往往为探查依据。

（三）实验室检查

1. 血常规　多数急性阑尾炎患儿 WBC 及中性粒细胞升高，且 WBC 及中性粒细胞的增高随着阑尾炎的病变轻重而变化，绝大多数 CRP 升高明显。少数病例 WBC 不升高，故不能单纯依据血常规做出阑尾炎的诊断。北京儿童医院统计 2 612 例阑尾炎病例，WBC 大于 10×10^9 者占 70%，小于 10×10^9 者占 30%。

2. 尿、便常规　一般无特殊改变，当阑尾位于输尿管和膀胱附近，尿内有少量 WBC 和 RBC，当阑尾刺激直肠时，便内可有少量 WBC 或脓细胞。

（四）超声检查

超声检查已成为小儿阑尾炎首选的检查方法，对急性阑尾炎具有诊断价值，其诊断的敏感性为 80% ~ 95%，特异性为 89% ~ 100%，准确性为 90% ~ 96%。被公认的急性阑尾炎超声诊断标准为：病变的阑尾呈低回声的管状结构，压之形态不改变。阑尾直径 >6mm，横切面时呈同心圆的“靶”样图像。有时腔内可见强回声粪石，后曳声影。穿孔后的阑尾可不显影，盲肠周围出现局限性积液，阑尾如被显示，多呈不对称性阑尾管壁增厚。超声不但是诊断急性阑尾炎的一种较特异可行的影像学诊断方法，而且在其鉴别论断方面也提供了图像诊断依据，特别是对于女孩的生殖系统疾病的诊断是有帮助的。

五、治疗

（一）治疗原则

阑尾炎总的治疗方案从三方面考虑，第一是处理病灶；第二是控制症状；第三是抗菌治疗。处理病灶牵涉到非手术治疗和手术治疗的指征问题，确定手术治疗和保守治疗方案必须根据患儿年龄、病变类型、病理分期、病情程度、全身情况及家长需求进行综合评价。决定手术与否应考虑以下几方面因素。

1. 影响预后因素　小儿阑尾炎较成人炎症不易局限，穿孔率高，易引起腹膜炎，小儿阑尾继发腹膜炎迅速产生比成人严重得多的全身中毒症状，甚至威胁生命。若保守治疗，日后阑尾炎反复发作及肠粘连、盆腔炎的概率大，给儿童的生长发育、生活学习造成不利影响。因此，小儿急性阑尾炎主张早期手术治疗。

晚期的小儿阑尾炎，周围浸润较重，感染已开始粘连，此时组织充血、水肿、分离困难，有造成医源性穿孔污染腹腔及重新扩散感染的危险，应予以非手术治疗。

2. 年龄因素　5 岁以内，特别是 3 岁以内小儿，阑尾壁薄，大网膜短，感染扩散变化快，腹膜局限能力差，应该优先选择手术治疗方案，年长儿病变发展动态相对缓慢，腹膜具有一定的局限能力。早期非梗阻型阑尾炎，有手术禁忌时，可予以保守治疗。

3. 病变类型因素　单纯性阑尾炎可先暂予以保守治疗，经抗生素治疗有效，则可维持保守治疗，如感染仍有扩散趋势，则宜中转手术。化脓性、坏疽性及穿孔性阑尾炎，以手术切除阑尾消灭病灶，防止感染进一步发展为原则。阑尾脓肿及阑尾浸润块形成，多以保守治疗为主，脓肿张力高，有胀大趋势，则需穿刺抽脓。

4. 病情进展因素　患儿的精神状态、全身情况可以反映病变的进展趋势，动态观察小儿的整体状况以决定治疗方案，真正体现了小儿外科的特点。在疾病的急性期，阑尾病灶有穿孔腹膜炎的可能，患儿表现为精神弱、食欲差、高热，全身情况加重，此时切除阑尾以预防感染扩散。发病三天左右，阑尾炎处于可扩散、可局限之际，如果正在扩散，切除病灶，去掉感染源，可能有利。如果正在局限，腹腔探查不但破坏局限，而且阑尾切除困难，强行切除有造成阑尾残端瘘、损伤周围器官的危险。此时患儿精神食欲已渐好转，全身情况稳定，则应采取保守治疗。目前，死亡率已经不是阑尾炎的评价标志，手术治疗或保守治疗后病情见好见坏，才反映阑尾炎疗效的现代水平。强调对于晚期阑尾炎应仔细进行肛门－腹部双合诊检查，以发现肿大的阑尾及周围的浸润块，甚至在麻醉后再次进行腹检和直肠指检，发现浸润块仍可取消手术。

（二）非手术治疗

1. 对症治疗　控制症状是小儿阑尾炎治疗中不容忽视的部分，如发热过高，可引起致命的术中、术后恶性高热，乃至惊厥。呕吐频繁，可引起脱水、电解质紊乱、酸碱失衡，不予纠正则导致休克。对症治疗包括：

（1）腹痛腹胀严重者应禁食、胃肠减压。

（2）纳差、呕吐频繁者应静脉输液，补充累积损失量、额外损失量及生理需要量。

（3）高热的处理：北京儿童医院规定肛表测温在 38.5C 以上的患儿，常规给予降温。采用物理降温（如头部置蓄冷袋、冷盐水灌肠、乙醇拭浴）、药物降温（口服阿司匹林、静注赖氨酸阿司匹林）及人工冬眠降温。

2. 抗生素治疗　急性阑尾炎是一种感染性疾病，原则上应用抗生素是必需的，但切不可滥用。应根据治疗方案及病变类型而定。对于非手术治疗的患者，常规使用抗生素，用药持续到急性阑尾炎症状、体征完全控制痊愈为止。对于接受手术治疗的患儿应视阑尾病理变化而决定。

北京儿童医院经验：单纯性或化脓性阑尾炎给予二个剂量的两种抗生素联合应用，即第一剂量在手术当日静脉给药，第二个剂量在手术后第一天重复一次，手术后第二天口服抗生素即可。坏疽性及穿孔性阑尾炎术后持续静点抗生素至少 3 天，直至体温正常、白细胞下降方可停药。阑尾脓肿持续静点抗生素 7 ~ 10 天，复查 B 超显示脓肿缩小、周围炎症吸收即可停药。如果停药后不久又复发多为脓肿内异物如粪石、坏死的阑尾等。有必要考虑切开引流及脓腔探查。

急性阑尾炎为需氧菌和厌氧菌的混合感染，选择抗生素应针对此点。国外推荐氨苄西林、庆大霉素、克林霉素三药联合应用。克林霉素为抗厌氧菌的敏感药，但应注意可能产生伪膜性肠炎的并发症。国内多采用第三代头孢菌素及甲硝唑两药联合应用。甲硝唑能有效地抵抗革兰氏阴性厌氧菌，已成为抗厌氧菌的首选药。

（三）手术治疗

当今切除病变阑尾有两种方法。

1. 传统的剖腹阑尾切除　已公认为是一种简单、易行、安全的手术，儿童与成人的阑尾切除术式相似，下述几个问题值得探讨。

（1）切口选择：小儿盲肠游动性较大，阑尾位置有变异，应根据压痛最明显处为切口中心，常规采用麦氏切口，而较成人典型切口位置为略高。为避免瘢痕，满足美观的要求，也可采用“改良麦氏切口”，即右下腹横纹切口。遇有诊断欠明、需开腹探查者，则采用右腹直肌切口。

（2）切口缝合：对早期及轻度的阑尾炎，适用于可吸收缝线逐层缝合。而对于小儿穿孔及坏疽性阑尾炎，因其术后切口感染率高达 20%，北京儿童医院对麦氏切口的缝合方法加以改进，采用不缝合腹膜，其他各层抽线缝合的关腹方法，使切口感染率下降为 0.5%。其机制在于：①不缝合腹膜：使切口各层炎性渗出及积血向腹腔内引流而被吸收，减少了肌间无效腔的形成。②腹壁全层贯穿缝合：7 天后抽出全部缝线，减少了切口异物肉芽肿的形成，终止了缝线引起的不良反应，杜绝了切口慢性窦道的产生。

（3）腹腔冲洗：既往认为腹腔冲洗有助于感染的扩散，因此不主张行腹腔冲洗术。随着腹部外科的发展，目前已知腹腔内的液体并不是停滞的，而是不断地进行循环流动和交换，膈淋巴系统是腹膜腔内吸收的主要途径，因而造成腹腔内液体、细菌及毒素向膈下流动。腹腔液体的内循环学说揭示了腹腔液体自身具有的运动性质。

腹腔内感染的发生与感染物的数量关系密切，临床和实验室资料已经证明，发生感染时组织中的细菌数目计数在 10^4 ~ 10^6/mL（g）组织之间。以此为理论基础，对新鲜的腹腔污染用大量的生理盐水能够稀释脓液，降低单位体积的细菌计数，从而预防腹腔内脓肿的发生。

（4）腹腔引流：阑尾切除术后是否放置引流，历来是一个有争议的问题，腹腔引流作为一安全措施，也可带来诸如伤口感染、腹内感染、腹腔内粘连的并发症。对于早期、局限性腹膜炎期的急性阑尾炎术后不置引流已成共识。而阑尾穿孔形成弥漫性腹膜炎，只要用大量生理盐水清洗腹腔，直至清洗液转清晰，在大剂量的广谱抗生素的联合应用下，也不需放置引流。对于阑尾根部穿孔残端处理不满意，腹腔污染重，脓液稠厚量多，腹腔内有粪石、蛲虫等异物遗留，腹腔内渗血、止血不完全的急性阑尾炎及阑尾脓肿，术中应放置有效的引流。

2. 腹腔镜阑尾切除　腹腔镜对于诊断和治疗阑尾炎是一个划时代的进步，这种将传统的外科操作与现代高科技成果完美融合所形成的新的治疗手段，以其切口小、创伤小、痛苦少、恢复快等无可比拟的微创优势，得到了患者的欢迎和外科医师的赞同和接受。北京儿童医院 2004—2008 年共施行阑尾切除术 2 263 例，其中开腹阑尾炎切除术 1 987 例，占 88%，腹腔镜阑尾切除术 276 例，占 12%。腹腔镜代替开腹阑尾炎切除术是发展的必然趋势。

（1）腹腔镜阑尾切除术的适应证：①明确诊断的各型急性阑尾炎。②女孩阑尾炎：术中需探查子宫及附件，排除其他疾病。③肥胖儿阑尾炎：开腹常需较大切口才能探查，而微创手术切口小，视野清晰，暴露满意。④怀疑阑尾炎，但诊断仍不明确的腹痛患儿，腹腔镜手术可全面进行腹腔内脏器探查，此方面是腹腔镜手术突出的优越性。

概括总结腹腔镜阑尾切除术的适应证为 3F 指征，即确诊的局灶性阑尾炎、肥胖儿阑尾炎、女孩阑尾炎。

（2）腹腔镜阑尾切除术的禁忌证：患儿一般情况不好，血流动力学状态不稳定患儿。腹腔粘连严重者。

腹腔镜手术发现上述情况应立即转为开腹手术，小儿手术术式的选择以保证安全、祛除病灶、不加重病情为原则。

（3）腹腔镜阑尾切除技术：Semm 于 1983 年报道的首例腹腔镜阑尾切除术，为阑尾切除术提供了一种新的方法。这一操作已越来越多地被临床医师采用。用腹腔镜治疗阑尾炎具有创伤小、痛苦轻、恢复快、减少腹腔粘连的机会等优点，特别是对于肥胖的患儿具有更独特的优越性。同时对于难以确诊、怀疑有阑尾炎的病例，采用腹腔镜检查是一种很好的诊断方式，确诊率达 100%，优于 B 超和 CT。操作步骤如下：仰卧位右臀部稍垫高。

1）Trocar 放置如图 10–3 所示：采用开放式在脐窝中央作纵向切口放置 5mm Trocar，在耻骨上和左下腹分别置入 5mm Trocar。

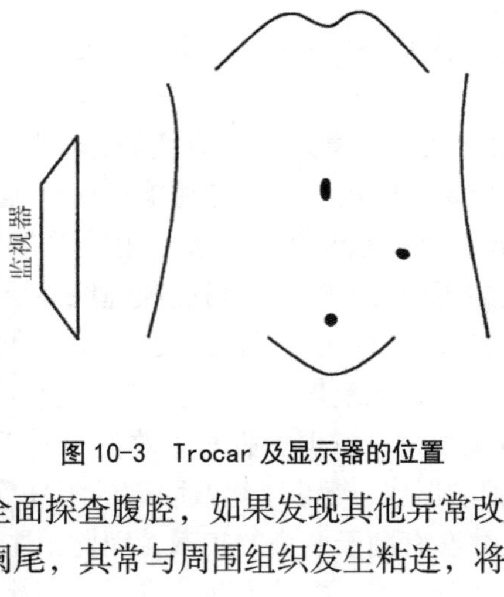

图 10–3　Trocar 及显示器的位置

2）探查腹腔：转动腹腔镜头全面探查腹腔，如果发现其他异常改变，应该同时处理。

3）游离阑尾：提起盲肠找到阑尾，其常与周围组织发生粘连，将阑尾根部及系膜分离显露清楚，才能顺利将其切除。

4）处理阑尾系膜：阑尾系膜周围粘连被完全松解后，提起阑尾，使阑尾系膜展开，用弯钳在阑尾系膜靠近阑尾根部无血管的部位戳孔，孔的大小依据处理系膜的方法而定，可以从 Trocar 直接带入结扎线，结扎阑尾根和系膜。也可以经腹壁穿入针线结扎阑尾的根部，然后将阑尾及盲肠悬吊在腹壁，以便于显露系膜。目前较可靠处理阑尾系膜的方法包括：腹腔内丝线结扎、双极或单极电凝电切、施夹、预制环状结扎带及内镜钉合器等。目前我国小儿外科医生广泛采用的是腹腔镜内丝线结扎，事实证明安全可靠，减少了费用，也避免了异物残留。

5）切除阑尾：距盲肠 0.5 ～ 1. 0cm 钳夹阑尾，用丝线（1 号或 4 号）于阑尾根部环扎，用电刀距结扎线 0.5cm 切断阑尾。也可用钛夹或内镜钉合器的方式处理阑尾根部。用电刀烧灼残断的黏膜。

6）取出阑尾：标本应从脐部套管中取出，如果阑尾太粗、坏疽或已穿孔，不能通过套管，可将一标本袋经套管放入腹腔，把阑尾装入袋内，然后将其拖至套管内到感觉有抵抗感为止。然后拔出套管，使袋的颈部露出腹壁，将其拖出切口。

7）检查手术区域：取出阑尾后重新建立气腹，仔细检查阑尾以及系膜残端有无出血点。对阑尾坏死或穿孔的病例必须注意检查有无粪石脱出。腹腔内遗留的粪石常成为脓肿的核心，需再次手术。右下腹有少量渗液者应彻底吸净渗液，不必放引流。腹膜炎严重或脓肿形成者应行腹腔冲洗，必要时放置腹腔引流。

注意要点：将阑尾的根部悬吊在前腹壁上有利于显露和处理阑尾系膜血管；可以用电凝靠近阑尾壁逐渐切断系膜，因为此区域内为阑尾动静脉的终末细小分支，电凝可以达到确切止血的目的。如果阑尾尖部与后腹壁粘连紧密，可以采用逆行切除阑尾方式，先结扎阑尾根部。然后用电凝贴断端的浆膜，由近向远断离系膜。

六、并发症

（一）伤口感染

伤口感染是阑尾切除后最常见的并发症。其发病率与阑尾炎症的严重程度有关，非穿孔性阑尾炎切口感染率低于 1% ～ 2%，坏疽性及穿孔性阑尾炎切口感染率高达 10% ～ 20%。近年来因抗生素的广泛应用，使穿孔性阑尾炎伤口感染率已低于 5%。北京儿童医院统计 2004—2008 年 2 263 例阑尾切除术患儿，术后伤口感染仅 7 例，伤口感染率为 0.2%。伤口感染多于术后 3 ～ 5 天出现征象，体温升高，局部红肿压痛，有少量渗液，应早期拆除缝线，敞开引流。

（二）腹腔残余感染

腹腔残余感染是穿孔性阑尾炎早期术后并发症。小儿腹腔残余感染多数是小的脓肿或炎症浸润，此类脓肿被认为是粘连的小肠袢形成的蜂窝织炎，而非真正的脓肿。少部分形成较大的脓肿，最常见的是盆腔脓肿，其次是肠间隙脓肿，少数为膈下脓肿。

目前由于适当的引流、残余物（粪石）的清除及术前、术中、术后有效的抗生素的投入，小儿阑尾炎术后残余感染并发症已明显下降。盆腔脓肿发病率普遍低于 5%，而阑尾残端瘘、门静脉炎、膈下脓肿等感染并发症现已罕见。

发生腹腔残余感染的患儿，多出现于穿孔性及坏疽性阑尾炎术后，恢复过程表现为“三懒一无”，即懒起床、懒活动、懒说话、无食欲。体温及白细胞增高，并有腹痛及腹胀。典型的术后盆腔脓肿表现为里急后重、排便频繁、排黏液及脓液等直肠刺激症状。直肠指检发现直肠前壁水肿、触痛，双合诊触及张力性肿物。B 超检查可显示右髂窝或盆腔液性暗区。

腹腔残余感染的治疗多采用保守治疗，予以有效的抗生素及内服中药。大的脓肿在超声定位下，进行经皮穿刺引流。盆腔脓肿可经直肠前壁切开引流。

（三）肠粘连肠梗阻

麻痹性肠梗阻是阑尾炎合并腹膜炎的早期并发症，由于炎症和手术本身刺激肠管及系膜，术后会发生蠕动减弱性肠麻痹，出现腹胀、呕吐、肠鸣音减弱或消失、不排便等现象。X 线平片显示肠淤张或麻痹性肠梗阻征象。穿孔性阑尾炎术后肠麻痹通常持续 3 ～ 5 天，经禁食减压、输液、抗炎而治愈。

早期粘连性肠梗阻是阑尾术后引起的机械性肠梗阻，常见于阑尾穿孔和合并腹膜炎的病例。常发生于阑尾炎手术后数天内，系因肠管屈折，再加炎症水肿，纤维性渗出液造成肠与肠互相粘连所致。此种肠梗阻经胃肠减压，大量抗生素控制感染，中药应用，2 ～ 3 天梗阻即可解除。少数病例经治疗 3 天无效，进行钡餐检查或钡剂灌肠，显示钡剂停滞不前或结肠瘪缩，而确诊为完全性肠梗阻，可考虑再次手术，以松解粘连，解除梗阻为原则。

七、预后

小儿阑尾炎总死亡率目前均在1%以下，国内外先进水平接近于0。其中3岁以下患儿死亡率和重病率较高。小儿阑尾炎无论早期或晚期、手术或非手术治疗，痊愈后多不留后遗症。阑尾炎及时早期手术患儿平均住院日为5天，晚期阑尾炎平均住院日为8天，阑尾形成浸润或脓肿平均住院日10天。住院2周左右的患儿多因各种并发症之故。少数患儿手术后或脓肿痊愈出院后，仍有发生腹腔残余感染或粘连性肠梗阻而再入院者，再手术治疗率较低。保守治疗多能治愈。

非手术治疗阑尾炎可以复发，但小儿复发率远较成人低得多。有人主张阑尾炎复发时以手术为宜。

第四节　小儿肠套叠

一、定义

关于小儿原发性肠套叠的定义：一般提到“小儿肠套叠（infantile intussusception）”是指“原发性肠套叠”，指一段肠管在无明显器质性原因下套入另一段肠管腔内。套入的肠管称为“套入部”，被套入的肠管称为“鞘部”，套入的最先端称为“头部”，套入的最后部也即鞘部的反折处称为“颈部”（图10-4）。此种套入必须在肠管痉挛的基础上，致不能自然退出，才能称为肠套叠。小婴儿开腹手术，因寒冷，在手术台上常见的暂时性套叠及尸解时见到的濒死性肠套叠，轻轻一拉就能退出者，在临床上都不能叫肠套叠。

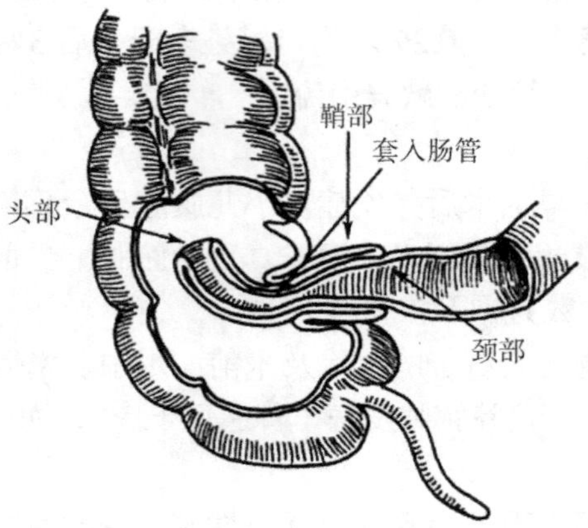

图10-4　肠套叠图解

二、分类

1. 按病因分

原发性肠套叠，指无明显器质性原因，自然互相套入。婴儿肠套叠多属此类。继发性肠套叠，指套入的头部为一器质性病变，如肿瘤、息肉、翻入的梅克尔憩室等为起点，随肠蠕动而被推入下一段肠腔，带动肠壁一起套入。各年龄均可发生，婴儿同样可见。

2. 按解剖部位分

小肠套指小肠套入小肠，很少见。除个别继发肠套叠外，一般只见于大手术后三四天内，特别是腹部手术后，肠麻痹恢复期。结肠套指结肠套入结肠，基本上都是肿瘤继发肠套叠。回结套：指回肠套入结肠。又分：回盲套，指回肠套入盲肠，继续前进但阑尾始终不被拉入；回回结套，指回肠先套入回肠，再继续前进，套入结肠，阑尾也保持在套叠之外；回盲结套，指回肠套入盲肠，继续连盲肠一起带入结肠，阑尾也带入结肠之内。

3. 按套入层次分

可分为单套与复套。一段肠管套入另一段肠管腔内，截断面为三层肠壁，称为单套；单套的肠套叠整体又套入下一段肠管内，截断面为五层肠壁，称为复套。按套入方向分，可分为顺蠕动套与逆蠕动套；按套叠数目分，又可分为单发套与多发套（图 10–5）。

4. 按临床情况分

有急性、慢性与复发性之分。突然发病，导致完全性肠梗阻。一两天内可能发生绞窄性肠坏死者称为急性肠套叠。常见的小儿肠套叠均属此类。虽然肠管套叠，可能存在多日，但无完全性肠梗阻者，称为慢性肠套叠。见于两岁以上小儿肠套叠，或更常见于肿瘤继发肠套叠。另外一种反复发作的肠套叠，短期内复发两次以上者称为复发性肠套叠。其中也有两种：一种是有器质性病变的继发肠性套叠；另一种是无器质性病变的习惯性肠套叠。偶然一例治疗复位后不久又复发者，多因复位不完全。只能称为肠套叠复发，不能诊断为复发性肠套叠。

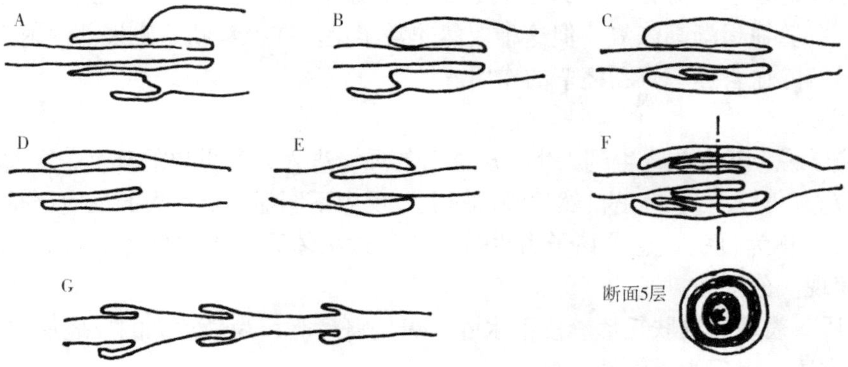

图 10–5　分型图解

A. 回回结套；B. 回盲套；C. 回盲结套；D. 顺行套；E. 逆行套；F. 复套；G. 多发套

三、发病率

小儿肠套叠的发病率在婴儿急腹症中占首位。在全部小儿外科急腹症中仅次于急性阑尾炎。急性肠套叠常见于 2 岁以下婴幼儿，以 4 ～ 10 个月婴儿最为多见，随年龄的增长发病率逐渐降低，5 岁以后发病极罕见。男孩发病占明显优势，男孩比女孩多 2 ～ 3 倍。北京儿童医院 2004—2008 年共治疗小儿肠套叠 1 512 例，年均收治肠套叠 300 例，我国各大儿童医院收治肠套叠例数大致相近。各年龄均可发病，最小年龄 2 天，最大 14 岁，新生儿期 9 例，占 0.5%，2 岁以内 1 410 例，约占 90%，其中 4 ～ 10 个月发病者 821 例，占半数以上（52%），5 岁以上者 59 例，仅占 4%。男性 1 102 例，女性 410 例，男女之比为 2.3 ∶ 1。肠套叠一年四季均可发病，以春季夏季（3 ～ 6 月份）较为多见，秋季（8 ～ 10 月份）次之，冬季（11 ～ 12 月份）少见。国内多数儿童医院每年约治疗 100 ～ 500 例，80% 以上在门诊灌肠治疗痊愈。但在人群中仍是极少数，因此不少非儿科专业医生常想不到此病而有误诊。各型肠套叠之中，一般人的印象只有婴儿原发性急性肠套叠，虽无精确统计，各单位报道均在 95% 以上，有的多年来均为 100%。因此非典型种类的肠套叠也常被误诊。婴儿原发性急性肠套叠好发年龄为生后 6 个月到一岁半。6 个月以下及两岁以上患儿很少见，并且症状也不典型，因此也容易误诊。过去教材上一般印象是男性第一胎营养好的孩子为多见。现在一家一个孩子，营养普遍提高，这个发病率已无重要意义。

四、病因

人们对肠套叠的认识已有百年历史，但教材中对原发性婴儿肠套叠仍然说病因不明。从临床发展过程可以推论为加辅食可能引起不同程度的蠕动紊乱甚至痉挛。偶然某次痉挛严重则可能发生肠套叠。

如果孩子属于痉挛体质，则更易发生肠套叠。断奶加辅食是每个孩子必经的过程，痉挛体质幸亏不多，严重痉挛演变为不能退出的肠套叠者为数更少。这是公认的事实，因此，就产生了两个学说：一为痉挛学说，一为过敏学说，介绍如下。

（一）痉挛学说

痉挛学说的内容包括：肠管痉挛后可以因蠕动套入远端连续的肠管即鞘部形成套叠，同时鞘部也必须发生痉挛，阻止套入肠管退出。从而形成恶性循环，以致成为不可逆性肠套叠。肠痉挛的原因在断奶期婴儿多为过敏性神经血管痉挛引起的肠缺血。所以本病好发于加辅食之后，注意解痉可以提高疗效。

在家兔实验中，开腹后立刻见到小肠蠕动甚至痉挛活跃，此起彼伏，偶尔也见到肠套叠，但不久自然松开退出。这是开腹后寒冷使血管痉挛所致。这种现象，在临床上小婴儿开腹手术中也常见到。如果用钳夹阻断肠系膜血管，立刻出现严重痉挛，肠管变细变硬，如同白蜡棒。可以人为地插入相连的肠管造成肠套叠，但不久又自然退出。即使用缝线固定，也会被强烈的蠕动撕脱缝线而退出。如果套入后另外用钳夹阻断鞘部血管，立刻发生鞘部痉挛，则套叠不再能退出，并且随着强烈的蠕动继续向前套入。肠管的套入，牵拉血管又导致血管痉挛、缺血引起进一步肠痉挛。肠痉挛本身又再加重缺血，于是形成恶性循环。肠管越套越多，供血越差，最后肠管渐渐缺血坏死。实验中偶尔也见到肠管坏死前突然肠管放松，套叠退出，肠管血运渐渐恢复。但这种偶然非常罕见。在家兔肠系膜根部注射 2% procaine 常可见套叠退出。可能是解除血管痉挛及肠痉挛的作用。

（二）过敏学说

也叫环境适应学说。新生儿降生到人世，从子宫的环境进入人类世界的环境，巨大的变更必须适应，肯定有一定的反应。一般人的适应是自然逐渐的过程，反应不明显。个别人的反应严重而有明显的症状，在临床上有所表现，称为过敏。这种孩子占少数，称为过敏体质（或称身体素质）。临床上常见的小儿过敏体质有四种表现。分别为：

1. 渗出性体质　表现为皮肤丘疹、皮下水肿，患处瘙痒等，为最常见的反应形式。
2. 气管痉挛体质　表现为过敏性喘息。
3. 肠痉挛体质　表现为阵发性肠痉挛腹痛。
4. 出血性体质　表现为过敏性紫癜。环境适应过敏反应的发展过程，也是一种免疫反应过程，基本上服从“破伤风血清”三步反应模式（TAT model）。即“初接触，无反应；再接触，过敏反应；小量多次接触，脱敏”。最后达到适应世界各种环境。肠痉挛体质患儿断奶加辅食是一个明显的环境改变，在过敏阶段产生严重肠痉挛而导致肠套叠。

五、病理

肠套叠的病理变化可以分为三个阶段：早期为痉挛阶段：只是肠壁肌肉缺血而痉挛收缩，基本上无组织学改变。退出后肠壁完全正常。第二期为恶性循环阶段：由于痉挛而缺血，缺血更痉挛。组织学可见炎性反应、出血、渗出、细胞浸润与坏死。退出后肠壁有炎症表现。有红肿及斑点型出血灶，但浆膜光泽正常，蠕动正常。第三期为不可逆期：很难退出。组织学可见完全坏死、溶解。从坏死的标本观察，套入部坏死与鞘部坏死完全不同。套入部严重水肿、僵硬、色黑红，顶部黏膜糜烂脱落，颈部反折部浆肌层有撕裂。镜下见明显水肿渗出与细胞浸润，血管内血球充盈，血管外大量出血及凝血块。可以诊断为静脉阻滞充血性坏死。与此不同，鞘部肠管则严重扩张，肠壁被牵拉成软薄片、无弹性，色灰白。远端近正常处外观可能基本正常，稍显苍白。但有散在小点状出血或灰白斑。灰白段切片见水肿渗出均不明显，血管内无血球。诊断为动脉阻断缺血性坏死。正常肠管散在的灰白斑处切片也是典型缺血性坏死。在动物（家兔）实验中坏死肠管退套后不离体做耐压实验。套入部平均耐压 160 ~ 180mmHg，鞘部平均耐压 20 ~ 50mmHg，而正常肠管对照平均耐压 140 ~ 220mmHg。此结果提示临床应注意考虑鞘部的耐压有时很低，任何灌肠均可发生穿孔。

六、症状

众所周知，小儿肠套叠的典型三大症状为婴儿腹痛、腹内肿物与便血，症状是病理的反应。因此病理的三个阶段也各有相应的不同症状。早期肠痉挛为主，突出症状为阵发性剧烈腹痛。痉挛间歇时，因为局部并无器质性病变，所以症状完全消失。患儿安静，吃奶正常。但随蠕动再发痉挛，剧烈腹痛再发，而形成一定的阵发性规律。常常引起母亲的注意，发现患儿的不正常而就诊。一旦发现便血，则意味已经进入第二阶段。开始，一般精神状态基本正常，几个小时后，出现中毒症状，包括：逐渐精神不佳，发热，呼吸脉搏加快，烦躁、拒食，哭闹反而减轻。说明渐渐进入坏死阶段。一般 48 小时以后，患儿腹痛仍存在但不突出，血便也可能已停止排出。出现腹胀、怕动、拒拍、拒抱。如不急救，死亡率很高。

七、体征

随着病理的发展，体征也有一定的变化。痉挛阶段因无器质性病变，很难查出体征。只有在痉挛间歇时，仔细查腹，可以摸到比一般痉挛肠管粗硬的腊肠样肿物，多在剑突下可活动。腹痛发作时右上腹肿物应该更早摸到，但患儿不能合作，很难摸到。便血出现后已是恶性循环阶段，肿物已很突出。腹痛间歇时，腹不胀、不硬，仔细检查多可摸到肿物，但无压痛紧张。此时的体征一般说明肠管尚未坏死。晚期患儿一旦出现腹胀、压痛、紧张，甚至肠鸣音消失，则已完全进入坏死期，此时虽然已无便血，但直肠指检可见血性液。应急需手术抢救。

八、辅助检查

典型小儿肠套叠靠症状体征足以明确诊断，无须复杂检查。诊断不能肯定时，B 超可以看到套叠肠管以及特殊的肠型。此法比较安全便捷。一般临床上多在已经决定灌肠治疗时，同时做疗前观察。盐水灌肠在 B 超下，气灌肠在 X 线下先做低压观察（图 10-6 ~ 图 10-8）。

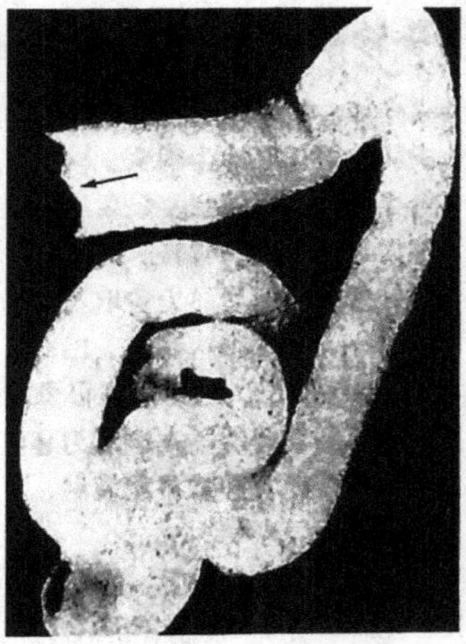

图 10-6 钡灌肠见到充盈缺损图

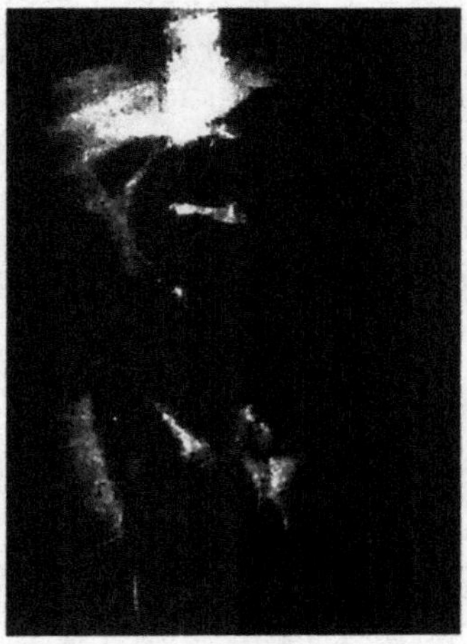

图 10-7 气灌肠见套叠影

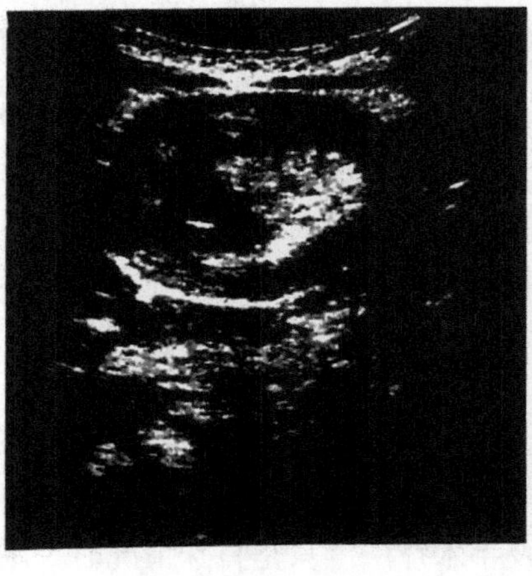

图 10-8 B 超见同心圆影

九、诊断

小儿肠套叠的诊断：典型三大症状为婴儿腹痛、腹内肿物与便血。几个小时以上的无故剧烈哭闹，时哭时停，就应该想到肠套叠。这点在母亲育儿法中就应该强调宣传。肠套叠贵在早期确诊。诊断的重点在“肿物”。有经验的医生靠摸腹，可疑者做B超，基本上拟诊为肠套叠可行气灌肠确诊后立即复位。如果已是晚期，24或48小时以上，B超或低压气灌肠可以看到肠套叠影，并注意观察鞘部张力与收缩能力以估计能否注气复位。或行低压钡灌肠诊断是否为完全性肠梗阻以决定是否手术。如果更晚，已有腹胀、中毒症状，则应腹穿查血性腹腔积液，必要时B超核对，准备开腹。

肠套叠是在肠痉挛基础上发展的。婴儿腹痛就诊，医生未摸到肿物，也无便血，诊断肠痉挛。开药回家，回家后继续发展为肠套叠。因已看过医生，反而耽误了时间，失去早期及时治疗的机会。想到痉挛学说，应嘱咐家长如果6小时后不见好转，特别是一般精神反而更坏，必须马上再来急诊。当然如果出现便血更要速来急诊。既然肠套叠是由痉挛引起，对好发年龄可疑病例，治疗腹痛时给一些解痉、镇定以及脱敏药物也是合理的。

十、非典型肠套叠诊断

临床上诊断典型的肠套叠并不困难。非典型原发性肠套叠如：“大出血型、休克型、无梗阻型”都易误诊，特别在重症痢疾高发期，夹杂在中毒性痢疾患儿中间，而被误诊为痢疾。按肠痉挛的规律，肠套叠的发病是随肠蠕动而呈间歇性的，痉挛间歇时既无疼痛也无肠梗阻症状。痉挛间歇时，患儿可能排气、排便，但不能排除肠套叠，细心摸腹可能摸到肿物，称为非梗阻型肠套叠。此型肠套叠病理损害比较轻，间歇时可以精神很好，吃玩如常，正是灌肠治疗的好时机，应当尽力争取及时确诊。另有个别的孩子肠套叠急而紧，一次痉挛就再也不能放松，严重阻断循环，肠管很快麻痹、出血。临床上表现为无痛性“大出血型”。另有精神已经萎靡而尚未表现便血的“休克型”，此型发病很急，时间较短，一般也无肠梗阻症状或体征。但腹不胀，无紧张，多能摸到肿物。肠套叠的基本病理为套叠加痉挛的较硬肿物。除晚期腹膜炎肠麻痹外，一般无腹胀，只要想到肠套叠的可能，肿物多能摸到，不可忽视。可疑者，应做B超检查。

特殊类型的肠套叠与原发性肠套叠有不同的病因病理，要求不同的治疗。必须与原发性肠套叠鉴别。临床上常见有各种继发性肠套叠与手术后小肠套叠。肠内各种肿瘤为起点的肠套叠可以发生在任何年龄，当然也能发生于小婴儿。常常误诊为原发性而行气灌肠，特别是与原发性复套更易混淆。但细心的医生可能观察到复位不满意或疑有肿瘤。B超或CT常可确诊。另一种继发肠套叠是梅克尔憩室翻入肠内成为起点，也可见于婴儿。过敏性紫癜引起肠套叠罕见于婴儿。诊断都须靠腹部肿物与B超或CT。

手术后肠套叠常见于腹部大手术后第四天。从肠麻痹转为蠕动紊乱，痉挛的小肠自相套入。此时腹胀为主，腹痛不明显，因腹部有切口，摸腹不满意常致误诊。凡术后肠麻痹，蠕动音恢复后出现肠梗阻，首先应想到小肠套叠。钡灌肠只能诊断完全性机械性肠梗阻，可以决定开腹探查。B超能见到套叠肿物。还有一种非常严重的脱肛，病理上实际是乙状结肠与直肠的套叠，但是与晚期的回结套叠－二直套至肛门者很相似，但这种脱肛一般症状不严重，也很少发生于婴儿。这些特殊肠套叠均需手术治疗，灌肠治疗很难奏效。但也可以利用灌肠造影作为鉴别诊断手段。

慢性肠套叠的诊断，常因反复慢性腹痛及少量多次便血，腹部摸到肿物，经B超或X线造影确诊。最好经内镜活检肯定性质，全面计划后，方可施行手术。特别是恶性肿瘤，必须避免手术台上遭遇战。

十一、治疗

小儿肠套叠的治疗：小儿急性原发性肠套叠的基本治疗应该是非手术治疗，目前在我国普遍应用的就是气灌肠疗法。其他治疗方法以及手术疗法等只是特殊情况时一用。下面重点谈谈气灌肠。

首先应该谈一谈灌肠治疗的历史，可以帮助我们了解现时气灌肠法的根据与优缺点。20世纪初欧洲就有人用气灌肠治疗小儿肠套叠，不幸失败而致死多起，因而被放弃。现在回顾分析当时失败主要是两个问题：一是气体受压，压缩后有爆炸性；二是盲目复位，观察进度不清楚，控制压力不准确。后来改为钡灌肠复位，在当年低水平X线透视下，观察比较清楚。但复位成功率低，效果不满意。并且一旦穿孔，钡剂留在腹膜腔内，永远干扰以后X线检查，留给家长及患儿长期精神顾虑。因此多年来肠套叠的治疗以手术复位为常规。1954年，上海佘亚雄首先提出使用空气灌肠治疗小儿肠套叠。他主要设计了电磁自动开关的灌肠器，控制了肠内注气的稳压。又在当时比较先进的X线下，总结了肠套叠注气影像的经验。使早期原发性回结型套叠患儿，获得了90%的安全复位。大力宣传后，迅速推广至全国。1964年以后已经普及到很多县级医院。70年代以后北京在痉挛学说指导下，用快速连续稳压氧气灌肠复位。代替了原来同手球注气加压，避免了冲击式注气本身刺激引起肠痉挛；用水银柱直接调压，避免了经过电磁系统调压可能发生的故障，提高了控压的灵敏度，从而进一步保证了安全的高复位率（图10-9）。现在厂家提供的气灌肠治疗仪已经是电脑控制持续稳压空气灌肠器，安全简便而且价格不贵。然而，复位率基本上仍在90%左右，总有一些患儿灌肠失败，开腹后则见套叠已复位或极易复位。

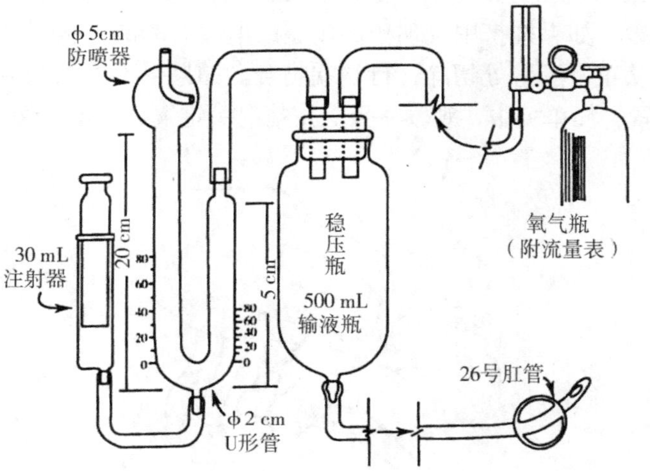

图10-9 水银直接控压气灌肠器

为了争取尽量避免手术，在X线下见到因鞘部持续痉挛而灌肠治疗失败的患儿，给一剂镇定解痉剂或一针术前准备剂（哌替啶、阿刀平等）做二次灌肠，可能又有几个患儿复位。再失败者，决定改行手术。给硬膜外麻醉后，开始手术前，再试一次灌肠，可能将总复位率提到95%。耽误时间不长，并不影响手术。然而，无论如何，三次灌肠后，最后手术时仍发现极易复位的患儿为5%，尚待研究提高。

我们评价灌肠治疗效果，应该以消灭冤枉手术率为标准。一般国内外文献报告的“总复位率”及死亡率，高低差别很大。这主要只能反映他们的患者中的“早期就诊率”，并不代表真正灌肠效果与技术水平的高低。

气灌肠技术要求：首先是选择患者，也就是气灌肠的指征。一般情况好，诊断明确，腹软不胀，24或48小时内的患儿适宜灌肠治疗。患儿置于放射诊台上，不需麻醉，肛门内插入气囊尿管或肛管，一般调压至80 ~ 120mmHg（根据患儿情况与医生个人经验），在X线监视下，注气观察。气影显出套叠节节后退直至消失，气影进入小肠为复位成功。一般只需1 ~ 2分钟即可复位，然后借助肛管排出注入气体。

此时应该嗅到臭气或见到黄稀便，患儿表现安适为治愈。当时口服炭末0.5g，嘱家长观察6小时内排便。一般应见到炭末，否则应与医生联系。如果复位不顺利则见气影停滞不前，稍等1 ~ 2分钟仍不前进，酌加10 ~ 20mmHg压力，常可立即复位。如见鞘部痉挛，可多等1 ~ 2分钟或再加10mmHg压力。

如果加压不能使套叠后退只能使鞘部扩张，则是危险信号，应立即终止灌肠，否则有可能鞘部破裂或微小穿孔（腹内发现气体）。如果发现肠内气影显示为复套（巨大不规则影）也应停止灌肠。任何时间发现患儿情况不好，精神不振，腹胀压痛，都是灌肠的禁忌。灌肠期间突然患儿不哭不闹，情况不好，腹突胀，或在X线下见到气影散入腹腔，都是穿孔的征象，立即停止注气（保留肛管），用腹穿针穿腹放气，对口人工呼吸以防窒息，情况平稳后立即手术。所以，在门诊做灌肠治疗前，永远要求做好手术准备，向家长交代清楚。至于灌肠穿孔的预防，常很难保证。因为鞘部缺血型坏死很难诊断，并且耐压很低。因此肠套叠病史时间太长的患儿最好不试做灌肠。

20 世纪 80 年代初，沈阳王光大发表了 B 超监视下盐水灌肠治疗肠套叠，成功率也达 90%，用具简单，只需一个普通灌肠器，用水罐的高度控制压力。用 B 超影显示套叠变化，既无气体爆炸的危险，又无暴露 X 线的顾虑，很快为国际上接受，纷纷报道疗效。遗憾的是国内 B 超应用特别是床边或手提 B 超尚不方便，特别是水灌肠污染诊台及诊室严重，近 20 年来国内不能推广。

十二、手术治疗

常规是开腹复位，经麦氏切口较好。不足时可以横向或纵向延长扩大切口。腹直肌切口容易再裂或日后发生严重切口下粘连及肠梗阻。可能与肠套叠发作时的应激反应严重及术后腹胀严重有关。如果发现肠套叠套入较多时，头部达横结肠以远，不可能提出切口，可以从腹壁外推挤或同时气灌肠协助使套叠头部达到切口附近。再由均匀压迫鞘部的手法，慢慢挤出套入部（图 10–10）。不可拉扯颈部企图将套入部拔出，势必造成撕裂。如果推挤中发现鞘部撕裂或退套后的部分鞘部已经发现完全失去弹性，则不必勉强继续复位，立即从正常肠管处切除，行端端吻合。如果手术中患儿情况不好，或复位后肠管情况不肯定，即刻将病肠外置，简单关腹，观察一天。按情况决定继续手术（切除吻合或造瘘）。

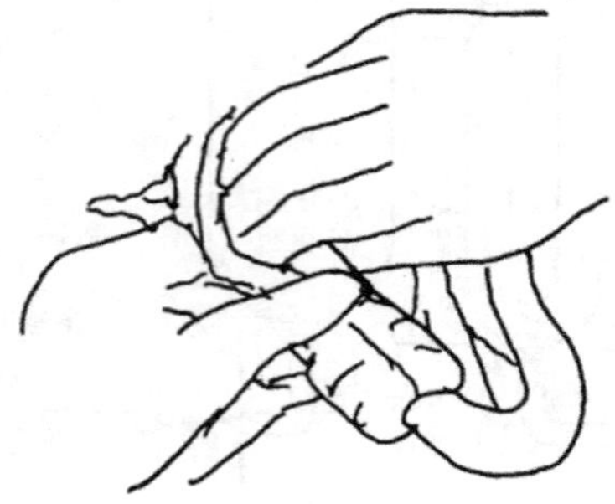

图 10–10　将肠套入部挤出手法

套入部退出后的血运评价主要看颜色的恢复与蠕动的恢复。尚存生机的肠管退套后马上要有颜色变化。温盐水湿敷 5 分钟，不能恢复正常则不能放回腹内。鞘部退套后除看颜色与蠕动外，最好用立灯置手术台旁，做鞘部肠管透光试验，检查有无点状坏死。必要时做直肠注气，向鞘部肠段加压，检查微孔漏气。可疑时均应暂时外置、关腹，观察一天后，再二期处理。鞘部微小点状坏死灶很难发现，送回腹内迟发穿孔死亡率很高。

肠套叠复位后迟发性肠穿孔已成为近年来主要死亡原因。晚期肠套叠，因为长时间（多为 48 小时以上）鞘部肠壁持续痉挛，导致动脉缺血，而使微动脉末梢部发生散在性点状坏死。手术复位后，痉挛解除，肠壁颜色恢复，散在的点状坏死灶很难发现。术后两三天腹胀，特别是结肠膨胀后，高压致使坏死点穿孔。由于穿孔很小，漏出量不多，同时患儿在术后肠麻痹时期，原有重度中毒及严重腹胀存在，以致迟发性穿孔性腹膜炎症状很难发现，直至发展为晚期败血症多器官衰竭。发现气腹或腹穿抽出黄色粪汁后，虽及时开腹，也难挽救生命。预防性造瘘减压当为目前唯一可行的措施。造瘘的指征：套叠复位后鞘部颜色、蠕动不能恢复正常，特别是结肠管径不能缩回原来大小者，均应造瘘。即使套入部黑色肠管都已恢复颜色与蠕动，甚至结肠注气也未发生穿孔，也应造瘘。坏死肠管切除者也不妨碍造瘘。有人宁可为所有的 48 小时以上的肠套叠复位后常规造瘘。既可预防迟发穿孔，又可减轻术后肠麻痹腹胀。造瘘的方法：一般采用 Stam 造瘘，在近端正常肠壁上做内翻荷包缝合，插管达结肠可疑穿孔部位。一般一周后患儿恢复饮食，即可拔管自愈。但较小患儿，腹壁薄、肠管细，则需选用其他造瘘方法，原则上漏口管径与联通皮肤的管道长短（距离）比例，不能小于 1 ∶ 2.5。管道太短，拔管后漏口多难自愈，而需二期缝合。造瘘目的是避免死亡危险，但常难接受，因此仍有迟发穿孔的悲剧不断地发生。如果已经发生穿孔，必须立即开腹做近端横断双孔造瘘，引流穿孔处，保证引流通畅（可稍加分离），迅速结束手术。企图修补穿孔，弊多于利，耐心等待一般情况恢复，方可研究进行造影及二期手术。

手术后并发症较多也很严重。除了上述鞘部可能有迟发性穿孔，伤口再裂非常多见。特别是用腹直肌切口时，最好缝三针张力线，两周后才可拆除。肠套叠开腹复位后常有高热、腹胀、肠麻痹，严重腹胀可持续三四天。连同伤口愈合不良在内，都可能是婴儿对手术的过度应激反应。因此尽量简化手术，减少手术打击，缩短手术时间，避免出血，争取尽快关腹非常重要。进行探查前，向肠系膜根部做 novocaln 及抗生素浸润，有助于预防早期毒血症与腹胀。晚期并发症，由于伤口愈合不良而发生切口内层部分裂开，肠管嵌入伤口，以后随时可以发生粘连性肠梗阻或发生切口疝。因此，争取非手术整复肠套叠是为上策。

十三、腹腔镜

在小儿肠套叠诊疗中的应用，目前正在大力开展。有人对灌肠失败的患儿在腹腔镜下再试行灌肠治疗。可以直接观察套叠情况，同时做腹腔病变全面的原位观察。使灌肠的安全性与复位成功率更有提高。前文中提到的 5% 的冤枉手术，应该可以避免。如能发明一个腹内肠管挤压器，代替手法挤压鞘部协助复位，则更加理想。使用腹腔镜同时可以观察到套叠肠管退出时的进行情况，特别是颈部浆肌层撕裂和鞘部微小漏气，及时停止复位。不能复位时，也可以通过选择部位的小切口，将套叠拖出腹外行切除吻合。比常规开腹手术可以减少打击，避免术后严重并发症。复位前，也可在镜下向系膜根部做 novocaln 及抗生素浸润，加强对中毒麻痹的预防。然而，晚期患儿一般情况不良时，不宜做腹腔镜，仍以开腹争取速战速决更为实际。继发性和复发性肠套叠的治疗：继发性肠套叠需处理原发病灶，按各种疾病要求安排手术。一般手术复位后，常规探查头部是否有继发肠套叠的因素。如有发现，即时切除送病理检查。习惯性复发性肠套叠手术指征应该慎重。因为复发性肠套叠一般较松，容易灌肠复位，威胁性不大。两岁以上肠管渐渐粗厚套叠机会减小，很可能自愈。因此手术应限于一岁以内或复发三次以上。一般可以考虑回盲折叠腹膜后固定手术。将回肠末段系膜缘与盲肠壁并拢缝合 5cm，切开盲肠后腹膜，将折叠缝合之回盲部埋于腹膜之后，缝合固定。全部手术可在腹腔镜下完成（图 10–11）。

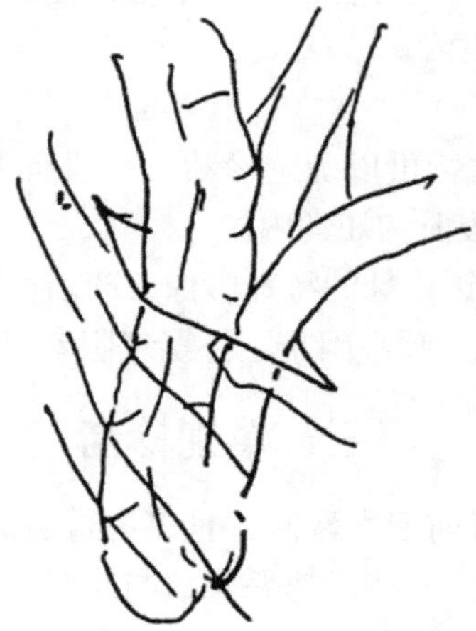

图 10–11　回盲折叠腹膜后固定

十四、预后

现在，我国人民生活水平提高，医疗条件得到很大改善，又经过科普宣传，人们对小儿肠套叠认识普及后，晚期患儿已很少见。山野农村也多能得到早期气灌肠治疗。国内文献报告的复位率都在 90% 左右，包括晚期手术切除患者在内，基本上已罕见死亡。小儿原发性肠套叠复位后一般不复发。目前发展的目标是消灭冤枉手术，改善灌肠方法和器械，使之更安全、更便捷。

第五节　胎粪性腹膜炎

胎粪性腹膜炎是在胎儿时期发生肠穿孔导致胎粪流入腹腔而引起的无菌性腹膜炎。本病的发病率不高，但病死率曾高达40%～50%，在出生后短期内出现腹膜炎和（或）肠梗阻症状，是新生儿及婴儿常见的急腹症之一。

一、病因

胎粪性腹膜炎是一种发生在子宫内的病理过程，因某些导致胎儿期肠梗阻及肠壁血供循环障碍的疾病，造成胎儿4～5个月后发生肠穿孔，含有各种消化酶的无菌胎粪通过肠道的穿孔溢入腹腔内，引起严重的化学性和异物性腹膜反应。

二、诊断

（一）临床表现

1. 新生儿肠梗阻型　出生时肠穿孔已愈合，存在粘连与钙化，但由于伴有肠闭锁或肠狭窄等，出现新生儿肠梗阻症状，发生胆汁性呕吐、腹胀。

2. 局限性气腹型　出生时肠穿孔尚未愈合，但被纤维素粘连包裹着形成假性囊肿，内有液体和气体，实际上很快发展为局限性腹腔脓肿。临床症状与脓肿大小、感染程度及肠道的交通情况有关。表现为发热、腹胀、呕吐，但尚能进奶和排便，可出现肠梗阻或败血症症状，有腹壁发红、水肿等感染体征。

3. 游离气腹型　出生时肠穿孔仍存在，未能被粘连所包裹，新生儿吞咽的气体、奶汁及胃肠道内分泌物进入腹腔，迅速发生细菌性腹膜炎及大量腹水，病情重危，呕吐、拒食、便秘、体温低下，呈中毒性休克，严重者影响呼吸而出现呼吸困难、发绀等症状，腹胀如球，触之有气囊感。叩诊浊音。

4. 肠粘连－可能伴发肠梗阻型　出生时肠穿孔早已愈合，虽遗留有钙化性粘连于腹腔，但无肠梗阻。部分病例可以终身无症状，部分病例可在以后发生粘连性肠梗阻，由于粘连素带所引起，多数发生在2～6月龄时，也有在2～3岁时发病。

（二）辅助检查

1. 腹部立卧位平片　特有的钙化影可以确定诊断。一般有1～2mm直径的钙化点组成的条索或片块状阴影，多局限于右下腹，罕见于腹股沟疝囊内。

2. B超检查　无创又便捷，由于钙化灶的特殊影像，产前可以诊断。

3. 腹腔穿刺　对腹部有高度膨隆、呼吸困难，怀疑气腹者可考虑腹腔穿刺诊断。

三、鉴别诊断

1. 新生儿胃穿孔　穿孔多位于胃前壁大弯侧，且多为胃破裂型。患儿多于生后2～3d内发病，出现典型的新生儿腹膜炎的症状及体征，病情迅速恶化，与腹膜炎型胎粪性腹膜炎极其类似，X线摄片可见大量液气腹，但胃泡影多消失。

2. 新生儿坏死性小肠结肠炎　于生后7～10d发病，多见于未成熟儿，主要症状有高热、呕吐、腹膜炎的临床表现，腹部摄片无钙化斑，与胎粪性腹膜炎鉴别。

四、治疗

（一）一般治疗

非手术治疗适用于症状较轻的不完全性肠梗阻且无腹膜炎者。施行胃肠减压、补液、输血等支持治疗，直至临床证明肠道恢复畅通。

（二）手术治疗

腹膜炎、完全性肠梗阻、张力性气腹或非手术治疗无效者，均需及早手术治疗。术前须积极准备，除禁食、胃肠减压、补液输血纠正脱水和休克外，如腹高度膨胀，应立即做腹腔穿刺减压，以改善呼吸窘迫。

1. 术中处理　按病理变化不同决定。①发现穿孔部位做修补缝合；未能发现者则做单纯腹腔引流，并彻底冲洗腹腔。②局限性气腹以手术引流为主，手术时勿破坏假囊壁。③粘连性肠梗阻，在主要粘连梗阻部位做单纯分离松解粘连的索带，达到梗阻解除即可。④如有肠闭锁、肠扭转和胎粪性肠梗阻时，应做相应处理。

2. 术后处理　继续抗休克、抗感染，纠正水、电解质失衡，应用静脉高营养。继续保持胃肠减压。如有肠瘘发生则应适当延长，应做腹腔负压吸引。

五、入院标准

（1）已明确诊断为胎粪性腹膜炎，且家长同意进行非手术和（或）手术治疗。

（2）确诊或疑似诊断为胎粪性腹膜炎，出现休克的患者，按照急诊绿色通道入院处理。危急值报告：腹部立卧位片提示气腹。

六、会诊标准

（1）下列情况之一，可请 ICU 会诊，以抢救治疗。

①患儿出现休克，重度脱水，生命体征不稳定，呼吸循环衰竭，需要高级生命支持等。

②疾病分级Ⅱ级以上。

（2）产前超声检查发现胎儿肠管扩张、腹水，腹腔钙化影，可请新生儿外科会诊，以进一步明确诊断及治疗。

七、入、出 ICU 标准

1. 入 ICU 标准　出现下列情况之一，可转入 ICU 监护。

（1）手术操作时间长，导致下列情况：①术中长期气管插管和机械通气后，刚拔除气管插管或拔管困难。②需要面罩式持续正压通气或无创性通气治疗。③需插管以保持气道通畅，但不需要通气治疗，且其他状况尚稳定。

（2）术中失血量超过患者体重 10% 以上或术中出现低血压，术后动脉血压、心输出量仍不稳定。

（3）各种原因导致明显腹胀，影响呼吸，经积极治疗，血气分析提示动脉血二氧化碳分压增高并有呼吸性酸中毒。

2. 出 ICU 标准　收入 ICU 的患者经过严密监护和治疗后，病情趋于稳定且转入 ICU 的指征已消除后，可转出 ICU 返回普通病房继续进行专科治疗。标准如下：

（1）心率在正常年龄组范围内。

（2）血流动力学稳定。

（3）呼吸频率在正常年龄组范围内，呼吸功能障碍已获纠治，血气分析结果正常。

（4）主要脏器功能稳定。

（5）吸氧下无发绀、血氧饱和度 >90% 或 P/F> 300；PCO_2<50mmHg 或 pH>7.35；不需机械通气、不需给氧。

（6）专科指征：腹稍胀或腹部平软，肠鸣音可，如有腹腔引流，引流管内无明显活动性渗血。

八、术前谈话要点

1. 不接受手术治疗的可能严重后果　患儿已有症状进一步加重。若情况恶化，可能出现肠坏死、败血症、休克等情况，若处理不及时，可出现死亡。

2. 可供选择的其他治疗方法　禁食、胃肠减压、抗炎、补液、营养等支持治疗。

3. 术中可能出现的常见情况

（1）若出现广泛的肠管粘连时，在分离过程中可能出现大出血，或损伤邻近的组织和器官。

（2）若坏死肠管过多，或合并其他畸形时则需切除大量肠管，导致术后出现短肠综合征。

（3）术中发现腹腔感染较重，粘连肠管较难分离，则可能行肠外置造口术。

九、并发症及处理

1. 伤口感染　主要原因是粪便污染，导致盆腔、腹腔、伤口污染所致。

2. 吻合口漏　一旦出现吻合口漏，应及时禁食、引流、抗感染治疗，如果效果不佳，需及时行肠造瘘。

3. 术后肠梗阻　发生率 2.7% ~ 9.6%，多为术后肠粘连所致，表现为腹胀、腹痛、恶心、呕吐，肛门停止排气、排便，早期可给予非手术治疗，少数患儿非手术治疗无效后应及时行剖腹探查术。

十、出院标准

（1）一般情况良好，可正常饮食，无发热、腹泻，营养状况明显改善。

（2）腹部切口愈合良好，无红肿、渗出等。

（3）出院前复查血常规、血电解质、超敏 C- 反应蛋白等结果正常。

（4）无其他需要住院处理的并发症。

十一、随访指导

（1）紧急医疗指导出现以下紧急情况需及时返院或到当地医院治疗：①已诊断胎粪性腹膜炎，但未行手术治疗，出现明显腹胀、腹泻、粪汁带有气体且奇臭、发热（>38℃）等，部分可出现频繁呕吐，病情发展迅速，进而出现呼吸困难，循环衰竭、全身反应极差；X 线腹部立卧位平片提示肠梗阻及气腹，应当立即入院治疗。②已行手术治疗，术后出现发热（>38℃）、腹胀、呕吐、腹泻，排恶臭便。

（2）术后 2 周常规专科门诊复诊。

（3）随访至 18 岁，了解术后恢复情况。

第六节　先天性尿道下裂

一、定义

先天性尿道下裂（hypospadias）是男性下尿路及外生殖器最常见的先天性畸形，尿道口出现在阴茎腹侧正常尿道口近侧至会阴部途径上，多数病例伴发阴茎下弯。

二、病因

（一）胚胎学因素

胚胎 10 ~ 12 周由于内分泌的异常或其他原因致尿道沟融合不全时，形成尿道下裂。

（二）基因遗传因素

尿道下裂有明显家族倾向，多基因遗传，具体尚不清楚。20% ~ 25%病例中有遗传因素，尿道下裂病例兄弟患病率是正常人的 10 倍。

（三）内分泌因素

雄激素的分泌影响外生殖器的形成。外生殖器的发育受双氢睾酮的调节，双氢睾酮是 5α – 还原酶的作用转化而成，若睾酮产生不足或转化为双氢睾酮异常导致严重尿道下裂。少部分病例可以检测到内分泌异常。

（四）危险因素

母亲年龄过小或过大、孩子低体重，环境污染，孕期口服避孕药、保胎药等，都可能增加尿道下裂的发生。

三、诊断

完整的尿道下裂的诊断的描述应包括尿道口的位置、形状、宽度等，尿道海绵体有无分裂，阴囊和头巾状包皮的外观，阴茎大小及弯曲程度，有无合并隐睾、鞘膜积液、腹股沟斜疝等。

（一）临床表现

1. 尿道下裂的典型表现

（1）异位尿道口：尿道口位于阴茎腹侧正常尿道口至会阴部任何位置，部分尿道口狭窄，或伴远端尿道发育不良，即膜状尿道。患儿排尿湿裤，或需要下蹲排尿。

（2）阴茎下弯：阴茎向腹侧弯曲，部分病例伴有勃起疼痛。

（3）包皮分布异常：阴茎腹侧包皮呈 V 型缺损，包皮系带缺如，背侧包皮呈头巾样。部分尿道下裂病例包皮完整，表现为包茎或包皮过长，易于误诊。

2. 尿道下裂疾病严重程度评估指标（分型）　见图 10-12。需要指出的是尿道下裂的准确分型，应是在术中，阴茎下曲充分矫正后，根据尿道口的位置而分型。

（二）伴发畸形

（1）尿道下裂最常见伴发畸形为腹股沟斜疝及隐睾，与严重程度呈正比。

（2）重度尿道下裂常伴有阴茎阴囊转位、小阴茎及前列腺囊。

（3）少数病例合并上尿路畸形、肛门直肠畸形及心血管畸形等。

（4）尿道下裂合并可触及未降睾丸的个体中，15% 存在两性畸形；尿道下裂合并单侧不能触及的隐睾，50% 存在两性畸形；尿道下裂合并隐睾的，22% 存在染色体异常。

（三）辅助检查

辅助检查的主要目的是明确是否有合并畸形及帮助鉴别性别畸形。

1. 泌尿系统 B 超　明确是否合并泌尿系统畸形，严重尿道下裂病例行心脏彩超排除心血管畸形。

2. 染色体和染色质检查　对重度尿道下裂确定染色体性别非常重要，男性染色体为 46XY，女性为 46XX，另外女性性染色质阳性率在 10% 以上，男性在 5% 以下。

3. 生化检查　包括睾酮、血游离皮质醇、尿 110- 酮、尿 110- 羟孕酮等。

4. 腹腔镜性腺探查活检　了解性腺性别。

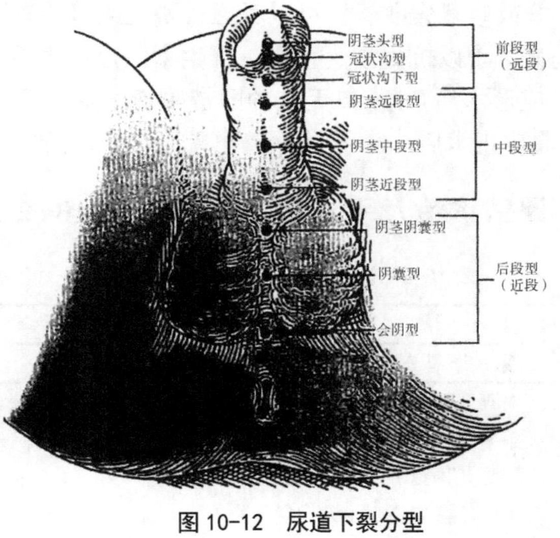

图 10-12　尿道下裂分型

（四）鉴别诊断

尿道下裂的诊断根据临床表现较容易，但是对于尿道下裂合并隐睾或重度尿道下裂时需要鉴别是否存在性别畸形。

1. 肾上腺性征异常（女性假两性畸形） 几乎都是肾上腺皮质增生引起。阴蒂大如尿道下裂阴茎，尿道开口位于会阴，与阴道有共同开口。染色体核型为46XX，性染色质为阳性，血游离皮质醇降低，尿110- 酮、110- 羟孕酮增高。

2. 真两性畸形 外观与尿道下裂合并隐睾相似。染色体核型半数为46XY，30% 为46XY/46XY 嵌合体，20% 为46XY。腹股沟或腹腔镜性腺探查提示存在双侧或一侧卵睾。

3. 男性假两性畸形 染色体为46XY，性染色质阴性，但内外生殖器发育不正常，外生殖器外观似男性或女性。

4. 混合性腺发育不全 表现为男性化不全、小阴茎或伴尿道下裂。染色体核型45XX/46XY。性腺探查一侧为正常睾丸，一侧为原始条索状性腺。

四、治疗

（一）治疗原则

尿道下裂病例不能站立排尿，痛性勃起及影响成年后生育，必须手术治疗，对阴茎头尿道下裂，为了美观考虑也可以考虑手术。

手术的治愈标准：①阴茎弯曲完全矫正。②尿道口位于阴茎头正位。③外观满意，包皮分布均匀，无伴明显阴茎阴囊转位。④排尿功能良好。

（二）手术治疗尿道

下裂手术需要有显微外科的精细操作，需要小儿泌尿外科医生充分掌握常用的手法方法，同时根据患儿的实际情况选择个体化的手术治疗方案。一般我们认为尿道下裂的修复必须要由接受过专业培训的小儿泌尿外科医生进行操作，而且在单独实施操作前必须有充分的第一助手经验。

1. 手术年龄 主张6 ~ 18 月龄手术，需根据阴茎，特别是阴茎头的发育情况决定手术年龄。如阴茎发育较差，可以先给以hCG 治疗。

2. 手术方法 尿道下裂的手术方法很多，主要包括阴茎弯曲矫正、尿道修复两个步骤。

（1）Ⅰ度和Ⅱ度一般阴茎弯曲容易矫正，多采取一期保留尿道板手术，Ⅰ度可行MAGPI 术（尿道口前移尿道成形术）、Mathieu 术（尿道口基底矩形皮瓣尿道成形术）、Snodgrass 术（尿道板纵切卷管尿道成形术）；Ⅱ度行Snodgrass 术。

（2）Ⅲ度和Ⅳ度一般阴茎弯曲明显，需要横断尿道板，伸直阴茎。部分病例可行一期Duckett 术（横裁包皮岛状皮瓣管状尿道成形术）修复尿道。也可一期先伸直阴茎，待半年后二期行尿道修复术。对于确实尿道缺损较长，包皮条件不好或修复失败病例可以考虑行膀胱或口腔黏膜代尿道修复。

3. 术后治疗 术后6h 可进食，予以抗生素、止血、维生素治疗；术后4 ~ 5d 换药，拆开伤口暴露并复查尿液分析及血常规；尿道成形术后7d 伤口无红肿即带尿管出院；术后2 周、3 周试行扩张尿道各1 次排除尿道狭窄。一期阴茎弯曲矫正术后7d，拔除尿管出院，半年后行二期尿道修复术。

五、评估诊治及手术授权指引（表10-2）

表10-2 评估诊治及手术授权指引

主诊医师	主刀医生	评估指标	
		尿道下裂分型	合并急性
主治医师以上	副主任医师以上	M度（阴茎阴囊型）及V度（会阴型）	或合并后尿道、泌尿系及其他脏器一般畸形
主治医师以上	主治医师以上	I度（阴茎头型）及I度（阴茎体型）	无或合并后尿道、泌尿系及其他脏器一般畸形
主治医师以上	主治医师以上	I度（阴茎头型）及I度（阴茎体型）	无

六、入院标准

（1）明确诊断为尿道下裂，年龄 6 ~ 18 月龄的病例。

（2）无明确上呼吸道、消化道等手术禁忌证。

七、会诊标准

（1）年龄约 1 岁，怀疑尿道下裂的病例。

（2）重度尿道下裂病例，需要与性别畸形鉴别的病例。

（3）尿道下裂合并有泌尿生殖器畸形的病例。

八、入 ICU 标准

术中麻醉不平稳，术后生命体征不稳定。

九、术前谈话要点

（1）不接受手术治疗的可能严重后果尿道及阴茎体的畸形不能得到有效纠正，影响正常排尿及阴茎的勃起功能。

（2）可供选择的其他治疗方法目前无替代手术治疗的方法。

（3）术中可能出现的常见情况。

①具体的手术方式根据患儿阴茎体发育情况及尿道口位置不同，并有可能需要分期手术。

②术后相关并发症见并发症及处理。

十、并发症及处理

（1）尿道瘘　这是尿道下裂术后最常见的并发症，原因多为成形尿道组织的血液供应、张力、新尿道覆盖组织及远端尿道口是否狭窄有关。继续扩张尿道，保证远端尿道通畅，术后半年行尿道瘘修补术。

（2）尿道口及尿道狭窄　多发生在阴茎头段及尿道吻合口处。术后扩张尿道 3 个月，大多能改善。否则需行尿道狭窄段切除尿道成形。

（3）皮瓣坏死及感染　可能与转移皮瓣有张力或制作筋膜瓣时损伤了包皮血供，抗感染非手术治疗多能愈合。

（4）尿道憩室样扩张　一般出现在分期手术的二期手术后或膀胱黏膜代尿道手术后。需要在术后半年再次手术切除多余憩室成形尿道。

十一、出院标准

（1）伤口愈合良好，尿液引流通畅。

（2）无须要住院治疗的并发症。

（3）一般情况良好，体温、饮食及排便正常。

十二、随访指导

（1）术后 2 周回院专科门诊复查，拔除尿管，观察排尿情况，必要时行扩尿道 1 次。

（2）术后第 3 周行预防性扩张尿道，无明确排尿困难及尿线细等尿道狭窄表现，也无尿道瘘，则 1 个月后复查。

（3）术后 3 个月、6 个月回院复查阴茎外形、排尿及尿道情况。

（4）出现以下紧急情况需及时返院或到当地医院治疗。①阴茎伤口红肿。②尿管堵塞。③尿线细，排尿困难。

第七节　包皮环切术

很少有像包皮环切术这样的话题能引起激烈而又截然不同的观点的辩论。每一个儿外科和泌尿科医生几乎每天都将面临这一话题，从患儿父母征求意见，到患儿父母希望改变他们孩子生殖器的外观，到儿科医生对于这一古老渊源手术利弊的争论。在过去的 30 年，对于包茎的治疗，美国儿科工作学会包皮环切术专业组（American Academy of Pediatric，sTask Force on Circumcision）提出 3 种不同的建议。1999 年，该专业组发表了最新的建议，认为新生儿包皮环切术可能带来某些潜在医学上的好处，但目前临床证据不足以支持常规进行新生儿包皮环切术，该报告建议采用程序性止痛。这与 1971 年发表的最初公告有明显的变化，后者认为常规包皮环切术没有绝对的临床指征。对于包皮环切术的态度取决于医学知识、文化信念以及个人经历，而且，当面对不同的病人时，必须注意不要将自己的偏好强加给他们。迄今，新生儿包皮环切术仍然在美国盛行。虽然儿科医生、家庭医生、儿外专科医生也经常被要求对新生儿进行包皮环切术，但大多数的手术由产科医生施行。

一、新生儿包皮环切术

（一）适应证与禁忌证

患儿父母的决定是进行新生儿包皮环切术的主要指征。他们应被告知包皮环切术的利弊。这不仅是一个整形的过程，尤其应告知他们阴茎的外观将随患儿的生长而改变。手术的目的是切除包皮最顶端的狭窄部分，使剩余的包皮可轻易上翻。新生儿包皮环切术后所遇到的最大问题是关于对术后龟头总是显露的误解。由于在新生儿期体重增长迅速，大多数儿童表现为隐匿阴茎，从而造成包皮外观“过剩”或“多余”。当遇到这种情况时，一般应安慰患儿父母，阻止其对术后包皮进行修整的要求。对泌尿道感染易感者（泌尿道畸形或有肾盂肾炎发作史），新生儿或婴儿包皮环切术具有预防泌尿道感染的潜在好处，这是包皮环切术的第二个指征。

新生儿包皮环切术有禁忌证。新生儿包皮环切术对于健康儿童应有所保留。有出血异常家族病史者在包皮环切术前应进行详尽的血液学检查。通常应检查凝血酶原时间、部分凝血活酶时间、出血时间以及血小板计数。最后，任何阴茎畸形，无论轻重，均不能进行手术。畸形包括阴茎扭转、包皮束带不完整、尿道下裂、阴茎阴囊融合、小阴茎或存在两性畸形证据（包括双侧睾丸无法触及者）。

（二）止痛

进行新生儿包皮环切术的第 1 个步骤是使用程序性止痛。应用 1 ~ 2 mL 的 1% 利多卡因液进行阴茎阻滞很有效。阴茎阻滞是指阴茎背侧阻滞或环形阻滞。笔者偏好将两者联合应用以达到最大的止痛效果。用 27 号针，注入耻骨阴茎角 0.5mL，作为阴茎背侧阻滞；而后围绕阴茎根部注射 1 ~ 1.5 mL 作为皮下环形阻滞。也可注射 0.3mL 至将需要切开的远端包皮背侧。这一步骤可减少新生儿对手术的反应。注射后，用小纱布按压局部组织 2 分钟以减少水肿，并使阻滞效果更满意。一些临床医生主张在冠状沟水平进行远端环形阻滞，但笔者对此没有经验。

利多卡因 – 普鲁卡因共晶（eutectic）混合液局部麻醉药（EMLA）软膏也被应用，并被证实同样安全有效。EMLA 剂量为 1 ~ 2g，术前 60 ~ 90 分钟应用。虽然理论上有引起新生儿高铁血红蛋白血症的潜在风险，但该剂量远低于毒性程度。根据笔者经验，在持续止痛方面，阴茎背侧阻滞和皮下环行阻滞联合应用较 EMLA 更为有效。

术后应用对乙酰氨基酚（扑热息痛），并且在手术过程中允许患儿吸吮葡萄糖水，这些均有助于减少与手术有关的不适。笔者经常询问患儿父母是否愿意在手术时到场，因为他们可安慰患儿以完成手术。

（三）方法与并发症

新生儿包皮环切术通过使用一系列钳夹器械，压迫包皮以减少出血，并且需要缝合皮肤边缘。目前所应用最常见的器械包括 Gomco 钳夹（Allied Health Care Products，St. Louis，Miss）、Plastibell（Hollister Inc. ，libertyville，Ill.）和 Mogen 钳夹。每一器械各有优缺点。选用何种器械取决于个人喜好，但手术者应熟悉所有的器械，因为偶尔会出现仅有一种器械的情况。一旦进行了阴茎阻滞，笔者喜欢在包皮背侧远端应用两个小止血钳。将两把钳子略做牵引，使手术者用第 3 把小钳子在龟头与包皮内板间产生一个平面。这一操作应轻柔，逐渐向冠状沟推进，通常将分离钳的尖端指向包皮内板相反方向，以避免直接钳夹到尿道口。将两把牵引钳间所分离出的背侧包皮压迫并分割开，形成背侧切口。将包皮从龟头表面分离至显露冠状沟。腹侧通常避免分离，保留系带完整以减少出血。

Gomco 钳夹有各种型号（1.1、1.3、1.45 和 1.6 cm），取决于龟头冠状面的直径。该器械由 4 部分构成：顶部、底部、铰链和螺母。包皮环切时将器械熟练地组合在一起。一旦将包皮背侧纵切至龟头中部，顶部与龟头相吻合，其合适程度以顶部抵达冠状沟为宜。顶部过小整形效果不佳（残留包皮过多），顶部太大可能因去除包皮过多导致阴茎撕脱伤，或损伤尿道从而继发尿道皮肤瘘。一旦器械装配好，留置 3 ~ 5 分钟，切除钳夹远端包皮。松开钳夹后，将融合的切缘退回至冠状沟近端尤为重要，否则可引起继发性包茎。与该器械有关的并发症包括出血和融合切缘裂开。如发生并发症，应将切缘精细缝合（5–0，6–0 铬制肠线）。如果器械安置不正确将造成不对称的（斜行）包皮环切术。近来，有一些关于皮缘融合不全的报道，可能与器械陈旧或磨损有关。

Plastibell 简单易用。使用它比使用 Gomco 更简单，并且和 Gomco 一样，在包皮环切过程中它可保护龟头。用粗缝线将包皮系于该器械沟槽中以压迫包皮，大多数器械留置 4 ~ 7 天后掉落。该器械有各种型号：1.1cm、1.2cm、1.3cm、1.4cm、1.5cm 和 1.7cm。最常用的为 1.3cm 和 1.5cm。合适型号的选择与 Gomco 的选择相似，术后很少会出现问题。偶尔当 Plastibell 大部分脱落后会附着有部分残留的包皮，引起铰链样结构。当发生这种情况时需要剪去组织边缘以去除 Plastibell。当器械相对于龟头过大时，会发生一种罕见的并发症，器械近端移动。这是一种可能带来严重后果的并发症，因为它可造成狭窄环或围绕阴茎的止血带作用，从而导致尿潴留和皮肤、器官坏死。使用该器械也可能引起蜂窝织炎，有一些 Plastibell 包皮环切术后出现坏死性筋膜炎（Fournier 坏疽）的报道，应用该设备出血的可能性较小。偏好 Mogen 钳夹者认为其迅速、有效，并发症少。这是一种轻便的钳夹，适于包皮牵引。钳夹略倾斜或有切迹以适应龟头。通过压迫作用切除远端皮肤。与上述器械不同，它没有保护龟头的部分。该钳夹应用于包皮完整龟头不显露者。安放钳夹时应将龟头推离钳夹。一旦完成包皮环切，融合的切缘必须退回至冠状沟近端，否则会引起继发性的包茎。如果过多包皮被推向钳夹远端，可能引起脱套损伤。使用该器械可能引起最具破坏性的并发症是切断部分龟头。这发生在当龟头被陷入钳夹内且与被切包皮一起切除时。如发生这种情况，龟头切面通常会大量出血。纱布压迫龟头有助于控制出血。应找回龟头切除部分并保存于冰盐水中直至可在手术室通过显微外科技术进行龟头复置术。如果横断处于尿道口近端，还需进行尿道吻合术。这些情况下，可安置一根细胃管作为尿道支架，近尿道用 8–0 Vicryl 线缝合。龟头上皮用 10–0 PDS 线（Ethicon Inc.）缝合。支架管留置 7 天。龟头复置术后可能发生部分龟头缺失或尿道口狭窄。

上述技术均可能发生出血，且通常是急症。首先应通过轻柔恒定地按压皮肤与包皮吻合口周围以控制出血。应用加有肾上腺素的小剂量利多卡因也有助于控制出血。如果明确具体的出血部位，可用蘸有硝酸银的棉签尖处理或进行精细缝合。应在手术室受控制环境内进行上述处理。新生儿可采用敷料包裹压迫止血。这些患儿留置细管导尿可防止排尿困难或尿潴留。很少有出血需要再进行手术探查的。所有的患儿应进行血液学检查以了解是否存在出血性疾病。对于那些必须紧急探查以控制急性出血的罕见病例，在完成血液学评价前可预先应用新鲜冰冻血浆。

包皮环切术的伤口护理常被忽视。导致包皮环切术结果不佳的一些问题可通过简单但有效的伤口护理来预防。包皮环切术后，伤口可应用抗生素软膏，每天 3 ~ 4 次，持续 1 周。然后，改用非抗生素软膏，诸如 A&D（Fougera，Melville，NY），并在使用软膏时将阴茎皮肤向近端轻推，使黏膜面远离冠状沟。该操作进行 3 个月，每天 1 ~ 2 次。这一简单的操作可预防一些因手术带来的常见问题，诸如黏膜粘连、阴茎腺体皮桥形成和继发包茎。将皮肤保护剂诸如 A&D 软膏敷于龟头还可防止由于浸渍尿液的尿布摩擦造成尿道口慢性刺激引起的尿道口狭窄形成。出现继发性包茎时，需要适当的处理。如患儿父母诉说不再看到患儿的龟头，应判断是否存在继发性包茎可能。这种情况下，愈合的伤口移向龟头远端。愈合中的伤口与残留尿液结合可产生迅速地收缩性瘢痕。该瘢痕可能戏剧性地导致尿潴留。如果患儿出现排尿困难，应在背侧切开一小裂口。如果患儿排尿没问题，常规局部使用药物以阻止伤口进行性收缩。对于瘢痕，在将阴茎皮肤向近端牵拉同时，笔者选用 2.5% 氢化可的松软膏。其中一些包茎在 4 ～ 6 周内得到改善。如果经这种治疗瘢痕无改善，则需再次手术或改良包皮环切术。有些患儿术后出现隐匿阴茎，在改良手术中限制包皮的切除程度十分重要，因为这些患儿的阴茎体皮肤常为真性缺乏。

二、儿童包皮环切术

（一）技术

当婴儿超过 3 月龄时，或存在阴茎畸形无法进行新生儿包皮环切术时，手术可于 6 月龄后进行。通常包皮松解环切术包括脱套与切除术。切除术因达不到理想的整形效果而不适用于婴儿和儿童。笔者按尿道下裂术式进行包皮环切术。龟头背侧用 4–0 丝线固定，分离系带，包皮内板标记 6 ～ 8mm，然后予以切开。覆盖于龟头的阴茎皮肤标记后用解剖刀切除。笔者发现双极电凝或精细镊子和电刀有助于精密止血。如存在阴茎旋转或弯曲，阴茎皮肤需完全脱套，以纠正皮肤异常。关闭切口时使用精细的可吸收线，如 6–0 铬制肠线，间断或连续缝合。在尿道下裂手术中用于使视觉放大的手术放大镜和精密眼科器械，对于包皮环切手术有重要的帮助。

（二）包扎

包皮环切术后常通过包扎达到止血的目的。包扎过紧可导致术后去除困难，过松则在病人麻醉清醒后无法起到固定的作用。对于没有接受使用厕所训练的患儿，笔者喜欢使用浸过安息香的拆开的棉球作为包扎敷料，包扎 3 ～ 4 天且易被去除。如果患儿已习惯使用厕所，则不需要这种敷料，因为它不易除去。这种情况下，无须特殊的敷料，应用抗生素油膏涂抹于伤口表面更为简单易行。过去笔者热衷于使用像 Tegaderm（3M Health Care，St.Paul，Minn.）那样包裹一圈的敷料，但发现敷料难以除去或由于敷料在伤口上滑动导致出血的病例非常多。

（三）并发症及其处理

出血是包皮环切术后最常见的并发症，发生率为 0.1% ～ 1%。如出现术后出血，根据出血来自吻合口或阴茎血管，可有两种处理方法。包皮环切术后黏膜出血可通过轻轻压迫患处并应用血管收缩剂，例如肾上腺素处理。一些急诊室备有作为外伤局麻药的药液，诸如利多卡因 – 肾上腺素 – 丁卡因（LET）。当黏膜缘出血时，LET 是非常有效的止血药。如为阴茎血管出血，通常出血的同时伴有阴茎血肿。这些病例需要再行手术矫治。

幼儿，尤其是近期完成了使用厕所训练的 2 ～ 4 岁儿童，常发生尿潴留。由于患儿估计排尿时会疼痛，害怕排尿，导致尿潴留。当出现这一情况时，应鼓励患儿父母给患儿服用止痛药并让患儿睡觉。患儿常于睡眠中排尿（夜间遗尿）。如果患儿醒来仍然害怕排尿，或患儿看上去因膀胱膨胀而痛苦，应建议来医院就诊，开给一剂咪达唑仑。该药使患儿安静并放松外括约肌，使其排尿。避免应用导尿，因它可造成患儿对排尿产生长时间的恐惧感。阴茎伤口感染非常罕见，重者可引起发热、伤口疼痛、伤口发红，以及存在捻发音。出现任何伤口感染的迹象都需要立即静脉抗炎以及伤口护理。

第十一章　中医儿科常见病诊治

第一节　疳证

疳证，是由于多种疾病的影响，使脾胃受损、津液损伤而引起的一种慢性病证。以形体消瘦，面黄发枯，精神萎靡或烦躁，饮食异常为特征。疳证发病无明显季节性，5岁以下小儿多见。病久则易并发其他疾病而危及生命。古人视为恶候，列为儿科四大要证之一。

疳的含义有两种：其一为“疳者甘也”，言其病因，是指小儿恣食肥甘厚腻，损伤脾胃，日久形成疳证；其二为“疳者干也”，言其病机和症状，是指小儿气液干涸，形体羸瘦。本证西医学泛指小儿营养不良及多种维生素缺乏症，以及由此而引起的并发症。有研究表明疳证与微量元素缺乏有关。我国古代文献最早出现疳之病名的是《诸病源候论·虚劳骨蒸候》，其中指出：“蒸盛过伤，内则变为疳，食人五脏，久蒸不除，多变成疳。”《小儿药证直诀·脉证治法》指出：“疳皆脾胃病，亡津液之所作也。”认识到疳证的病位、病机变化主要在脾胃。历代医家的不同学术观点和临证经验，使本证的理论和治法不断得到充实和提高。

一、病因病机

（一）病因

疳证最常见的原因，一为太过，二为不及。

（1）积滞日久。

（2）厌食、久吐、久泻或过用苦寒攻伐、峻下等药物。

（二）病机

本病的病变脏腑主要在脾胃，日久可波及五脏。脾虚影响及肝，肝阴不足，肝火上炎可兼见眼疳；脾病影响及心，心火循经上炎，出现口疳；脾气虚加重，进一步发展转化成脾阳虚，阳虚不能制水，水湿泛溢肌肤，引起疳肿胀；脾虚导致气不摄血，皮肤可见紫斑瘀点；脾虚影响及肾，元气大伤，可致阴阳离决之危候。

疳证病变程度有轻有重，性质虚实悬殊，津液受损较轻者称为疳气；由积滞日久所引发者称为疳积；若日久不愈，气血双亏，出现干枯羸瘦的证候，则称为干疳。

1. 基本病机　津伤生热。因病情轻重不一，脾胃受损程度不同，疳证可由单纯的脾胃损伤而旁及四脏，影响到心、肝、肺、肾诸脏。其病位主要在脾胃，可涉及他脏。

2. 常证病机　如下所述。

（1）积滞日久生内热，耗损阴液形成疳证。所谓“积为疳之母，无积不做疳”是也。

（2）厌食、久吐、久泻或过用苦寒攻伐、峻下药物，损伤津液，变生内热导致疳证。

（3）疳证迁延日久，脾胃日渐衰败，气血津液化源欲绝，气血两亏，津液大亏，因而出现一派虚象，也可因阴竭阳脱而猝然虚脱。

3. 兼证病机　脾为中土，执中央而运四旁，津液虚损，气血亏乏，诸脏失养，缠绵日久，累及其他脏腑而出现各种兼证。

二、临床表现

有积滞、厌食、久吐、久泻或过用苦寒攻伐、峻下等疾病的病史；形体消瘦，面色无华，毛发稀疏枯黄，严重者出现干枯羸瘦等症状；体重低于正常平均值的 15% 以上。属于营养性水肿者，血清总蛋白大多在 45g/L 以下，人血白蛋白约在 20g/L 以下。

三、诊断与鉴别诊断

（一）诊断要点

（1）体重不增或减轻，皮下脂肪减少，渐至形体消瘦。全身各部皮下脂肪消减顺序为：最先是腹部，逐渐为躯干、臀部、四肢，最后是面部。甚者皮肤松弛，状如老人。

（2）毛发干枯细脆、稀疏，颜色黄灰，易折断；指甲变薄易断。

（3）体重低于正常平均值的 15% 以上。

（4）可有凹陷性水肿，水肿多自下肢开始，渐及外阴部、腹壁、上肢及面部，严重者可全身水肿。

（5）可有夜盲、角膜溃疡穿孔、口角炎、舌炎、贫血及佝偻病表现。

（6）实验室检查：早期可因蛋白摄入不足而出现血尿素氮下降，继而可有白蛋白下降，最后血清总蛋白下降。

（二）鉴别诊断

1. 厌食　厌食是以较长时期不思饮食，食欲不振，甚至拒食为主要临床特征的疾病。无明显形体消瘦，精神状态尚好，一般病在脾胃，不涉及他脏，预后良好。

2. 积滞　积滞、疳证都属于小儿常见的脾胃病证，伤乳、伤食是其轻浅阶段，可因失于调治，而成积滞。积久不消，可转化成疳，《证治准绳·幼科·疳》曰：“积是疳之母，所以有积不治乃成疳候。”两者名虽异，而源则一，唯病情轻重深浅有所不同。积滞与疳证相比，积滞病情轻浅，以实证为主。临床以不思乳食，食而不化，呕吐酸腐乳食，大便不调，腹部胀满为特征，与疳证以虚为主，形体消瘦为特征，有明显区别。

四、辨证论治

（一）辨证要点

1. 辨病因　疳证临床上多种原因互相掺杂，应注意掌握重点。

2. 辨轻重　如下所述。

（1）疳气：多见厌食，形体消瘦，症状较轻。

（2）疳积：形体明显消瘦，肚腹膨胀，烦躁易怒，嗜食异物或多食多便。

（3）干疳：可见极度消瘦，皮肤干瘪，大肉已脱，甚则突然虚脱，病情危重。

3. 辨兼证　兼证主要出现眼疳、心疳、疳肿胀等。皮肤出现紫癜为疳证恶候，提示气血皆干，络脉不固。疳证后期干疳阶段，若出现神志恍惚，杳不思食，是胃气全无、脾气将败的危候，必须引起重视。

（二）治疗原则

1. 基本治则　消疳理脾。

2. 具体治法　疳证病情复杂，虚实有别，治疗时应当详审。初期以生胃中津液为要，润则胃生。疳积者，则消积为先；若虚实夹杂，则宗“壮者先去其积而后扶胃气，衰者先扶胃气而后消之”的原则。在疾病的不同阶段，应针对各自的主要病机采取相应的治疗，主要以“疳气以润为主，疳积以消为主，干疳以补为主”为治疗原则。

（三）分证论治

1. 常证　如下所述。

（1）疳气。

证候表现：形体略瘦，面色少华，毛发稀疏，不思饮食，精神欠佳，性急易怒，大便干稀不调。舌瘦略淡，苔薄白或花剥，脉细，指纹青淡。

证候分析：厌食日久、久吐久泻等耗伤脾胃阴津，气血不能濡养肌肉筋骨，则见形体消瘦，面色少华，毛发稀疏，食欲不振，精神欠佳。脾虚肝木亢盛，故见心烦性急，易发脾气。舌瘦而淡，苔薄白或花剥，脉细，指纹青淡均为脾虚、津液受损之象。

治法：养胃生津，消疳理脾。

方剂：白术散（《小儿药证直诀》）加减。

方解：人参、白术、茯苓、炙甘草为四君子汤，运脾生津为君药；葛根生津止渴为臣药；藿香叶、木香芳香理气，补而不腻。诸药合用，共奏运脾生津之功。

加减：纳差明显者，加香稻芽开胃进食；阴津受损明显者，加沙参、麦冬清养胃阴；有虚热者，可加银柴胡、胡黄连清虚热。

（2）疳积。

证候表现：形体明显消瘦，面色萎黄，肚腹膨胀，甚则青筋暴露，毛发稀疏结穗，精神烦躁，夜卧不宁，或见动作异常，食欲不振或多食多便，或嗜食异物。舌淡苔腻，脉细数。

证候分析：本证多由积滞发展而来，积滞内停，壅塞气机，阻滞肠胃，或夹有虫积，导致脾胃为病，属于虚实夹杂证候。病久脾胃虚弱，气血生化乏源，故食欲不振，发稀结穗，形瘦，面色无华。心肝之火内扰，故夜寐不安，易烦躁激动；积滞中阻，脉络瘀阻，故腹部膨隆如鼓，青筋暴露。舌淡苔薄腻，脉细数为夹积之象。

治法：导滞祛积，消疳理脾。

方剂：消疳理脾汤（《医宗金鉴》）加减。

方解：方中麦芽、神曲消食导滞为君药；三棱、莪术消积祛痞为臣药；青皮、陈皮理气祛滞为佐药；芜荑、槟榔、使君子杀虫消积为佐药；芦荟清肝热，黄连消积热，胡黄连退虚热均为佐药；甘草调和诸药，引药直达脾胃为使药。诸药合用，使积滞得祛，郁热得清，脾胃负担减轻，功能渐复，津液日丰，达理脾消疳之目的。

加减：脾虚甚者加苍术、白术、茯苓健脾燥湿消积；阴虚明显加麦冬、沙参、石斛养胃阴；烦躁不安，揉眉挖鼻者，加牡蛎、决明子平肝抑木。

（3）干疳。

证候表现：形体极度消瘦，皮肤干瘪起皱，大肉已脱，皮包骨头，貌似老人，毛发干枯，精神萎靡，啼哭无力，腹凹如舟，杳不思食，大便稀薄或便秘。舌质红嫩，苔少，脉沉细弱。

证候分析：干疳为疳证之重证，多进入疾病后期，为气血俱虚，脾胃衰败阶段。气阳衰竭，气血化源欲绝，无以滋养四肢百骸，故形体极度消瘦，大肉已脱，呈老人貌。脾气衰败，故精神萎靡，目无光彩。脾虚运化失司，故大便不调。脉沉细弱，舌红嫩均为气血衰败之象。

治法：补益气血，理脾消疳。

方剂：八珍汤（《正体类要》）加减。

方解：方中用党参、黄芪、白术、茯苓、甘草补脾益气；熟地、当归、白芍、川芎养血补血。

加减：脾肾阳衰，加附片、炮姜温补脾肾；口舌干燥，汗多气短加乌梅、石斛酸甘化阴；面色㿠白，四肢厥冷，呈厥脱之象者给予独参汤或参附龙牡救逆汤合生脉散救逆固脱，并及时配合西医抢救。

2. 兼证　如下所述。

（1）眼疳。

证候表现：初起夜盲，两目干涩，畏光羞明，眼角赤烂，眼痒涩赤，甚则黑睛混浊，白膜遮睛等。

证候分析：本证常见于因维生素 A 缺乏症导致的干眼症。脾病及肝，耗损精血，致肝阴不足，不能上荣于目，故眼角干涩，白睛生翳，视物不清。肝阴不足，虚火上攻，则眼痒涩赤。

治法：养肝明目，消疳理脾。

方剂：石斛夜光丸（《原机启微》）加减。

方解：方中石斛、天冬、生地黄滋补肝肾；羚羊角、青葙子、黄连清热泻火明目；菟丝子、肉苁蓉养肝益肾；党参健脾；川芎、枳壳行气活血。

加减：脾虚明显者，加白术、茯苓；眼睛干涩明显，视物不清，加枸杞子；白睛生翳加菊花、木贼草密蒙花；夜盲重者者，加服羊肝丸。

（2）口疳。

证候表现：口舌生疮，甚或满口糜烂，秽臭难闻，面赤唇红，烦躁易哭，夜卧不宁，小便短黄。舌质红，苔薄黄或少苔，脉细数，指纹淡紫。

证候分析：脾病及心，心阴不足，心火上炎，熏蒸口舌，故口舌生疮，口腔糜烂。热扰心神，故烦躁易哭，夜卧不宁。舌红，苔薄黄或少苔，脉细数，指纹淡紫均为心阴不足，心火上炎之象。

治法：清心泻火，消疳理脾。

方剂：泻心导赤散（《医宗金鉴》）加减。

方解：方中生地养阴凉血为君药；黄连泻心火为臣药；木通泻火通淋，灯心草利小便泻心火，共为佐药；生甘草梢利尿泻火，调和诸药为使药。

加减：心烦不安加连翘；心火亢盛，口干欲饮，加生石膏、芦根、天花粉；小便黄少，加车前草、茯苓、滑石。

（3）疳肿胀。

证候表现：颜面及全身水肿，面色无华，神疲乏力，四肢欠温，小便短少。舌淡胖，苔薄白，脉沉缓，指纹隐伏不显。

证候分析：本证多由疳证日久，脾病及肾所致。脾肾阳虚，气化失常，气不化水，水湿泛溢于肌肤，故颜面四肢水肿。脾肾阳虚，故面色少华，四肢欠温，脉沉缓，舌淡胖。

治法：温阳利水，消疳理脾。

方剂：真武汤（《伤寒论》）加减。

方解：方中用附子温补肾阳，为君药；白术、茯苓健脾渗湿，利水消肿，为臣药；白芍养阴柔肝，为佐药；生姜温中宣散水气，为佐使药。

加减：水肿明显者，加五苓散合五皮饮；水肿明显伴小便少，夜尿多者，加金匮肾气丸。

（四）其他疗法

1. 中成药　如下所述。

（1）肥儿丸：用于脾虚肝旺，食滞虫积患儿。

（2）木香槟榔丸：用于疳积患儿。

（3）十全大补丸：用于干疳气血两虚患儿。

2. 外治疗法　如下所述。

（1）猪肉 100g，首乌 30g，浓煎去渣，以干净纱布或棉花蘸汤擦洗全身皮肤，每日 1 ~ 2 次，连用 7 ~ 10 日。用于皮肤干皱粗糙者。

（2）无花果叶 3 ~ 5 片，加水 500mL，煎成 200mL，倾入盆内，待温时洗两脚心，熏洗 15 分钟即可。用于疳证并发泄泻。

3. 针灸疗法　如下所述。

（1）艾灸。

1）主穴：脾俞、足三里、中脘、天枢、四缝。配穴：公孙、百虫窝（血海穴上1寸）。

2）方法：每次取 4 穴，以艾条悬灸各穴，每穴灸 5 ~ 10 分钟，灸至穴区皮肤发红为度。5 次为1疗程。

（2）点刺。

1）取穴：四缝、阿是穴（中指掌侧第 1 节中点）。

2）方法：穴位常规消毒，取小号三棱针，在穴位上快速点刺，挤压出黄色黏液或血数滴，每日 1 次，5 次为 1 疗程。

4. 按摩疗法　如下所述。

（1）推三关，退六腑，分阴阳，推脾土；运土入水，推板门，揉阴陵泉、足三里，揉腹摩脐。用于疳气。

（2）常规捏脊，重提大椎、脾俞、胃俞。如烦躁不安，眼眵多时，重提肝俞；如口舌生疮，加重提心俞；伴五迟者，加重提肾俞。

5. 割治疗法　取鱼际穴，穴位消毒后以 2% 普鲁卡因局部麻醉，医者持手术刀在鱼际纵行切开，切口长 0.5cm，深 0.3cm，用止血钳取出绿豆大黄白色脂肪，压迫止血，盖消毒敷料，再用胶布固定，5 天后揭去敷料，先割治左手，隔 1 周后割治右手，2 次为 1 疗程。

五、预防与调护

（一）预防

（1）饮食有节，定时、定量、定质喂养，勿暴饮暴食，恣食肥甘生冷等。

（2）合理安排生活起居，保证小儿充足的睡眠，经常参加户外活动，以增强体质，增加食欲，提高消化能力。

（3）积极预防各种急、慢性疾病，以防日久化疳。

（二）调护

（1）调理饮食，补充营养，给予易消化、富有营养的食物，根据消化力的强弱，逐渐增加，不可操之过急。

（2）注意居室阳光充足、空气新鲜，适当增加户外活动，注意清洁卫生，衣着柔软，注意保暖，防止各种感染，预防并发症。

（3）密切注意病情变化，定期测量患儿的身高、体重，以了解和分析病情。加强皮肤及口腔护理，防止发生褥疮及口腔感染。对嗜食异物、腹痛腹胀患儿，应考虑是否并发肠道寄生虫，应详细询问病史并检查大便找虫卵。对重症患儿要注意观察面色、精神、饮食、二便、哭声等情况，做好病情记录。

第二节　腹痛

腹痛是指胃脘以下，脐的四周及耻骨以上部位发生的疼痛，是小儿常见的临床证候之一。腹痛可见于任何年龄与季节。腹痛涉及的疾病范围很广，许多内、外科疾病均可出现腹痛症状。本节讨论的内容是指无外科急腹症指征的小儿腹痛。

腹痛的名称，始见于《素问·举痛论》。但将小儿腹痛作为病证论述者，则见于《诸病源候论·小儿杂病诸候·腹痛候》，曰："小儿腹痛，多由冷热不调，冷热之气与脏腑相击，故痛也，其热而痛者，则面赤，或壮热，四肢烦，手足心热是也。冷而痛者，面色或青或白，甚者乃至面黑，唇口爪皆青是也。"此后历代医家多有论述，如《小儿药证直诀·脉证治法》将腹痛分为积痛、虫痛、胃冷虚之证；《证治准绳·幼科·腹痛》列有寒痛、积痛、虫痛、锁肚痛、盘肠内钓痛、瘕瘕痛等，对小儿腹痛的病因、症状、分类等论述都较前人更为完善。

后世医家，归纳各家学说，将腹痛分为寒、热、虚、实四大类。

一、病因病机

（一）病因

许多病因均可引起腹痛，常见的有外感、饮食不当、正虚、情志内伤等。

1. 外感因素　外感风、寒、暑、湿之邪均可引起腹痛。

（1）调护不当：衣被单薄，风寒之邪侵及腹部，或因过食生冷瓜果，中阳受戕，寒凝气滞，经络不畅，气血不通则腹痛。

（2）暑湿内侵：夏令之季，外感暑湿，内犯胃肠，暑湿秽浊之气与肠胃水谷相互交结，气机阻滞，升降失调，导致腹痛。

2. 饮食因素 饮食不节，过饮过食，或误食变质不洁之物，或过食辛辣之品，胃肠积滞，气机不利，传导之令不行而致腹痛。

3. 虫积肠道 进食不洁之物，使虫卵进入肠道，多见于蛔虫，发生蛔虫性腹痛。

4. 正虚因素 先天禀赋不足，素体阳虚，或病后体弱，脾胃虚弱，中阳不足，失于温养，引起腹部绵绵作痛。

5. 情志失调或跌仆损伤 小儿情志不畅，肝失条达，气机不利，导致气血运行不畅，引起腹痛；或跌仆损伤，或手术后腹部络脉瘀滞，气滞血瘀，导致腹痛。

（二）病机

1. 基本病机 气滞不通。

2. 常证病机 如下所述。

（1）外感风寒：因调护不当，衣被单薄，风寒之邪侵入脐腹；或因过食生冷瓜果，肠胃伤冷，中阳受戕，复感外寒，寒凝气滞，气滞则经络不通，气血阻滞而腹痛。小儿稚阳未充，腹痛由于寒凝气滞者居多。

（2）暑湿内侵：常于夏令之时，外感暑湿，内伤胃肠，暑湿秽浊之气与肠胃水谷互相交结，使气机窒塞，升降失调，形成上不能运化，下不能传导，而为吐泻不得，腹部绞痛之症。

（3）乳食积滞：因乳食不节，过食油腻厚味，过饮过食，或误食不洁之物，以致食积停滞，郁积胃肠，气机壅塞，痞满胀闷而腹痛。

（4）燥热内结：平素过食辛辣香燥、膏粱厚味，胃肠积热，或积滞日久化热，肠中津液不足，形成燥热内结；或因外感热病，热邪入里，热结阳明，灼伤津液，使气机不利，传导之令不行而致腹痛。

（5）气滞血瘀；因跌仆损伤，或手术后腹内络脉受损；或久病不愈，邪入脉络，血瘀气滞，腹中有癥瘕，使脏腑气机不畅，气血运行受阻而引起腹痛。

（6）蛔虫内扰：喜食生冷瓜果，或进食不洁之物，使虫卵进入肠道，脏腑不和，扰乱胃肠气机，引起腹痛。

（7）脏腑虚寒：由于素体阳虚，或病后体弱，脾胃虚寒，脾阳不能运展，以致寒湿内停，气机不畅，中阳不足，失于温养，引起腹部绵绵作痛。

二、临床表现

腹痛的部位与性质主要靠患儿自诉。体检时要使患儿合作以便查出是否有压痛及肌紧张。年龄小者往往不能合作，依靠突然发生哭闹、面色苍白、精神差及特殊固定体位等来判断。并且要了解患儿的饮食、呕吐及大便情况等消化系统症状以帮助判断病因。必要时可以给镇静药（如口服水合氯醛），待患儿入睡后再复查。

检查腹部时，应强调三层检查法：①浅层检查时，轻触腹部注意痛觉过敏（轻触引起剧痛）及肠型或肿物引起的腹壁不平感。②中层检查时，轻按腹壁，注意压痛及肌紧张。③深层检查时，慢慢压至后腹壁，注意肿物的存在与性状。肾区要求腹前腹后两手同时按压，互相接触。盆腔下腹要与肛门指检之手互相接触。常需反复检查以观察体征的变化。

三、诊断及鉴别诊断

（一）诊断要点

1. 部位 如下所述。

（1）右上腹痛：腹内疾病多为肝、胆、膈下病变；腹外疾病多为右膈胸膜炎、肋间神经炎等。

（2）上中腹痛：主要为胃炎与胃溃疡。

（3）左上腹痛：主要见于急性胰腺炎、脾肿大、左膈胸膜炎、左肋间神经炎等。

（4）脐周痛：见于肠蛔虫、肠炎、肠痉挛、食物过敏、急性出血性坏死性肠炎、结核性腹膜炎、肠系膜淋巴结炎、回肠远端憩室病、局限性肠炎、溃疡性结肠炎等。

（5）右下腹痛：主要见于阑尾炎及疝等。

（6）左下腹痛：主要见于肠炎、顽固性便秘等。

（7）弥漫性及不定位腹痛：可见于腹膜、肠（穿孔、梗阻）、大网膜病变；腹外疾病如中毒性、代谢性、过敏性疾病，结缔组织病、功能性疾病和癫痫等。

2. 应排除的器质性疾病　有以下情况者多考虑外科性疾病。

（1）急骤起病，多无前驱症状，腹痛由轻渐重，由局限到弥漫，呈剧痛。

（2）先有腹痛，后有发热。

（3）先有腹痛，然后有全身症状，如频繁呕吐、便秘、肛门不排气、腹胀等提示梗阻性疾病的可能。

（4）有压痛及腹肌紧张等腹膜刺激征，或能扪及肿块，或体征局限于腹部，可有放射痛。

3. 机能性腹痛　由于肠管蠕动异常或肠管壁痉挛引起的腹痛，如婴儿阵发性腹痛、功能性再发性腹痛。前者与饮食不当、胃肠胀气有关，后者多见于儿童，周期性发作，其发病原因与精神因素或自主神经功能紊乱有关。

（二）鉴别诊断

1. 全身性疾病及腹部以外器官疾病产生的腹痛　如下所述。

（1）呼吸系统疾病引起的腹痛常伴有咳嗽、扁桃体红肿、肺部有啰音等。

（2）心血管系统疾病引起的腹痛常伴有心悸、心脏杂音、心电图异常等。

（3）神经系统疾病引起的腹痛常反复发作，脑电图异常。

（4）血液系统疾病引起的腹痛常有贫血，血常规及骨髓象异常。

（5）代谢性疾病引起的腹痛如糖尿病有血糖、尿糖增高，铅中毒有指甲、牙齿染黑色，卟啉病有尿呈红色，曝光后色更深等表现，可助诊断。

2. 腹部器官的器质性病变　如下所述。

（1）胃肠道感染，如急性阑尾炎、肠结核、腹泻病、急性坏死性肠炎、肠寄生虫病，除有腹痛外，还有饮食不调史及感染病史，大便及血常规检查有助诊断。

（2）胃肠道梗阻、肠套叠、嵌顿性腹股沟斜疝有腹痛及腹胀和梗阻现象，全腹压痛，腹肌紧张，肠鸣音消失，X 线检查可助诊断。

（3）肝胆疾病如胆道蛔虫、肝炎、胆囊炎、胆石症，常有右上腹阵痛和压痛，肝功能及 B 超检查可助诊断。

（4）泌尿系疾病如急性肾炎、尿道畸形、结石、感染，常有腰痛、下腹痛、尿道刺激症状，尿液、X 线、B 超、静脉肾盂造影等检查有助于诊断。

（5）下腹痛对少女要注意有无卵巢囊肿扭转、痛经。

（6）内脏肝脾破裂有外伤史等，配合实验室及医学影像诊断技术检查，可以做出诊断。

3. 再发性腹痛　如下所述。

（1）腹痛突然发作，持续时间不太长，能自行缓解。

（2）腹痛以脐周为主，疼痛可轻可重，但腹部均无明显体征。

（3）无伴随的病灶器官症状，如发热、呕吐、腹泻、咳嗽、气喘、尿频、尿急、尿痛等。

（4）有反复发作的特点，每次发作时症状相似。

四、辨证论治

（一）辨证要点

1. 辨病情病位　小儿腹痛，大孩子能自述其痛苦，婴幼儿不能言或言不足信，此时应细心观察，详细询问家属及陪伴者。一般来讲，腹痛难忍，小儿必啼哭；弯腰捧腹，呻吟不已者，多为腹痛。再结合病史，腹痛的部位、剧烈程度，伴随症状分析。若中上腹痛者病在脾胃、大肠、小肠；小腹痛者其病多在膀胱和大肠；脐腹痛多为大、小肠；肝胆病多为右上腹痛；虫积痛多呈脐周阵痛；右下腹痛多为肠痈；

少腹痛多属足厥阴肝经腹痛及疝气腹痛。

2. 辨虚实　急性腹痛多属实证，其痛有定处，拒按，痛剧而有形，饱而痛甚，兼有胀满，苔黄厚腻，脉大有力，服攻下药有效；慢性腹痛多虚，痛无定处，喜按，痛缓而无形，饥则痛作，兼有闷胀，舌淡少苔，脉弱无力，服补药痛减。

3. 辨寒热　如热邪内结，疼痛阵作，得寒痛减，兼有口渴引饮，大便秘结，小便黄赤，舌红苔黄少津，指纹紫，脉洪大而数者属热；暴痛而无间断，得热痛减，兼有不渴，下利清谷，小便清利，舌淡苔白滑润，指纹色红，脉紧或迟者属寒。

4. 辨轻重　腹痛轻证，病程短，精神尚好；腹痛重证，病程较长，正气不足，精神欠佳。单纯性腹痛治疗较易，兼有他症者治疗较难。急性腹痛猝然起病，疼痛剧，变化迅速，多为新病，急性腹痛也可因各种因素诱发而成，证情复杂，若经久不愈，正气暗耗，可转为慢性腹痛，而慢性腹痛若失治、误治可转为急性腹痛。若腹痛骤作，伴有腹胀、便血、高热，甚则大汗淋漓、四肢厥冷、脉微欲绝等虚脱征象，为危重证候。

（二）治疗原则

1. 基本治则　理气止痛。

2. 具体治法　根据腹痛的不同性质，分别采用温中、泄热、攻下、消导、行气、活血、镇痛、运脾、补虚缓急等法。

（三）分证论治

1. 寒积腹痛　如下所述。

证候表现：腹部疼痛，阵阵发作，得温较舒，遇寒痛甚，面色苍白，痛甚则额冷汗出，甚则唇色紫暗，肢冷，或伴呕吐，腹泻，小便清长，舌淡红，舌苔白滑，指纹色红，脉沉弦紧。

证候分析：寒为阴邪，主凝滞、收引，腹部中寒，寒邪搏结肠间，阻滞气机，不通则痛，故腹痛；寒得温则解，阳气暂通，腹痛亦得稍缓；脾阳不振，升降失常，故见呕吐，腹泻；气血运行不畅，故面色苍白，甚则唇色紫暗；寒邪内盛，阳气不伸，卫气不行，故腹痛甚则额冷汗出；阳气不能温达四肢，营血不得畅达于四末，故肢冷；小便清长，舌苔白滑，为里寒之候。

治法：温中散寒，理气止痛。

方剂：养脏散（《医宗金鉴》）加减。

方解：本方木香、丁香、沉香芳香散寒，调理气机；当归、川芎温通血脉；肉桂温阳补肾，使寒邪得温则散。气血畅行，阳气敷布，脏腑得以温养，则腹痛可得缓解。

加减：腹胀加砂仁、枳壳；恶心、呕吐加半夏、藿香；腹泻加炮姜、煨肉豆蔻。

2. 食积腹痛　如下所述。

证候表现：腹部胀满疼痛，按之痛甚，嗳腐吞酸，口气酸臭，不思乳食，矢气频作，粪便秽臭，腹痛欲泻，泻后痛减，时有呕吐，吐物酸馊，夜卧不安，时时啼哭，舌苔厚腻，指纹紫滞，脉沉滑。

证候分析：乳食乃有形之物，停滞肠胃，阻塞气机，故见腹部胀满疼痛；食停中焦，“胃不和则卧不安”，故夜卧不安，时时啼哭；宿食腐化，浊气壅塞肠胃，其气上逆，则呕吐，嗳腐吞酸，口气酸臭，不思乳食；其气下泄，则矢气频作；得泻则食积下行，肠胃窒塞暂减，气机稍畅，故腹痛亦得减轻；舌苔厚腻为积滞不化之象。

治法：消食导滞，理气止痛。

方剂：香砂平胃散（《医宗金鉴》）加减。

方解：本方以苍术、陈皮、厚朴、砂仁、香附、枳壳理气行滞；山楂、神曲、麦芽消食化积；芍药、甘草调中和营。全方有消食导滞，理气止痛之功。

加减：若大便不通，或泻下不畅，泻后痛减者，可加槟榔、莱菔子攻下食积；食滞化热，面赤唇红，烦躁不安，口渴欲饮，大便秘结，舌苔黄糙者，可用本方去苍术、砂仁，加大黄、玄明粉，以清热通腑，荡涤肠胃之积热。

3. 虫积腹痛　如下所述。

证候表现：脐周腹痛，时作时止，痛处有条索块，痛喜揉按，按之痛减，疼痛时泛吐清涎，不思饮食，精神不振，不痛时饮食嬉戏如常，或突然右上腹钻顶样绞痛，弯腰曲背，辗转不安，恶心吐蛔，肢冷汗出，舌红苔黄腻，指纹紫滞，脉沉滑。

证候分析：脐周为小肠盘踞之处，蛔虫寄生于小肠，故脐周腹痛，时作时止，蛔虫为有形之物，蛔虫扰动，则痛处有条索块，痛喜揉按，按之痛减；蛔虫扰乱气机，胃气上逆，故疼痛时泛吐清涎；蛔虫钻入胆道，则突然右上腹钻顶样绞痛，弯腰曲背，辗转不安；蛔虫入胃，故恶心吐蛔。

治法：安蛔驱虫，理气止痛。

方剂：下虫丸（《直指小儿方》）加减。

方解：方中苦楝根皮、芜荑、使君子、鹤虱、槟榔杀虫；当归养血；大黄通腑泻下。

加减：若发生蛔厥，应安蛔止痛，用乌梅丸。常用药：乌梅、黄连、黄柏、蜀椒、干姜、细辛、当归、附子、桂枝、党参。此方辛苦酸并用，使蛔虫得酸则安，得辛则伏，得苦则下。

4. 实热腹痛　如下所述。

证候表现：腹痛胀满，疼痛拒按，大便秘结，烦躁口渴，手足心热，唇红舌红，苔黄燥，指纹紫滞，脉滑数或沉实。

证候分析：里实热证，故大便秘结，烦躁口渴；腑实不通，故腹痛胀满，疼痛拒按；里热津伤，故手足心热，唇红舌红，苔黄燥。

治法：通腑泄热，理气止痛。

方剂：大承气汤（《伤寒论》）加减。

方解：方中大黄、芒硝通里攻下；枳实、厚朴理气宽中。

加减：若口干、舌红伤津者，予以增液承气汤；若肝胆疏泄失常导致肝热犯胃，可用大柴胡汤。

5. 血瘀腹痛　如下所述。

证候表现：腹痛经久不愈，痛有定处，痛如锥刺，或腹部有积块拒按，肚腹硬胀，青筋显露，面无光泽，口唇色晦，舌质紫暗或有瘀点，指纹紫滞，脉涩。

证候分析：小儿腹部受伤，有形瘀血停积一处，或久病人络，结为癥块，皆可使络脉瘀阻，气血运行受阻，不通则痛，故腹部痛如针刺；瘀血乃有形之物，凝聚一处，难于消散，故痛有定处，固定不移，或触之有包块，推之不动，按之痛剧；面无光泽，口唇色晦，舌紫暗或有瘀点，亦为血行不畅，气滞血瘀之象。

治法：活血化瘀，理气止痛。

方剂：少腹逐瘀汤（《医林改错》）加减。

方解：方中以肉桂、干姜、小茴香温通经脉；蒲黄、五灵脂、赤芍、当归、川芎活血散瘀；延胡索、没药理气活血，软坚止痛。全方有理气活血，散瘀止痛之效。加减：若气滞胀痛者，加川楝子、乌药以理气止痛；若有包块者，加三棱、莪术、穿山甲以散瘀化癥；因血蓄下焦，小腹拘急硬痛，大便秘结不通者，用桃仁承气汤。

6. 虚寒腹痛　如下所述。

证候表现：腹痛绵绵，时作时止，痛处喜温喜按，面色皖白，精神倦怠，手足清冷，饮食较少，或食后作胀，大便稀溏，唇舌淡白，指纹淡红，脉沉缓。

证候分析：脾胃虚弱，中阳不足，气血不充，失于温养，脏腑拘急故腹痛；得温则寒气稍散，故腹痛绵绵，喜温喜按；脾阳不振，运化力弱，故饮食较少，或食后作胀，大便稀溏；气血亏虚，故面色皖白，精神倦怠，手足清冷；唇舌淡白，指纹淡红，脉沉缓亦为中阳不足，气血亏虚之象。

治法：温中补虚，理气止痛。

方剂：小建中汤（《伤寒论》）合理中丸（《伤寒论》）加减。

方解：以桂枝温经和营；芍药、甘草缓急止痛；饴糖、大枣、生姜、党参、白术甘温补中；干姜温中祛寒。诸药合用，有温中补虚，散寒止痛的作用。

加减：气血不足明显者，加黄芪、当归；肾阳不足，虚寒内盛明显者，加附子、肉桂；痛而呕吐清涎者，加丁香、吴茱萸；脾虚兼气滞者，用香砂六君子汤加厚朴、山楂。

（四）其他疗法

1. 中成药　如下所述。

（1）藿香正气丸（水）：用于外感风寒、内伤饮冷引起的腹痛。

（2）越鞠丸：用于气滞腹痛。

（3）附子理中丸：用于脾胃虚寒腹痛。

（4）元胡止痛片：用于气滞血瘀腹痛。

（5）木香槟榔丸：用于食滞腹痛。

2. 单方验方　如下所述。

（1）炮莪术研细末，每次3g，或鸡内金、枳实各9g，水煎服。用于寒实腹痛。

（2）丁香、川椒、干姜各等份，研末，每次1g，开水送服。用于虚寒腹痛。

3. 外治法　如下所述。

（1）生葱头250g，捣烂炒熟敷肚脐，用于虚寒腹痛。

（2）公丁香、白豆蔻各3g，肉桂2g，白胡椒4g，共研细末，过100目筛，用时取药末1 ~ 5g，填敷脐中，再外贴万应膏。用于肠痉挛。

4. 针灸疗法　如下所述。

（1）体针：取穴：足三里、合谷、中脘。用30号毫针，快速进针，行平补平泻手法，捻转或提插。年龄较大儿童可留至腹痛消失。

（2）耳穴：取穴：胃、脾、肝、胆。虚证加肾，实证加三焦、大肠；便秘加肛门、直肠。热证用绿豆，寒证用王不留行籽置于胶布中贴压耳穴，穴区越胀痛，效果越好，每天按压3 ~ 5次，每周换贴2 ~ 3次，6次为1疗程。多用于慢性腹痛。

5. 推拿疗法　如下所述。

（1）食积腹痛：清脾胃，顺运八卦，推四横纹，清板门，清大肠。

（2）寒积腹痛：揉一窝风，揉外劳宫。

（3）虚寒腹痛：揉外劳宫，清补脾，顺运八卦。

（4）热结腹痛：顺运八卦，清胃，退六腑，推四横纹。

（5）虫积腹痛：揉外劳宫，平肝，清胃，清大肠，摩腹（自右下腹沿升结肠、横结肠的解剖部位，自右向左运摩）。

五、预防与调护

（一）预防

（1）避免感受风寒，注意腹部保暖，以免寒邪入腹而引起腹痛。

（2）注意饮食卫生，不宜过食生冷瓜果，禁食油腻变质食物。

（二）调护

（1）每餐后稍事休息，勿剧烈运动。

（2）剧烈腹痛或持续不止者应卧床休息，密切观察，随时检查腹部体征，并做必要的其他辅助检查，明确诊断，及时处理。

（3）消除恐惧心理，尤其是气滞腹痛小儿，应避免情绪激动和精神刺激。

（4）根据病因给予相应的饮食调护。

第三节　便秘

便秘是指大便秘结不通，排便时间延长而言。这是儿科临床常见的一个证候，任何年龄均可发病，有时单独出现，有时继发于其他疾病过程中。

便秘在《伤寒论》中又有“阳结”“阴结”和“脾约”之称。古方书中又有“实秘”“虚秘”“热秘”“冷秘”“风秘”“气秘”“风燥”“血燥”之别称。张景岳主张按《伤寒论》的分类法，把便秘分为阳结、阴结两类：有火的是阳结，无火的是阴结。有关小儿便秘的论述以《诸病源候论·小儿杂病诸候》为早，指出：“小儿大便不通者，脏腑有热，乘于大肠故也。脾胃为水谷之海，水谷之精微化为血气，其糟粕行于大肠。”

一、病因病机

（一）病因

饮食入胃，通过脾的运化、吸收其精微之后，最后由大肠将糟粕传送而出。如果胃肠功能正常，则大便通畅；若胃肠受病，或因燥热内结，津液干涸；或因肝脾郁结，气滞不行；或因乳食积滞，传导失常；或中焦湿郁，升降失调；或因血虚，肠失濡润，或因气虚，传送无力；或因阳虚寒凝，通降失职，凡此种种，均可导致便秘。小儿便秘，属阳结者，多因燥热内结和乳食积滞所致；属阴结者，多因病后气血两虚而成。

（二）病机

1. 基本病机　燥屎内结。

2. 常证病机　如下所述。

（1）燥热内结：过食辛辣香燥之品，肠道积热；或过用辛温药物，常可伤津耗液；或热病之后，余热留恋，燥热内结肠道，津液不足，肠道干涩，传导失常，致大便秘结。

（2）乳食积滞：由于婴幼儿乳食不知自节，喂养不当，乳食不节，或过食肥甘生冷和难以消化之物，损伤肠胃，运化失常，停滞中焦，久而成积，积久化热，积热蕴结而致传化失常，引起大便秘结不通。

（3）气血两虚：小儿脏腑娇嫩，形气未充，若禀赋不足或后天失调；或吐衄便血，或壮热大汗，或妄施攻下，使津液耗竭，均使身体虚弱，气血两衰。气虚则大肠传导无力；血虚则津液不能滋润大肠。若病及于肾，真阴一亏，则肠道更为干涸；真阳一损，则不能蒸化津液，温润肠道，亦成便秘。

二、临床表现

临床主要表现为排便次数减少，排便周期延长；或粪质坚硬，便下困难；或排便无力，出而不畅。临床常兼见腹胀、腹痛、脘闷嗳气、食欲不振、夜眠不安、心烦易怒等症。

三、辨证论治

（一）辨证要点

1. 实证便秘　多有小便黄赤，身热心烦，舌红苔黄或腹胀满而痛，得温反甚等实热之兼证。

2. 虚证便秘　常见小便清长，畏寒肢冷，舌淡苔白或腹痛绵绵，喜按，得温则减等虚寒之兼证。

（二）治疗原则

1. 基本治则　开秘通便。

2. 具体治法　临床上根据病因和兼证的不同，分别应用清热通下、行气通下、消导通下、养血通下、益气通下、补阴通下、温阳通下等法。下法的应用，应注意病之标本缓急，实证便秘者，当下则下，但须中病即止。虚证虽有可下之证，但宜缓图。总之虚实之辨，最宜详审。

（三）分证论治

1. 实证便秘　如下所述。

（1）燥热便秘。

证候表现：大便干结，排出困难，甚至便秘不通，腹胀不适，或兼呕吐，口臭口疮，面赤身热，小便短黄，苔黄燥，指纹紫滞，脉滑实。

证候分析：肠胃积热，津液耗伤，热结津伤，故排便困难，甚至便闭不通；气滞便结于腹，故腹胀不适；腑气不通，胃气上逆则呕吐；燥热秽浊熏蒸于上，则口臭口疮；身热面赤为阳明里热之侯；热移膀胱则小便短黄；苔黄燥，指纹紫滞，脉滑实皆为燥热内结之征象。

治法：清热润肠，开秘通便。

方剂：麻子仁丸（《伤寒论》）加减。

方解：方中用麻子仁味甘性平，入脾胃大肠经，益脾胃之阴，为君药。杏仁甘平润燥，入肺与大肠经，上肃肺气，下润大肠；芍药苦酸微寒，入肝脾经，养血敛阴缓急，共为臣药。大黄泻热，枳实破结，厚朴除满，此三味为小承气汤，轻下热结，除胃肠燥热，共为佐药。蜂蜜甘润，助麻仁润肠，缓小承气之攻下，使下而不伤正，为佐使药。诸药相合，使热去、阴复、燥除，而大便自调。

加减：服用以丸剂为佳，若作煎剂则大黄后下，加郁李仁、瓜蒌仁更能增强润下功能；口干舌燥可与增液汤合用；腹胀痛加广木香、槟榔行气通便。

（2）气滞便秘。

证候表现：胸胁痞满，嗳气频作，胃纳减少，欲便不便，甚则腹胀疼痛，舌质红，苔白或腻，指纹紫，脉弦。

证候分析：由于情志不遂，肝郁气滞，气机壅滞，故胸胁痞满；胃气上逆，则嗳气频作；脾气不运则胃纳减少；气机郁滞，传导失司，糟粕内停则欲便不便，甚则腹胀疼痛。苔白或腻，指纹紫，脉弦为肝脾之气不和，内有湿蕴气滞之征。

治法：理气导滞，开秘通便。

方剂：六磨汤（《世医得效方》）加减。

方解：方中木香、乌药行气，沉香降气，三药气味相通，能人肝脾以解郁调气，疏肝和胃。大黄、枳实、槟榔破气行滞。诸药共奏通下导滞之功。

加减：服后便通去大黄；胸胁痞满甚加桔梗、瓜蒌、香附行气开结；嗳气不除，加旋覆花、苏子或苏梗顺气降逆；气郁化火，口干咽燥，加黄芩、天花粉清热解郁。

（3）食积便秘。

证候表现：大便闭结，脘腹胀痛，不思乳食，手足心热，小便黄少，舌苔黄腻，指纹紫滞，脉象沉实。

证候分析：乳食停滞，生热蕴湿，湿热郁遏，气化不行，传导失职，而使大便闭结不通；有形之邪积于胃肠，故脘腹胀痛，不思乳食；脾为至阴而主四肢，手掌心属阴，脾有积热，故手掌心发热；小便黄少，苔黄腻为湿热蕴结之象；指纹紫滞，脉沉实为食积化热之征。

治法：消积导滞，开秘通便。

方剂：枳实导滞丸（《内外伤辨惑论》）加减。

方解：方中大黄为君，攻积泻热；枳实为臣，行气消积，君臣相伍，共奏下积热而除胀满之功。黄芩、黄连清热燥湿；茯苓、泽泻利水渗湿；白术健脾燥湿，并防黄芩、黄连苦寒败胃；神曲消食健脾，共为佐药。全方共奏消积导滞，清肠通便之功。本方以攻下湿热积滞为主，适用于湿热积滞互结肠胃。服后便通即停药，以免攻伐太过，损伤正气。

加减：若胀满较重，可酌加木香、槟榔以理气导滞；肠阻胃逆，呕吐较甚，可加干姜、半夏以温中止呕。

2. 虚证便秘　如下所述。

（1）血虚便秘。

证候表现：面唇爪甲㿠白无华，自觉目眩心悸，大便干结，努挣难下，舌质淡嫩，舌苔薄白，指纹色淡，脉细弱。

证候分析：心主血脉，其华在面，其荣在爪，面唇爪甲㿠白无华为血虚之征；血虚心失所养则心悸；

头目失养则目眩；血虚津少，不能润滑肠道，故大便干燥，努挣难下。舌质淡嫩，舌苔薄白，指纹色淡，脉细弱皆为血虚之征象。

治法：养血润燥，开秘通便。

方剂：四物汤（《太平惠民和剂局方》）加火麻仁、何首乌、枳壳。

方解：四物汤补血养阴；火麻仁润肠通便；何首乌清热生津养阴；枳壳破气下行。诸药共奏养血润燥通便之功。

加减：亦可加郁李仁、柏子仁、淡苁蓉等润下之品；心悸加酸枣仁、柏子仁；若血虚有热，兼见口干心烦，舌苔剥蚀，脉细数者，可加玄参、麦冬、丹皮、栀子；兼气虚加人参、黄芪以益气养血。

（2）气虚便秘。

证候表现：神疲乏力，面色㿠白，时有便意，大便并不干硬，但努挣乏力，用力则汗出气短，便后疲乏，舌淡苔薄，指纹色淡，脉虚。

证候分析：肺主气，与大肠相表里，肺气虚则大便传送无力，尽管大便并不干硬，但仍需努挣；努挣则汗出气短，是卫气虚之故；气虚不能化生精微，故面色㿠白，舌淡苔薄，指纹色淡，脉虚。

治法：益气润肠，开秘通便。

方剂：黄芪汤（《金匮翼》）加减。

方解：方中黄芪峻补肺脾之气为君；麻仁、白蜜润肠通便为臣；陈皮理气为佐。

加减：汗多气短，脉细者，与生脉散同用；若气虚下陷，肛门窘迫，欲便而不能出者，宜加人参、升麻、柴胡之类。

（四）其他疗法

1. 单方验方　如下所述。

（1）莱菔子散：莱菔子炒黄研末，每晚用开水送服（可酌加糖或蜂蜜调味），每次 10 ~ 30g，视年龄大小而定。

（2）番泻叶：1 ~ 3g，煎水成 100mL 左右。每次服 30mL，隔 4 小时服 1 次，以通为度，不必尽剂。

（3）苏麻粥：用苏子、火麻仁适量，水浸捣汁，和大米一同煮粥食用。

（4）三仁粥：用桃仁、松子仁、郁李仁各适量，水浸捣泥，与大米一同煮粥食用。

2. 外导法　从肛门入药以导滞通便。蜜煎导法：用蜂蜜适量，微火煎，手捻作锭，纳入肛门中。如欲简便，也可用肥皂条寸许塞入肛门以通便。

3. 按摩疗法　如下所述。

（1）部位：龟尾、七节、板门、大肠等。

（2）手法：由第四腰椎至尾骶骨（七节）自上而下用推法推 200 ~ 500 次；尾骶骨处（龟尾）用揉法逆时针揉 300 ~ 600 次；自示指桡侧边缘至虎口（板门）离心推 100 ~ 300 次，大鱼际隆起处（板门）逆时针揉 50 ~ 200 次。

四、预防与调护

（一）预防

（1）注意合理的膳食，以清淡为主，多饮水，勿过食辛辣厚味。

（2）嘱患者每日按时蹲厕，养成定时大便的习惯。

（二）调护

①注意起居有常，合理搭配饮食，适当添加蔬菜、水果、坚果及粗纤维类食物。

②积极锻炼身体，防治胃肠疾患。

第十二章 儿科疾病的中西医结合治疗

第一节 小儿食积

食积是因小儿喂养不当，内伤乳食，停积胃肠，脾运失司所引起的一种小儿常见的脾胃病证。临床以不思乳食、腹胀嗳腐、大便酸臭或便秘为特征。食积又称积滞。

一、病因病机

本病的病因主要是乳食内积，损伤脾胃。病机为乳食不化，停积胃肠，脾运失常，气滞不行。食积可分为伤乳和伤食。

主要是由于过食油腻厚味的食品，聚积不化，气滞不行所致，也称为伤食、宿食。此病较多见于3岁前的婴幼儿。若治疗不当，积滞日久，迁延失治，脾胃功能严重损害，可导致营养及生长发育障碍而转化为“疳症”。

二、辨证要点

（一）辨伤乳、伤食

母乳喂养或牛奶喂养的婴儿发病者为伤乳，呕吐或大便中可见较多的乳凝块；普通饮食的幼儿发病者为伤食，多有较明显饮食不洁史，呕吐物或大便中可见较多的食物残渣。

（二）辨虚实

病程短脘腹胀痛拒按，或伴低热，哭闹不安，多属实证；病程较长，脘腹胀满喜按，神疲形瘦，多属虚中夹实证。

三、治疗

（一）分证论治

治疗原则：乳食内积之实证以消食导滞为主。脾虚夹积之虚中夹实证以健脾消食，消补兼施为法，积重而脾虚轻者，宜消中兼补法；积轻而脾虚甚者，则用补中兼消法，扶正为主，消积为辅，正所谓：“养正而积自除”。

1. 乳食内积

证候：乳食不思，食欲不振或拒食，脘腹胀满，疼痛拒按；或有嗳腐恶心，呕吐酸馊乳食，烦躁哭闹，夜卧不安，低热，肚腹热甚，大便秽臭，舌红苔腻。

分析：乳食内积，气机郁滞，故脘腹胀满，疼痛拒按。胃肠不适，则夜卧不安，烦躁哭闹。中焦积滞，胃失和降，气逆于上，则乳食不思，食欲不振或拒食，嗳腐恶心，呕吐酸馊乳食；腐秽壅积，脾失运化，则大便秽臭。中焦郁积化热，则有低热，肚腹热甚。舌红苔腻为乳食内积实证之象。

治法：消乳消食，化积导滞。

方药：消乳丸或保和丸加减。山楂、神曲、莱菔子、麦芽消食化积，陈皮、香附、砂仁理气消滞，茯苓、半夏健脾化湿、消胀除满，连翘清解郁积之热。脘腹胀满疼痛加厚朴、枳实行气消滞宽中；便秘加木香、槟榔消积导滞；重者暂加大黄通腑；呕吐甚者，加姜竹茹清胃降逆止呕；低热、舌红、苔腻微黄，加胡黄连消积清热。

2. 脾虚夹积

证候：神倦乏力，面色萎黄，形体消瘦，夜寐不安，不思乳食，食则饱胀，腹满喜按，呕吐酸馊乳食，大便溏薄、夹有乳凝块或食物残渣，舌淡红，苔白腻，脉沉细而滑。

分析：脾胃虚弱，中气不运，不能化生精微变为气血，濡养机体，则见神倦乏力，面色萎黄，形体消瘦，唇舌色淡。脾胃虚弱，运纳失职，乳食积滞，气机不畅，故不思乳食，食则饱胀，腹满喜按，上则呕吐酸腐乳食，下则大便溏薄酸臭夹不消化物。胃不和则卧不安。苔白腻，脉沉细而滑，皆为脾虚夹积之所致。

治法：健脾助运，消补兼施。

方药：健脾丸加减。

党参、白术健脾益气，山楂、神曲、麦芽消食导滞，枳实、陈皮理气消胀，虚实兼顾，消补并施。苔腻、纳呆，加藿香、砂仁化湿醒脾；舌淡、腹胀、便溏，加炮姜、厚朴、苍术温中运脾。

（二）中成药剂

1. 王氏保赤丸　每服 1 ~ 3 支，1 日 2 ~ 3 次。用于乳食内积证。

2. 枳实导滞丸　每服 2 ~ 3g，1 日 2 ~ 3 次。用于食积重且化热便秘者。

3. 小儿香橘丹　每服 2 ~ 3g，1 日 2 ~ 3 次。用于脾虚夹积证。

4. 小儿健脾丸　每服 2 ~ 3g，1 日 2 ~ 3 次。用于脾虚夹积证。

（三）单方验方

（1）炙鸡内金 30g，研细末。每次 1g，每日 2 ~ 3 次，开水冲服。用于乳食内积证。

（2）炒黑白丑、炙鸡内金各等份，共研细末。每次 0.5 ~ 1s，每日 2 次，开水冲服。用于乳食内积便秘者。

（四）针灸治疗

针刺足三里、中脘、大肠俞、气海、脾俞、胃俞用于脾虚夹积。针刺四缝穴用于食滞脾胃。

（五）推拿疗法

推揉板门 100 次，清大肠 100 次，揉按中脘 100 次，分推腹阴阳 50 次，摩腹 2 分钟，揉按足三里 100 次，推七节骨 100 次，推脊 10 次，捏脊 3 ~ 5 次。乳食内积者，加掐四缝 10 次，拿肚角 3 ~ 5 次，或配合刺四缝。脾虚夹积者，加补脾土 100 次，运水人土 100 次。

第二节　小儿厌食

厌食是指小儿较长时期食欲不振，甚则拒食的一种常见病证。本病以 1 ~ 6 岁小儿多见。如果厌食持续时间较长，就会影响小儿身高、体重的正常增长，称为厌食症。城市孩子得厌食症更为常见，因为他们几乎每日都是吃精食而非杂粮，所以胃肠道功能反而没有农村孩子发达，另外营养吸收有偏离，如缺锌等也会导致厌食症产生。

一、病因病机

（一）乳食不节

小儿喂养的原则应当是“乳贵有时，食贵有节”。饮食没有规律、没有节制可导致脾胃受伤，受纳运化功能减弱，出现食欲不振或厌恶乳食之症。

（二）痰湿滋生

乳母过食寒凉，小儿嗜食生冷瓜果，导致脾阳受伤，痰湿内生，壅阻中州，影响脾胃消化功能，出现厌食。

（三）虫积伤脾

小儿脾胃虚弱，食不洁饮食或有吮手指的习惯易患肠道虫证。虫积扰乱脾胃气机，影响消化吸收而致厌食。

（四）脾胃虚弱

小儿禀赋不足，后天失养，致使脾胃虚弱，或疾病迁延，损伤脾胃，使消化功能下降而致厌食。

二、辨证要点

（一）乳食壅滞

有伤乳伤食史。伤乳儿呕吐乳片，口中有酸味，脘腹胀满，大便酸臭，舌质红、苔白腻，脉弦滑。伤食儿呕吐酸腐食物残渣，腹痛拒按，大便臭秽，舌苔白腻，脉弦滑，指纹多见紫滞。

（二）脾运失健

不思饮食，或食物无味，拒进饮食，形体偏瘦，面无光泽而苍白，舌苔白或薄腻，脉尚有力。

（三）虫积伤脾

面色苍黄，肌肉消瘦，精神不安，不欲饮食，嗜食异物，睡眠时磨牙，腹痛腹胀，大便不调，巩膜上有蓝斑，面有白斑，唇口生白点等。

（四）脾胃虚弱

精神疲惫，全身乏力，不思乳食，或拒食，伴形体消瘦，面色苍白，大便溏薄或夹有乳食残渣，舌质淡、苔白，脉细弱。

三、治疗

（一）分证论治

1. 乳食壅滞

治法：消食导滞。

方药：消乳丸或木香大安丸。

2. 脾运失健

治法：和脾助运。

方药：曲麦术枳丸。

3. 虫积伤脾

治法：健脾驱虫。

方药：使君子散或乌梅丸。

4. 脾胃虚弱

治法：益气健脾。

方药：参苓白术散。

（二）针灸治疗

1. 刺四缝

取四缝穴。用三棱针点刺，放出白色黏液，隔日 1 次，5 次为 1 疗程。

2. 耳针

取脾、胃、小肠穴。用王不留行籽贴压，每日按压 3 ～ 4 次，双耳交替，每隔 1 ～ 3 天更换 1 次，5 次为 1 疗程。

（三）食欲不振如何自我按摩

（1）一手掌心与另一手手背重叠，将掌心紧贴上腹部，适当用力做顺时针方向的环形摩动半分钟到 1 分钟，以上腹部有温热感为佳。

（2）将左手拇指沿着右手拇指外侧边缘，向指根方向直推 100 次（方向一定不能错）。

（3）将一手的拇指指尖，按于另一手的合谷穴（位于手虎口间，略偏食指的凹陷处）上，由轻渐重地掐压半分钟到 1 分钟，两手交替进行。

（4）右手半握拳，拇指微伸直，将拇指指腹放在中脘穴（肚脐正中往上大约四横指处）上，适当用力揉压半分钟到 1 分钟。

（5）边按边揉足三里穴（膝盖外侧下方）、脾俞穴（第十一胸椎棘突旁开约一指）、胃俞穴（第十二胸椎棘突旁开约一指，）各 30 次。

（6）在背后沿着脊柱按摩几次，然后从颈后开始自上而下捏脊柱后方的皮肤至尾骨；第二遍时，捏 3 下后将皮肤向上提 1 下，称为捏 3 提 1 法。以后交替进行，共 7 遍。这六种按摩对所有人群都适用，但对儿童更有效。早晚各按摩一次，对儿童的按摩手法要轻柔，防止损伤皮肤。另外，要找出食欲差的原因，如伴有其他慢性病，要及早就医，对症治疗。

四、饮食调养

（一）山楂麦芽粥

生山楂、炒麦芽各 6 ~ 10g，粳米 50g。先将山楂、麦芽煎水，然后用此水入粳米煮粥。服时加适量白糖，每日 1 ~ 2 次，连服数日。适用于乳食不节型小儿厌食。

（二）消食粥

莲肉 10g，山药 30g，芡实 10g，神曲 10g，麦芽 10g，扁豆 20g，山楂 15g，加人少许粳米煮粥，可健脾消食化滞。每日服 1 次，连服 3 日。适用于乳食不节型小儿厌食。

（三）山药糯米粥

山药 30g，糯米 50g，文火煮成稠粥，每日 1 次。长期服用能达健脾之功，适用于脾胃虚弱型小儿厌食。

（四）莲子粥

莲子粉或莲子去心 5g，糯米 30g。先加入适量水煮莲子，微软后加入糯米，文火熬至莲子软烂，随意服食，连服数日。适用于脾胃虚弱型小儿厌食。

五、注意事项

（1）进行适当的户外活动，多晒太阳，增强体质。

（2）进食要定时定量，防止偏食、挑食，尽可能母乳喂养，并及时添加辅助食品。食品结构合理，保证营养。

（3）对于虫积伤脾型厌食的治疗，应配合服用驱虫药。

（4）吃饭时不要责骂小孩。用餐不愉快会渐渐导致食欲不振。

（5）家里的每一个人都要改掉偏食的习惯，父母自己要做好榜样给孩子看。

第三节　小儿腹泻

小儿腹泻是一种以大便次数增多，形状异常，便下稀薄或呈水样，带有不消化乳食及黏液为特征的小幼儿常见的消化道疾病。

一、病因病机

中医学认为，脾胃为后天之本，主运化水谷和输布精微，为气血生化之源。小儿运化功能尚未健全，而生长发育所需水谷精气却较成人更为迫切，故易为饮食所伤；加之小儿对疾病的抵抗力较差，寒暖不能自调，乳食不知自节，一旦调护失宜，则外易为六淫所侵，内易为饮食所伤，故以脾胃病症较为多见。《育婴家秘》所说的小儿“脾常不足”，即是古代医家对小儿所以多见脾胃疾病这一生理、病理特点的概括。

（一）感受外邪

中医学认为，感受外邪及气候变化与泄泻的发生有密切关系，如“春伤于风，夏生飧泄”“夏伤暑，秋伤湿”，明确指出了感受外邪以及温度、湿度变化与疾病的关系。小儿脏腑娇嫩，藩篱不密，易为外邪所侵，且因脾胃薄弱，不耐受邪，若脾受邪困，运化失职，升降失调，水谷不分，合污而下，则为泄泻。外感风寒暑湿均可致病，盖脾喜燥而恶湿，湿易伤脾，所以有“湿多成五泄”之说。故泄泻虽有多种不同因素，但未有不源于湿者。

夏秋季节，暑气当令，气候炎热，雨水较多，湿热交蒸，小儿更易感触而发病。暑热之邪，伤人最速，易耗津气，故每致热迫大肠，骤成暴泻；湿胜而濡泻，故夏秋季节之泄泻，多见者为湿热泻。

（二）内伤饮食

乳食不节是小儿泄泻的重要原因之一，正如《医宗金鉴·儿科积门》谓“小儿养生食与乳，樽节失宜食积成，停乳伤食宜分析，因证调治保安宁”。

由于调护失宜，乳哺不当，饮食失节，或过食生冷瓜果或不消化食物，皆能损伤脾胃，脾伤则运化功能失职，胃伤则不能消磨水谷，宿食内停，清浊不分，并走大肠，因成泄泻。

（三）脾胃虚弱

先天禀赋不足，后天调护失宜，或久病迁延不愈，皆可致脾胃虚弱。脾虚则运化失司，胃弱则不能腐熟水谷，因而水反为湿，谷反为滞，清阳不升，易致合污而下，成为脾虚泄泻。

（四）脾肾阳虚

脾以阳为运，肾寄命门真火。若小儿禀赋不足，或久病、久泻，均可伤损脾肾之阳。命门火衰，水不暖土，阴寒内盛，水谷不化，并走大肠，而致澄澈清冷、洞泄不禁。盖肾为胃关，开窍于二阴，职司二便，如肾中阳气不足，则阴寒独盛，故令洞泄不止。

此外，脾虚久泻尚可引起肝气犯脾，出现烦躁易怒、哭而便泄等肝气横逆、脾失健运的症候；如久泻不止，脾土受伤，肝木无制，往往可因脾虚肝旺而出现慢惊风证；脾虚肺弱，肺易受邪则可出现面色苍白、咳嗽及便溏等证候。

暴泻伤阴，久泻伤阳，由于小儿具有“稚阴稚阳”的生理特点和“易虚易热”的病理特点，如治疗不当或不及时，导致气液亏损，常呈现“伤阳”“伤阴”或“阴阳俱伤”的变证。

二、治疗

（一）分证论治

对于小儿秋季腹泻，中医在辨证的同时采用不同的治疗方法往往有效。

1. 寒泻

即孩子过食生冷，或感受风寒后引起的腹泻。常见发烧，怕冷无汗，腹痛腹胀，大便清稀，肠鸣。用药可以选服藿香正气软胶囊，一次 2 粒，一日 2 次；或外用小儿敷脐止泻散贴脐，一日 1 次。

2. 热泻

即孩子肠胃积热，或外受暑湿引起腹泻。常见急促而量多，大便稀黏，便味酸臭，或有泡沫，小便黄等症状。可选用清热、止痛止泻中药治疗。如周氏回生丹，一次 1 ~ 2 粒；或用葛根芩连微丸，一次 1g，一日 3 次。

3. 伤食泻

即孩子过食或添加辅食不当引起的腹泻。常见腹胀腹痛，便前哭闹，大便酸臭，或见奶瓣或不消化食物，口臭气促，食欲不振，夜卧不安等症状。用药可服至宝锭，一次 1 丸，一日 2 次。

4. 脾虚泻

即孩子久病久泻，或身体虚弱引起腹泻。常见面色发黄，疲倦无力，大便松散不成形或次数多等症状。用药可用启脾丸，一次 1 丸，一日 2 次。

（二）脐疗法

药物制作：丁香、肉桂各 9g，五倍子 12g，白胡椒 5g，石榴皮 20g，研成极细末，过筛，置瓷瓶或玻璃瓶中，盖紧，勿令漏气受潮。

使用方法：取药粉适量，用生姜汁调成糊状，纳入脐孔，用纱布覆盖，胶布固定，再用绷带围绕脐部缚紧，以防脱落。12 ~ 24 小时后揭去。一般 12 小时吐泻停止，24 小时痊愈，愈后再贴 1 天，巩固疗效。

中医认为，脐部即神阙穴，内连五脏六腑，为冲任经气汇集之处。现代医学研究表明，脐在胚胎发育过程中为腹壁最后闭合之处，其表皮层最薄，局部无皮下脂肪，屏障功能最弱，药物敷脐易于穿透，药力可直达病所。脐疗可调整肠胃功能，促进吸收，有温中散寒，健脾燥湿，涩肠止泻的功效。

三、饮食调养

（一）山药扁豆粥

取鲜山药 30g 去皮洗净，白扁豆 15g，粳米 30g。先将粳米、扁豆放入锅中加水适量煮八成熟，再将山药捣成泥状加入一起煮成稀粥，加白糖适量调味，每天 2 次温食。具有消暑化湿，健脾止泻之功效，适用于患儿湿热并重型腹泻。

（二）丝瓜叶粥

取鲜丝瓜叶 30g，粳米 30g。先将丝瓜叶洗净放入锅中加水适量煎煮 15 分钟，再滤取煎汁煮粳米为粥，粥成加白糖适量调味，每天分 2 次食用。具有清热解毒，消暑利湿之功效，适用于患儿感受外邪，热重于湿型腹泻。

（三）茯苓前仁粥

取茯苓粉 30g，车前子 30g，粳米 30g。先将车前子布包放入锅中加水 500 毫升，煎半小时后取出布包，再将茯苓粉、粳米一起放入煎汁中煮成稀粥，加白糖适量调味，每天早晚各服食 1 次。具有清热健脾，利湿止泻之功效，适用于患儿湿重于热型腹泻。

（四）山楂神曲粥

取山楂 50g，神曲 15g，粳米 30g。先用纱布将山楂、神曲包好放入锅中加水适量，煎煮半小时后去掉药渣，再加入粳米煮成稀粥，加适量白糖调味食用，每天 2 次。具有健脾和胃，消食导滞之功效，适用于饮食不节或喂养不当，而致消化不良的患儿。

（五）茯苓大枣粥

取茯苓粉 30g，大枣 15g，粳米 30g。先将大枣去核切碎，放入锅中加水浸泡 20 分钟，然后把粳米、茯苓粉一起加入煮成粥，服时加适量白糖，每天 2 次。具有健脾补中，利湿止泻之功效，适用于患儿脾虚久泻者。

（六）参莲大枣粥

取党参 10g，莲子 10g，大枣 15g，粳米 30g。先将党参、莲子研成细末，把大枣去核切碎，再将粳米与党参末、莲子末、枣肉一起加水适量煮成粥，加白糖少许，即可食用，每天 2 次。具有益气健脾止泻之功效，适用于脾胃虚弱之患儿。

（七）糯米固肠粥

取糯米 30g，山药 15g。先将糯米炒微黄，山药研成细末，然后把二者放入锅中加水适量共煮成粥，熟后加胡椒面少许，白糖适量调服，每天 2 次。具有健脾暖胃，温中止泻之功效，适用于小儿脾胃虚寒型腹泻。

第四节　小儿感冒

感冒，俗称伤风，是感触风邪或时行病毒，邪犯卫表，引起肺卫功能失调，临床表现以鼻塞，流涕，喷嚏，头痛，恶寒，发热，全身不适等的一种外感病。

本病四季可发，尤以春冬为多。轻者为感受当令之气，称为伤风、冒风、冒寒；重者多为感受非时之邪，称为重伤风。在一个时期内广泛流行、病情类似者，称为时行感冒。

一、病因病机

（一）病因

1. 风邪　六淫之首，每与当令之气相合伤人；以风寒、风热为多见。

2. 时邪病毒　有传染性的时行疫毒之邪，非时之感，反常之气。

（二）病机

外邪侵袭人体致病，往往与正气强弱、感邪之轻重有关。卫外功能减弱，肺卫调节疏懈，外邪乘袭卫表，卫表失和，肺失宣肃即可致病。病机：肺卫失和。一方面为外界环境突变，冷热失常，六淫猖獗，卫外之气失于调节应变；另一方面为体虚，卫外不同，腠理疏松而感邪。外邪侵犯途径有二：或从口鼻而入，或从皮毛内侵。外邪乘袭，以皮毛口鼻为途径，皮毛者，肺之合也，风邪侵入皮毛，必然影响肺；鼻也为肺窍，喉为肺系，下连气道而通于肺，风邪从口鼻而入，也可影响肺，感邪后即出现卫表不和和肺失宣肃两组症状，即肺卫失和。卫表不和——头痛、恶寒、发热，重则高热、全身不适等。肺失宣肃——鼻塞、流涕、喷嚏、咳嗽、胸痛。

二、病证鉴别

（一）感冒与风温

感冒：风邪为主，发热不高或不发热，多不传变，四时皆可，较短，易于治愈。风温早期：温邪为主，高热，甚则神昏惊厥有传变，由卫而气，入营入血，有明显季节性长短不一，重者难于治愈。

（二）普通感冒与时行感冒

普通感冒：风邪为主，冬春季为主，常呈散发性，发热不高或不发热，全身症状轻浅，多不传变。时行感冒：时行病毒，不限季节，广泛传染流行，高热，全身症状较重，传变化热。

三、辨证要点

（一）分清表寒、表热、暑湿兼夹症

风寒者——恶寒重，发热轻，无汗，流清涕，口不渴，苔薄白，脉浮或浮紧。

风热者——恶寒轻，发热重，有汗，流浊涕，口渴，苔薄黄，脉浮数。

暑湿者——身热不扬，汗少，头重如裹，口粘泛恶，胸闷脘痞，苔薄黄而腻，脉濡数。

（二）分清体虚感冒的特殊性

气虚感冒——素体气虚，复感外邪，邪不易解。症见恶寒较重，或发热，热势不高，鼻塞流涕，头痛无汗，肢体倦怠乏力，咳嗽咯痰无力舌淡苔薄白，脉浮。

阴虚感冒——阴虚津亏，感受外邪，津液不能作汗达邪，身热，手足心热，微恶风寒，少汗，头昏心烦，干咳少痰，鼻塞流涕，舌红少苔，脉细数。

四、治疗

（一）分证论治

基本治则：解表达邪，风热者辛凉解表；风寒者辛温解表；夹暑、夹湿之感冒应加祛湿清暑解表之法；体虚感冒，发汗时需注重固表实里，补益气血。

1. 风寒束表证

症状：恶寒重，发热轻，无汗，肢节酸痛，鼻塞声重，或鼻痒喷嚏，流清涕，恶寒，咽痒，咳嗽，痰白质稀，口不渴或渴喜热饮；舌苔薄白，脉浮。

证机概要：风寒外束，卫阳被郁，腠理闭塞，肺气不宣。

治法：辛温解表。

代表方：荆防达表汤或荆防败毒散加减。

荆防达表汤：荆芥、防风、苏叶、白芷、生姜、葱头辛温解表，橘红、杏仁化痰降气，赤苓，建曲

健脾除湿。用于风寒感冒轻症。

荆防败毒散：荆芥、防风辛温解表，前胡、柴胡、桔梗、枳壳宣肺通气，羌活、独活、茯苓祛风除湿，人参防止发散太过。用于时行感冒，风寒夹湿证。

加减：

（1）风寒重，恶寒甚者加麻黄，桂枝。

（2）表湿较重，肢体酸痛，头痛头胀，身热不扬者，加羌活、独活或羌活胜湿汤加减。

（3）湿邪蕴中，脘痞食少，或有便溏，苔白腻者，加苍术、厚朴、半夏化湿和中。

（4）头痛甚，配白芷、川芎散寒止痛，

（5）身热较重者，加柴胡、薄荷疏表解肌。

（6）风寒兼气滞者用香苏散。

（7）风寒兼咳嗽者用杏苏散。

2. 风热犯表证

症状：恶寒轻，发热重，汗泄不畅，头胀痛，面赤，咽痛，咳嗽痰稠，鼻塞喷嚏，流稠涕，口干欲饮；舌边尖红，苔薄黄，脉浮数。

证机概要：风热犯表，热郁肌腠，卫表失和，肺失清肃。

治法：辛凉解表。

代表方：银翘散或葱豉桔梗汤加减。

银翘散：银花、连翘、薄荷、淡豆豉、竹叶、牛蒡子清热解表疏风，荆芥穗疏风解表，芦根清热生津。用于风热重症。

葱豉桔梗汤：葱白、豆豉、薄荷、连翘、竹叶、辛凉宣肺解表，栀子清热解毒，桔梗利咽化痰，甘草调和诸药。用于风热袭表，肺气不宣者。

加减：

（1）发热甚者，加黄芩，石膏，大青叶。

（2）头痛重者，加蔓荆子，菊花，桑叶。

（3）咽痛者，加板蓝根，马勃，玄参、土牛膝。

（4）咳嗽痰多者，加杏仁，浙贝，前胡；痰黄者加黄芩、知母、瓜蒌皮。

（5）挟湿热者，加藿香，佩兰。

（6）身热口渴，尿黄，加石膏、鸭跖草。

（7）热为寒遏，烦热恶寒，少汗，咳嗽气急，痰稠，声哑，苔黄白相兼，加石膏、麻黄。

（8）风热化燥伤津，或感燥邪，呛咳少痰，口鼻咽唇干燥，苔薄，舌红少津，配南沙参、天花粉、梨皮。

3. 暑湿伤表证

症状：身热，汗少，肢体酸重或疼痛，头昏重胀痛，咳嗽痰黏，鼻塞流浊涕，心烦口渴，口黏泛恶，胸闷脘痞，腹胀，大便溏，尿短赤；舌苔黄腻，脉濡数。

证机概要：暑湿遏表，湿热伤中，表卫不和，肺气不清。

治法：清暑祛湿解表。

代表方：新加香薷饮加减。

常用药：香薷发汗解表，鲜扁豆花、厚朴化湿和中，银花、连翘清热解表，加鲜荷叶、鲜芦根清暑解热。

加减：

（1）暑热偏胜，加黄连，黄芩、青蒿。

（2）湿困卫表，加藿香，佩兰、豆卷。

（3）小便短赤，加六一散，赤茯苓。

4. 体虚感冒

体虚感冒是素体虚弱，或病后、产后体弱，气虚阴亏，卫外不固，感受外邪，以致反复不已。阳虚者感邪多从寒化，易感受风寒之邪；阴血虚者感邪多从热化、燥化，易感受燥热之邪。临床上表现肺卫不和及正虚症状并见。

（1）气虚感冒　如下所述。

症状：恶寒较重，发热，无汗，头痛，肢体倦怠乏力，咳嗽，痰白，咯痰无力，平素神疲体弱，气短懒言，反复易感；舌质淡苔薄白，脉浮。

证机概要：表虚卫弱，风寒承袭，气虚无力达邪。

治法：益气解表。

代表方：参苏饮加减。

党参、甘草、茯苓补气扶正以驱邪，苏叶、葛根、前胡疏风解表，半夏、陈皮、枳壳、桔梗宣肺化痰止咳。

加减：

1）表虚自汗，易伤风邪，可常服玉屏风散。

2）恶寒重，发热轻，四肢欠温，语音低微，舌淡胖，脉沉无力，再造散加减。

（2）阴虚感冒　如下所述。

症状：身热，微恶风寒，少汗，头昏，心烦，干咳少痰；舌红少苔，脉细数。

证机概要：阴亏津少，外受风热，表卫失和，津液不能作汗。

治法：滋阴解表。

代表方：加减葳蕤汤。

玉竹滋阴，甘草、大枣甘润和中，豆豉、薄荷、葱白、桔梗疏表散邪，白薇清热和阴。

（二）其他疗法

1. 注射剂

（1）清开灵注射液：由牛胆酸、猪胆酸、水牛角、珍珠母、黄芩素、金银花提取物、栀子、板蓝根组成。功能清热解毒、镇静安神，用于温热病引起的发热、神志不安及小儿惊风。每次 20 ~ 40mL 加入 5% 的葡萄糖或生理盐水中静点，每日 1 ~ 2 次。

（2）柴胡注射液：疏肝解郁，解热镇痛。用于流感、发热、上呼吸道感染。每次 2 ~ 4mL，每日 1 ~ 2 次肌内注射。

（3）鱼腥草注射液：消炎、解热。用于各种感染性疾病，每次 100mL，静脉点滴，日 1 ~ 2 次。

2. 针灸疗法

针刺以泻法为主，对风寒感冒，取穴列缺、风门、风池、合谷；风热感冒者，取穴大椎、曲池、合谷、鱼际、外关。

3. 时行感冒

临床以高热为主，且全身症状较重者，治宜用清热解毒之法，用银花、连翘、板蓝根、贯众、黄芩等。

4. 治感冒的中成药

如通宣理肺丸；风热用银翘解毒片，桑菊感冒冲剂；暑湿证或感冒而兼见中焦诸症者用藿香正气水等，时行感冒用板蓝根冲剂等。

五、预后

多良好，病程较短而易愈；老年、婴幼儿、体弱者、时行感冒重症要注意防止发生传变，或夹杂其他疾病。

六、预防调护

（1）居室应适当地进行通风换气以保持室内空气新鲜。同时注意患者保暖，切忌汗出当风，以防重感。

（2）适当注意休息，多饮开水。重症或发热甚者应卧床休息。时行感冒（流感）患者，禁止外出活动。生活用具定期蒸煮，衣被定期曝晒，以防相互染疫。

（3）宜食清淡富营养、易消化的流质或软食，忌会辛辣油腻之品。

（4）注意观察其发热、呼吸、神志、眼睑、巩膜、咽喉、皮肤、关节、大小便等全身或局部病情变化。尤其发热疾病病程超过一周以上者，应注意与其他全身性疾病相鉴别，争取尽早做出正确诊断。

（5）中药煎服法：解表药物多属气轻味薄之品，应轻煎（以免有效成分挥发而影响药效）风寒感冒者，服药后应再让患者进一些热饮料，并稍加衣被，以达微微出汗之目的。

（6）患者出汗后不宜洗浴、擦澡、吹风。

（7）平时应适当体育锻炼，增加机体抗病能力，根据季节、气候变化、随时增减衣着，预防感冒。

七、小结

感冒四时皆有，病位在肺卫，临床表现多样，主症以鼻塞，流涕，喷嚏，头痛，恶寒，发热，全身不适为特征。辨证时，有风寒，风热，暑湿之区别；有普通感冒与时行感冒之不同。治则是解表发汗，疏风宣肺，时行感冒则偏重于清热解毒，体虚感冒则应在疏散达邪的基础上，注意扶正。一般来说，感冒预后良好，病程短，不传变。感冒预防也很重要，应早治疗，时行感冒流行时应早报告，早隔离，早诊断，早治疗。

参考文献

[1] 丁媛慧，孙中厚．维生素 A 缺乏与儿童感染性疾病．中国儿童保健杂志，2016，24（1）：48-50.

[2] 杜文冉，王平，崔立华，等．儿童佝偻病与微量元素的关系．中国妇幼保健，2012，27（2）：231-233.

[3] 吴洁 .0-6 岁儿童健康检查服务与管理．江苏卫生事业管理，2015，26（1）：153-154.

[4] 中华医学会儿科学分会内分泌遗传代谢学组．基因重组人生长激素儿科临床规范应用的建议．中华儿科杂志，2013，51：426-432.

[5] 邵肖梅，叶鸿瑁，丘小汕．实用新生儿学（第 4 版）．北京：人民卫生出版社，2011.

[6] 中华医学会儿科学分会呼吸学组，《中华儿科杂志》编辑委员会．儿童社区获得性肺炎管理指南（2013 修订）．中华儿科杂志，2013，51（10）：745-752/51（11）：856-862.

[7] 郑毅．儿童注意缺陷多动障碍防治指南．北京：北京大学出版社，2007.

[8] 申昆玲．2010 儿科学新进展．北京：人民卫生出版社，2010.

[9] 苏林雁．儿童精神医学．长沙：湖南科技出版社，2014.

[10] 江载芳．实用小儿呼吸病学．北京：人民卫生出版社，2010.

[11] 吴希如，林庆．小儿神经系统疾病基础与临床（第 2 版）．北京：人民卫生出版社，2009.

[12] 叶鸿冒，虞人杰，主译．新生儿室息复苏教材（第 6 版）．北京：人民卫生出版社，2011.

[13] 许尤佳，罗笑容．儿科专病中医临床诊治（第 3 版）．北京：人民卫生出版社，2013.

[14] 杨思源，陈树宝．小儿心脏病学（第 4 版）．北京：人民卫生出版社，2012.

[15] 洪庆成，王薇．实用儿科新诊疗．上海：上海交通大学出版社，2011.

[16] 中华医学会儿科学分会．儿科心血管系统疾病诊疗规范．北京：人民卫生出版社，2015.

[17] 中华医学会肠外肠内营养学分会儿科协作组．中国儿科肠内肠外营养支持临床应用指南．中华儿科杂志，2010，48（6）：436-441.

[18] 封志纯．高危新生儿的转运．中国儿童保健杂志，2008，16：5-8.

[19] 中华医学会儿科学分会．儿科呼吸系统疾病诊疗规范．北京：人民卫生出版社，2015.

[20] 申昆玲．儿科临床操作技能．北京：人民卫生出版社，2016.